XIANDAI LINCHUANG GUKE JIBING CHUZHI

现代临床骨科疾病处置

主 编 王祥杰 张海军 陈飞 徐文彦 李双庆

科学技术文献出版社
SCIENTIFIC AND TECHNICAL DOCUMENTATION PRESS
·北京·

图书在版编目（CIP）数据

现代临床骨科疾病处置 / 王祥杰等主编. — 北京 : 科学技术文献出版社, 2018.5
ISBN 978-7-5189-4455-2

Ⅰ.①现… Ⅱ.①王… Ⅲ.①骨疾病—诊疗 Ⅳ.①R68

中国版本图书馆CIP数据核字(2018)第103345号

现代临床骨科疾病处置

策划编辑：曹沧晔　　　责任编辑：曹沧晔　　　责任校对：赵　瑗　　　责任出版：张志平

出 版 者	科学技术文献出版社
地　　址	北京市复兴路15号　邮编 100038
编 务 部	(010) 58882938，58882087（传真）
发 行 部	(010) 58882868，58882874（传真）
邮 购 部	(010) 58882873
官方网址	www.stdp.com.cn
发 行 者	科学技术文献出版社发行　全国各地新华书店经销
印 刷 者	济南大地图文快印有限公司
版　　次	2018年5月第1版　2018年5月第1次印刷
开　　本	880×1230　1/16
字　　数	374千
印　　张	12
书　　号	ISBN 978-7-5189-4455-2
定　　价	148.00元

前 言

随着现代科技、基础医学、临床医学的发展，骨科学领域的新理论层出不穷，让人应接不暇。骨外科很多手术方法和技术发生了重大变化，传统术式持续得到改良，更不断涌现出新的术式，如微创手术和关节镜技术正以惊人的速度发展和普及。各种专业期刊、专业论著争先问世，骨科文献剧增，出现了空前良好的骨科学术研究气氛。

本书注重新颖性和科学性，全书内容涵盖骨科基本手术技术、创伤骨科、骨关节科及骨科疾病等内容。本书除了阐述骨科学相关的基础理论知识外，在临床实践部分以骨科临床常见伤病为重点，侧重诊断及治疗等内容。内容丰富，图文并茂，实用性强。

鉴于医学的飞速发展，随着时间的推移，本书一定存在知识滞后、需要更新的地方，望广大读者取其精华、弃其糟粕；由于参编人数较多，文笔不尽一致，加上编者时间和篇幅有限，书中不足之处在所难免，望广大读者提出宝贵意见和建议，以便以后修订。

编 者
2018 年 4 月

目 录

第一章

骨科基本手术技术

第一节 石膏固定技术

医用石膏（脱水硫酸钙）是由天然石膏石，即结晶石膏（含水硫酸钙）煅制而成。将天然石膏石捣碎，加热到 100~200℃，使其失掉部分结晶水即成。大规模制备可用窑烧，小规模制备可用铁锅炒。用铁锅炒时一面加热，一面搅拌，粒状石膏粉先变成粥状，再变为白色粉状，即可使用。用时石膏粉吸水又变成结晶石膏而硬固，此过程一般需要 10~20min。水中加少量食盐或提高水温可使硬固时间缩短，加糖或甘油可使硬固时间延长。石膏硬固后体积膨胀 1/500，故石膏管形不宜过紧。加盐后石膏坚固性降低，故应尽量不加食盐。石膏完全干燥（北方 5~8 月份天气）一般需 24~72h。

一、石膏绷带的制作和使用

（一）石膏制作

用每厘米有 12 根的浆性纱布剪成宽 15cm，长 5m；宽 10cm，长 5m；宽 7cm，长 3m 三种规格的长条，去掉边缘纬线 2~3 根，卷成卷备用。做石膏卷时把绷带卷拉出一段，平放在桌面，撒上 1~2mm 厚石膏粉，用宽绷带卷或木板抹匀，边抹边卷；石膏卷不宜卷过紧，否则水分不易渗透；也不宜过松，否则石膏粉丢失太多。

为了使用方便，还可做成宽 15cm，长 60cm；宽 10cm，长 45cm 两种规格的石膏片。每种石膏片的厚度都是 6 层。石膏片应从两头向中间卷好备用。

石膏卷和石膏片做好后，应放在密闭的铁桶或其他防潮容器内，以免受潮吸水而不能使用。以上为传统的石膏绷带制作方法，已不多用，现有成品石膏绷带可购。近年来，又有新型的高分子外固定材料，它不同于传统石膏绷带，但应用方法类似，且更薄、更轻，透气性好，便于护理，但是费用较高，拆换困难。不同固定绷带对比见表 1-1。

表 1-1 传统石膏绷带与高分子固定绷带比较

效果/类别	石膏绷带	树脂绷带	玻璃纤维绷带
强度	一般	良好	良好
弹性	一般	良好	良好
适用水温	20℃左右	70℃左右	20℃左右
浸水时间	5~8s	1min	6~7s
固化时间	12~15min	5min	3~5min
使用操作	不方便	不方便	方便
透气性	差	良好	好
X 线透射性	差	良好	良好

效果/类别	石膏绷带	树脂绷带	玻璃纤维绷带
皮肤、呼吸器官危害	可能	无	无
颜色	白色	白色	多种
重量/厚度	重/厚	轻/薄	轻/薄

（二）石膏绷带用法

使用时，将石膏卷或石膏片平放在 30～40℃ 的温水桶内，根据桶的大小，每次可放 1～3 个。待气泡出净后，以手握其两端，挤去多余的水分，即可使用。石膏卷或石膏片不可浸水过久，以免影响使用。

（三）石膏衬垫

为了保护骨突出部位的皮肤和其他软组织不被压伤，在石膏壳里面都必须放衬垫或棉纸。常用的衬垫有衬里（即制作背心的螺纹筒子纱、毡子、棉花、棉纸等）。衬垫多少可根据患者胖瘦，预计肿胀的程度和固定的需要而定。根据具体情况也可采用软垫石膏和无垫石膏。前者衬垫较多，较舒适，但固定效果较差；后者只在骨突出部（图1-1）放些衬垫，其他部分只涂凡士林，不放任何衬垫，因而固定效果较好，但易影响血运或皮肤压伤。

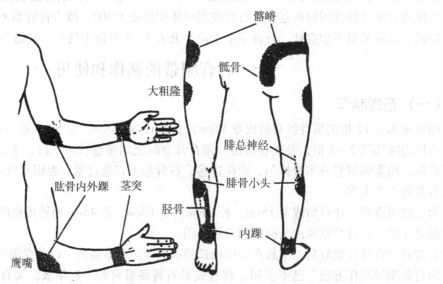

髂嵴

骶骨

大粗隆

腓总神经

腓骨小头

胫骨

肱骨内外踝　茎突

内踝

鹰嘴

图1-1　需要放衬垫的部位

（四）石膏固定注意事项

（1）清洗干净皮肤：若有开放伤口，应更换敷料。纱布、纱布垫和黏膏条尽可能纵行放置，禁用环行绷带包扎，以免影响肢体血运。

（2）肢体或关节必须固定在功能位，或所需要的特殊位置。在上石膏绷带过程中，尽量将肢体悬吊在支架上，以始终保持所要求的位置。如无悬吊设备，也可专人扶持。肢体位置摆好后，中途就不要变动，以免初步硬固的石膏裂开，影响其坚固性；尤其是应避免在关节屈侧出现向内的皱褶（图1-2，图1-3）而引起皮肤压伤，甚至肢体缺血、坏死。

（3）扶持肢体时应尽量用手掌，因为用手指扶持可使石膏出现向内凸的隆起而压迫皮肤（图1-4）。

（4）石膏绷带不宜包扎过紧，以免引起呼吸困难、呕吐（石膏型综合征）、缺血性挛缩、神经麻痹，甚至组织坏死。但也不可过松，过松则固定作用欠佳。

（5）石膏绷带之间不可留有空隙，以免石膏分层散开，影响其坚固性，因此上石膏时应边上边用手涂抹，务使各层紧密接触，凝成一体。但在肢体凹陷处，石膏绷带应特别放松，必要时剪开，务使绷带与体表附贴，切不可架空而过。

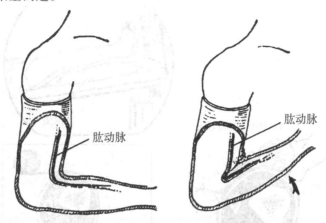

图1-2 上石膏中途强行屈肘，容易发生肢体缺血或坏死

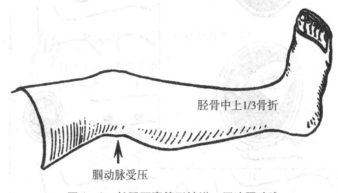

图1-3 长腿石膏管形皱增，压迫腘动脉

（6）四肢石膏固定应将指（趾）远端露出，以便观察其血供、知觉和活动功能。

（7）固定完毕后，可用变色铅笔在石膏管形上注明上石膏、去石膏的日期及其他注意事项。有伤口的应标明伤口位置，或将开窗位置画好，同时画上骨折情况更好。

（五）石膏固定后的观察与护理

（1）抬高患肢，以减少或避免肢体肿胀。

（2）注意患肢血供，经常观察指（趾）皮肤的颜色和温度，并与健侧比较。如发现指（趾）发绀、苍白、温度降低，应立即剪开石膏。

（3）经常检查指（趾）的运动功能、皮肤感觉。如指（趾）不能主动运动，皮肤感觉减退或消失，但血供尚好，表明神经受压，应立即在受压部位开窗减压，或更换石膏管形。如同时有血供障碍，则应考虑缺血性挛缩，必须立即拆除石膏，寻找引起缺血性挛缩的原因，并给予必要的处理。

（4）注意局部压迫症状，如持续性疼痛时间稍久，应及时在压迫处开窗减压或更换石膏绷带，否则可能引起皮肤坏死和溃疡。

（5）气候寒冷时，应注意外露肢体的保暖，以防冻伤；气候炎热时，应预防中暑。

（6）石膏硬固后，必须促其快干。温度低、湿度大时，可用灯泡加温烘烤，并注意保持空气流通，或用电风扇吹干。

（7）注意保持固定石膏清洁，避免尿、粪或饮食物玷污；翻身或改变体位时，注意保护，避免折裂。

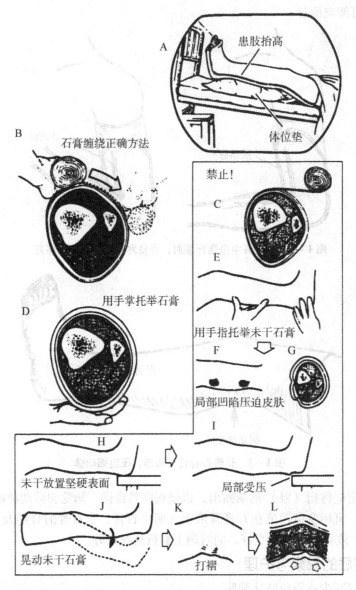

图 1-4　石膏操作需要注意的手法

（六）固定石膏的开窗、切开和拆除

常用的切割石膏工具有长柄石膏剪、短柄石膏剪、石膏刀、石膏锯、撑开器、电锯等。为了解除局部压迫或进行换药，可在石膏型上开窗。首先根据压迫部位或伤口位置在石膏上准确画出开窗范围。再用石膏刀、锯或电锯沿画线切割，到达衬垫时即行停止，注意勿伤及皮肤。有衬里的，应将衬里自中心向开窗边缘剪开，并将衬里向外翻转，再用石膏浆及石膏绷带把剪开的衬里粘合、固定在石膏窗的边缘，以防石膏渣落入伤口内。

管形石膏一般采取纵行切开，可在背面、掌面或两侧进行。切开必须完全，并可根据衬里是否紧张，决定是否同时切开衬里。

拆除固定石膏的操作和切开方式相似，即沿管形石膏薄弱部切开后，再撑大切口，必要时切开对侧，直到肢体移出为止。石膏拆除后，皮肤上附着的痂皮或角质层可涂上凡士林油，并包扎 1~2 天，待软化后再用温肥皂水洗净。

二、各类石膏固定的操作方法

（一）前臂石膏托

1. 体位　患者可取立位、坐位或仰卧位。

2. 固定范围　自前臂上 1/3 至掌横纹，手指需要固定的，可延长石膏托。拇指不需要固定的应将大鱼际露出，以便拇指充分活动。

3. 固定位置　石膏托一般放在掌侧，前臂旋前或中立位，腕关节 30°背伸位，拇指对掌位，掌指关节功能位。

4. 操作方法　用卷尺测量前臂上 1/3 到掌横纹的长度。取宽 10cm 或 7cm 的石膏卷一个，浸水后，按测得长度做成厚 8~10 层的石膏片，上面敷以棉花或棉纸，再用绷带固定在上述部位，注意保持腕关节及掌指关节功能位。长期使用的石膏托，在石膏硬固后，可上一层衬里，则更为舒适、美观。上衬里的方法：根据石膏托大小和形状，裁剪一块比石膏托稍大的衬里放在石膏托的里面，再将衬里的边缘向外翻转，并用石膏浆和一层石膏绷带黏着固定即可。

（二）全臂石膏托

1. 体位　坐位、立位或仰卧位。

2. 固定范围　自腋下到掌横纹。

3. 固定位置　肘关节屈曲 90°，腕背伸 30°，前臂中立位或旋后位。石膏托可放在伸侧或屈侧。

4. 操作方法　同前臂石膏托，可用宽 10cm 的石膏卷制作。

（三）前臂石膏管形

体位、固定范围和固定位置均与前臂石膏托相同。

【操作方法】　将备好的衬里套在患手及前臂上，近端达肘窝，远端超过掌横纹。腕关节用棉花或棉纸垫好，各关节保持功能位。用 10cm 或 7cm 宽的石膏卷将前臂及手掌缠绕 2~3 层使成锥形，再将一适当长度的石膏片放在掌侧或背侧，外面再用石膏卷缠绕 1~2 层。待石膏硬固后，修剪管形两端，将衬里向外翻转、固定，并做好标记。

（四）全臂石膏管形

体位、固定范围和固定位置与全臂石膏托相同。做悬垂石膏时，肘关节屈曲应 <90°，使重力通过肘关节，达到向下牵引的作用。

【操作方法】　腕关节和肘关节均用棉花或棉纸做衬垫，其余操作同前臂石膏管形。

（五）肩"人"字石膏固定

1. 体位　清醒患者采用立位；全身麻醉后可采用仰卧位。站立位：患侧上臂用支架悬吊，患手扶在立柱上。仰卧位：头部放在石膏台的台面上。台面与骶托之间放一宽约 10cm，长约 40cm 的薄木板。背部和腰部在此薄木板上，骶部放在骶托上。患侧上肢用吊带吊起。

2. 固定范围　患侧全臂、患肩、胸背部及患侧髂嵴。

3. 固定位置　常用位置：后外展 75°，前屈 30°，前臂旋后位并与身体的横切面成 25°，肘关节屈曲 90°，腕背伸 30°。

4. 操作方法　躯干及患侧上肢均垫好衬里。用剪好的大片毡子覆盖患肩、胸背部和患侧髂嵴。患侧腋下、肘、腕部均用棉花或棉纸垫好。用宽 15cm 浸好的石膏卷将患侧上臂、患肩及躯干缠绕 3~4 层，使成锥形。将 6 层石膏片放置在肩关节周围，用以连接上臂和躯干。躯干下缘、胸背部周围、患侧髂嵴部必须用石膏片加强。外面再用石膏卷缠绕 2~3 层。石膏硬固后。继续完成上臂以下部分的石膏管形。注意加强后部和肘部的连接，以免日后肩、肘部石膏折裂。

为了加强肩部的连接，可在肘部与躯干部之间加一木棍。石膏全部硬固后，修剪边缘，将衬里向外翻转固定，并记好标记。

（六）"8"字石膏固定

适用于固定锁骨骨折。

1. **体位**　坐位，两手叉腰，两肩后伸。

2. **操作方法**　两肩、两腋及上背部均垫以棉垫、棉花或棉纸。骨折整复后助手用膝部顶住患者后背，两手拉患者两肩向后伸。术者用10cm宽的石膏卷沿"8"字走行，通过两肩的前方交叉于后背。一般缠绕8~10层即可。对稳定性较好的锁骨骨折，如小儿锁骨骨折，可用简易的"8"字绷带固定。任何石膏固定锁骨骨折都有压迫皮肤的可能，特别是腋下，因此现多倾向于采用锁骨固定带固定锁骨。

（七）短腿石膏托

1. **体位**　仰卧位：助手扶持患侧小腿；俯卧位：足部伸出台外；坐位：膝关节屈曲，小腿下垂在台外，足部放在术者膝上。

2. **固定范围**　自小腿上部至超过足尖1~2cm，一般放在小腿后方。

3. **固定位置**　踝关节90°，足中立位，趾伸直位。

4. **操作方法**　用卷尺测量好长度。用10cm或15cm宽的石膏卷，浸水后按上述长度制成厚10~12层的石膏片，并放棉花或棉纸做衬里。跟骨和两踝部的衬垫应厚些。然后将石膏托和衬垫用绷带固定在小腿后方。

（八）长腿石膏托

1. **体位**　仰卧位：由助手扶持患侧下肢；俯卧位：足伸到台外。

2. **固定范围**　自大腿上部到超过足尖1~2cm，一般均放在下肢的后方。

3. **固定位置**　膝关节165°微屈位，其他位置同短腿石膏托。

4. **操作方法**　先用卷尺测量好长度。将15cm宽的石膏卷浸水后制成适当长度，厚12~14层的石膏托。腓骨头、跟骨、两踝部应多放些衬垫。然后将石膏托用绷带固定在下肢的后方。

（九）短腿石膏管形（石膏靴）

1. **体位**　仰卧：小腿由助手扶持；坐位：小腿下垂，足放在术者膝上。

2. **固定范围**　固定位置同短腿石膏托，但足趾背侧必须完全露出。

3. **操作方法**　如下所述。

（1）用卷尺测量小腿上1/3后方到超过足趾和小腿上1/3前方到距骨头前方的距离，按此距离制作6层石膏片2条。

（2）穿好衬里，在胫骨前缘、两踝、足跟及管形上、下开口处放些棉花衬垫。浸泡10cm宽的石膏卷2卷，预制石膏片2条。先用石膏卷在患肢缠绕2~3层，使成雏形。再放上前、后石膏片。外面再用石膏卷缠绕2~3层。石膏缠好后，注意塑造足弓。待石膏管形硬固后，再修剪边缘，将衬里外翻、固定，并记好标记。需要带石膏靴走路的，待管形硬固后可上走铁。

（十）长腿石膏管形

1. **体位**　仰卧位，患腿由助手扶持或用支架悬吊。

2. **固定范围**　后方自大腿上1/3到超过足趾1~2cm；前方自大腿上1/3到距骨头。足趾背侧全部露出。

3. **固定位置**　与长腿石膏托相同。为了避免患肢在管形内旋转，也可使膝关节多屈曲一些（150°）。

4. **操作方法**　基本上与短腿石膏管形相同，注意在腓骨头处多放些衬垫物。胫腓骨骨折用长腿石膏管形固定后，如发现成角畸形，可在成角的凹面及两侧将石膏周径的3/4横行切开，不必切开衬里。以成角凸侧（未切开部分）为支点把石膏管形掰开，至成角畸形完全纠正为止，再将石膏管形的缺口补好。注意避免石膏过多地压迫凸侧软组织，而引起压迫性组织坏死。

（十一）髋"人"字石膏（石膏裤）

1. **体位**　仰卧位。先穿好腰部和下肢的衬里。将患者放在专用石膏台上。头部和上背部放在台面上，腰部悬空，骶部放在骶托上，两下肢用吊带悬挂。没有专用石膏台时，可将一个方凳放在手术台或长桌上，以支持头部和上背部，骶部放在铁制骶托上。两下肢可由助手或术者扶持。

2. 固定范围　如下所述。

(1) 单腿石膏裤：裤腰部分的前方由肋缘到耻骨联合，后方由 $L_{1\sim2}$ 棘突到骶骨下方。会阴部充分外露，以便护理大小便。裤腿部分与长腿石膏管形相同，上端与裤腰部分相接。

(2) 双腿石膏裤：患腿与裤腰部分与单腿石膏裤相同，健侧大腿（膝上5cm）也包括在石膏型内。

3. 固定位置　腰椎平放，两髋各外展 15°~20°，屈曲 15°~30°（根据需要），膝关节在 165° 微屈位，其他位置同长腿石膏管形。

4. 操作方法　如下所述。

(1) 穿好衬里后，患者仰卧石膏台或方凳和骶托上。腰部用毡围绕，两侧髂嵴、骶部、大粗隆、髌骨、腓骨头、胫骨前缘，两踝和足跟都放些棉花衬垫。在衬里与腹壁之间放一薄枕，待石膏型硬固后将其取出，这样裤腰与腹壁之间便留有较大的空隙，给患者留有饮食和呼吸的余地。

(2) 用15cm宽浸泡好的石膏卷把腰部和大腿中、上部缠绕 3~4 层，使成锥形。在髋前方放交叉的石膏片2条，侧方放1条，后方放1条。再用长石膏片把裤腰的上、下线各缠1圈。以后再缠石膏卷 2~3 层。石膏硬固后，继续完成石膏裤的裤腿部分，其方法与上长腿石膏管形相同。为了坚固，可在石膏裤的两腿之间放一木棍。最后修剪边缘，翻转衬里，并记好标记。

（十二）躯干石膏背心

1. 体位　立位：能站立的患者，尽可能采取此体位；患者两手扶吊环。仰卧位：腰部用宽约10cm的坚固布带悬吊在石膏台上，待石膏背心上好后，再将布带撤出。仰卧位：两壳法可用于既不能直立，又不便吊起的患者，即患者仰卧石膏台上，腰部以薄枕垫起。先做好前部石膏壳，待其硬固，取下后烘干，数日后患者俯卧在前方石膏壳里，再制作背部石膏壳。最后将两个石膏壳用石膏卷连接在一起。

2. 固定范围　前方上起胸骨柄，下达耻骨联合；后方上起胸椎中部，下到骶骨中部。

3. 固定位置　使胸腰部脊柱在后伸位。

4. 操作方法　穿好衬里，摆好体位，按预计固定范围垫好毡子。按测量长度预制6层石膏片8条：①由胸骨柄至耻骨联合，左右各1条；②由胸椎中部到骶骨中部，左右各1条；③由胸骨柄绕到骶骨中部，左右各1条；④由胸椎中部绕到耻骨联合，左右各1条。用宽15cm的石膏卷缠绕 2~3 层，使成锥形。循序放好上述8条石膏片，再用石膏卷缠绕 2~3 层。硬固后修剪边缘，外翻衬里，记好标记。

（十三）石膏围领

用于颈椎固定。

1. 体位　坐位。

2. 固定范围　上缘前方托住下颌，上缘后方托住枕骨结节。下缘前方到胸骨柄，后方到胸 $_{2\sim3}$ 棘突，左右两侧到锁骨内 1/2。

3. 操作方法　颈部先穿衬里，围以毡垫。用宽 10cm 或 7cm 的石膏卷缠绕 2~3 层，使成锥形。在围领的前、后、左、右各放一短的6层石膏片。再用石膏卷缠绕 1~2 层。石膏硬固后修剪边缘，翻转衬里，并记好标记。

（十四）石膏床

1. 体位　仰卧式石膏床取俯卧位，俯卧式石膏床取仰卧位。

2. 固定范围　胸腰椎患者用仰卧式或俯卧式均可，仰卧式上方起于胸 $_{1\sim2}$ 棘突，下方到小腿中部；俯卧式上方起于胸骨柄，下方到小腿中部。颈椎或上胸椎患者只能用仰卧式，而且必须包括头、颈部。

3. 固定位置　脊柱尽量按正常生理曲线，两髋稍屈曲并适当外展，膝关节稍屈曲。

4. 操作方法　以仰卧式石膏床为例。患者俯卧，腰背部包括两下肢后方垫以衬里和毡子。骶骨下方至两大腿下方内侧开窗，以利排便。按下列部位预制6层石膏片：①由肩部到膝下2条；②横贯两后部1条；③横贯腰部1条；④横贯两小腿之间1条；⑤沿开窗四周4条。用宽15cm的石膏卷平铺 4~5

层，制成石膏床的雏形。将上述石膏片循序放好。上面再平铺石膏绷带 4~5 层。硬固后修剪边缘，翻转衬里并写好标志。干燥后再让患者仰卧其上。

（王祥杰）

第二节　牵引技术

一、概述

（一）作用原理

牵引是利用力学作用与反作用的原理，缓解软组织的紧张和回缩，使骨折或脱位整复，预防和矫正畸形。牵引多施用于肢体或脊柱。分为固定牵引、平衡牵引和固定与平衡联合牵引。

1. 固定牵引　固定牵引系以支架（托马斯架）上端的铁圈抵触于骨盆的坐骨结节，作为牵引时反作用的支撑力。另一端用骨骼或皮肤牵引与上端的固定点呈拮抗作用，向下牵引患肢（图 1-5）。

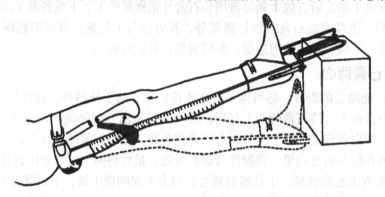

图 1-5　固定牵引

2. 平衡牵引　平衡牵引系以身体的重量与牵引的重量保持平衡，肢体的一端通过皮肤或骨骼牵引，悬于床脚的滑轮上；另一端系在抬高的床脚下，用患者体重作为对抗牵引，借以延展患肢，使骨折或关节脱位整复，牵引重量一般 5~7.5kg 即可平衡患者体重（图 1-6）。

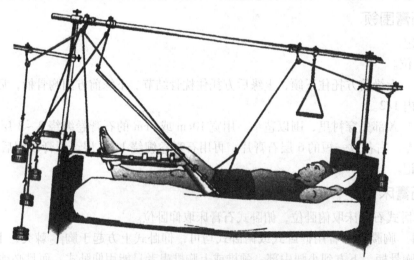

图 1-6　平衡牵引、抬高床脚，保持体重与牵引力量平衡

3. 固定与平衡联合牵引　固定与平衡联合牵引系联合以上两种方法，将患肢在皮肤或骨骼牵引下，应用支架（托马斯架或其他类型支架）固定，同时将床脚抬高，使肢体延长。此法既可免除牵引绳索

松弛和经常调整支架的缺点，又可以防止支架铁圈压迫皮肤引起并发症（图1-7）。

任何牵引方法，只能矫正骨折重叠移位，而不能纠正骨折侧方移位或成角畸形。故必须同时加用小夹板和纸垫，矫正侧方移位和成角畸形，并能加强骨折固定。以便在牵引下练习肢体活动，充分发挥肢体活动时所产生的内在动力，不但可以保持骨折对位，对原来骨折对位稍差的骨折，还可以自动地得到矫正。

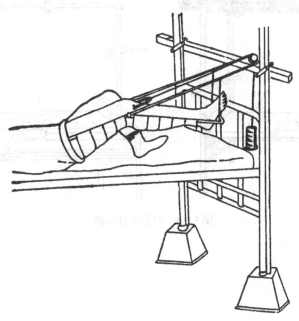

图1-7 固定与平衡联合牵引

（二）适应证

1. 急救搬运 应用牵引固定伤肢，可减少疼痛，防止休克，便于搬运转送。

2. 矫正挛缩畸形 利用牵引可以纠正因肌肉或关节囊挛缩所造成的非骨性屈曲畸形。

3. 术前准备 由于关节脱位或骨折后肢体短缩，应用牵引缓解肌肉回缩，为手术整复准备条件。

4. 防止感染扩散，减轻患肢疼痛 应用牵引固定感染、发炎的骨骼或关节。可以减轻疼痛、预防畸形，避免骨折，防止感染扩散。

5. 整复骨折和脱位 利用牵引整复骨折脱位，并能维持整复后的位置和肢体的长度。

6. 术后护理 术后牵引除了能维持正确体位之外，还便于术后护理和加强患肢功能锻炼，利于骨折愈合、关节功能恢复和防止肌肉萎缩。

（三）牵引用具

常用牵引工具不宜过于复杂，应简单易行，便于掌握。

1. 牵引床架 木制床架最为普遍应用。即在病床的床头和床脚各放木框床架，并以金属夹固定。两架之顶部有长方形木棍相连，架上悬以横木。患者可用双手牵拉，借以练习活动和使用便器。床上放以木板，中心带有圆孔，并放有分节褥垫，以便更换床单，活动体位，放置便盆，且能把患者放于头高足低或头低足高的体位，以适应平衡牵引的需要；亦可采用金属床架，其作用与效能和木制床架完全一致（图1-8）。

2. 床脚木垫 为上窄下宽方形木垫，高度分为10、15、20、30cm不等，底部为15cm×15cm，顶部为12cm×12cm。顶部中心挖以半圆形窝，可稳定床脚，以免滑脱。按不同情况适当选用。此木垫可垫高床脚，借身体的重量发挥平衡牵引的作用。

3. 牵引支架 应备有大小不等各种支架，如托马斯架（图1-9）和小腿附架，琼斯架（图1-10），勃郎-毕洛架（图1-11）。使用前先用外科带装备支架，用大别针或书夹固定，除非在不得已情况下方采用绷带代替外科带；亦可用小敷料巾代替外科带。

4. 牵引工具　包括滑轮、牵引线绳、绷带（弹性绷带和一般绷带）、分开板、大别针、书夹、胶布、头部牵引带、头颅牵引钳，大小型号四肢牵引弓、骨盆吊带、脊柱吊带、牵引重量（铁制砝码或铁沙袋分为0.5~2kg）固定床架的金属夹、钉锤、老虎钳、钉子等。

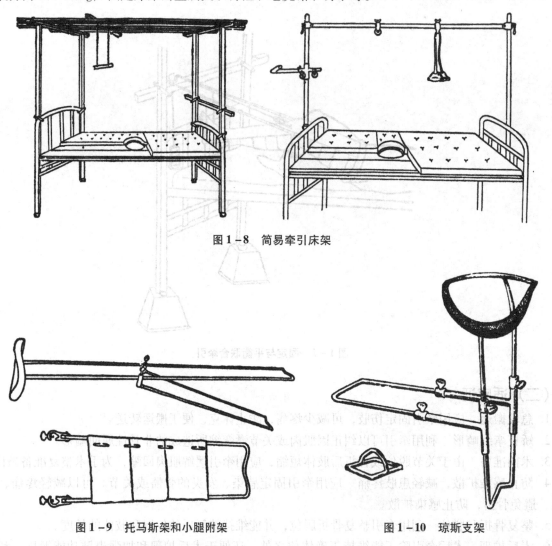

图1-8　简易牵引床架

图1-9　托马斯架和小腿附架　　　　　　　　　图1-10　琼斯支架

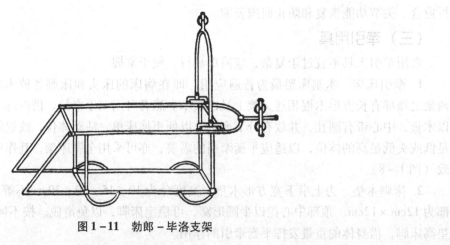

图1-11　勃郎-毕洛支架

5. 固定用具　各种型号的小夹板（详见夹板制作及规格）、铁丝夹板、T形夹板（木制和铝制）、三角形木制夹板、飞机架、腕背伸托等。

6. 石膏床　附牵引零件、石膏用具、各种类型的石膏卷带和各种衬垫。

上述各种器材，除应放手术室和石膏房备用外，大部分应集中有专人管理，并配一牵引器材车，将所有不需消毒的器材放入车内，以便随时推至病房使用。

（四）牵引重量

施行牵引以后，所需重量之多寡应该有所依据，须根据以下情况决定。

1. 牵引种类　如皮肤牵引不能超过 5kg，骨骼牵引可高达 10～15kg。

2. 牵引部位　上肢不需要过重，免得骨折处发生过度牵引；下肢肌肉发达，开始时牵引重量必须较大，待骨折整复后保持维持重量即可。股骨所需重量比胫骨大。

3. 肌肉力量　肌肉发达，身体健壮者比肌肉弛缓，身体衰弱者所需重量要大。

4. 伤后时间　伤后时间愈长，所需牵引重量愈大。

5. 创伤类型　如斜面骨折比横断骨折所需牵引重量小。

加放牵引以后，需用手先牵拉牵引弓，尽量拉出缩短的范围，开始时牵引力应足够大，达到骨折早期整复应在 48h 以内完成复位。但此期的重量不能持续过久，以防止过度牵引导致断端分离，影响骨折愈合。置放牵引以后，应仔细观察骨折整复情况，随时用尺测量肢体长短，并做详细记录，或用 X 线透视、拍片检查，骨折一旦整复应立即改用维持重量。

（五）拆除牵引时间

当牵引达到预期效果后，即可拆除牵引。如，骨折部已有骨痂形成，不担心再发生重叠、移位时，股骨干骨折一般牵引 3～6 周，胫腓骨骨折 3～4 周，即可拆除；或牵引作为术前准备，待手术完成或畸形矫正后，对不需继续维持牵引者即可拆除。拆除皮肤牵引时，应先用汽油湿润胶布，徐徐撕下，切勿连同毛发猛烈撕脱，以免疼痛或溃破。应在无菌操作下拔除牵引钢针，如先将针的两端用乙醇清洗擦净，再用乙醇、碘酒、乙醇消毒，或在消毒之前加用乙醇灯火焰烧热针的两端，或靠近皮肤剪去外露钢针，消毒后再从另端拔除。对由于牵引时间过久，针已松动者，拔针时不宜在伤口内滑动，以免感染扩散。

皮肤牵引最多维持 3 周，如仍须牵引，可重新更换。骨骼牵引以不超过 8 周为宜。如穿针点已发生感染，仍须继续牵引时，则应改换方法或另换部位。

二、皮肤牵引

皮肤牵引系利用胶布贴于皮肤，牵引力直接着力于皮肤，间接牵开肌肉紧张，骨折重叠移位和关节脱位。因此，肢体损伤较小，痛苦不大，且无引起骨骼、关节因穿针发生感染、化脓的危险。但牵引重力量最多不超过 5kg，过重则皮肤承受不了，容易滑脱。对于成人长管骨骨折重叠移位较多，需重力牵引方能矫正者则不适用，且因胶布刺激，皮肤可发生皮炎、水疱或溃疡。牵引后肢体被胶布包裹，不便做关节功能锻炼、按摩或检查等。

1. 适应证　将在下面具体牵引中逐一介绍。

2. 禁忌证　如下所述。

（1）皮肤擦伤、裂伤者。

（2）血液循环受累，如静脉曲张、慢性溃疡、皮炎、血管硬化或其他血管病者。

（3）骨折严重移位重叠，需要重力牵引方能矫正畸形者。

3. 操作方法　如下所述。

（1）检查患者：检查患肢皮肤，如有破溃、皮炎等，禁忌皮肤牵引，以免发生化脓感染或皮肤坏死，甚至影响骨折愈合。

（2）患者准备：患肢必须用肥皂和清水冲洗擦干，用乙醚或乙醇擦去油泥；不须刮除毛发，它们可帮助粘紧牢固，不易滑脱。

（3）准备胶布：取质量较好的胶布，按肢体宽度和长度撕成胶布条。如骨折牵引，其长度应自骨折端至肢体远侧端平面下10cm；关节牵引，则自关节平面下计算。对成人先撕成5~7cm宽的长条，然后将胶布的远端约全长1/3处向胶面折叠变窄，使折叠远端的宽度与分开板上的卡孔宽窄一致，以便穿入卡销，牵引胶布条粘面经过骨骼隆起处，如内外踝、桡、尺骨茎突。应以胶布内侧的衬布或纱布垫衬保护，以免压破皮肤，形成溃疡。以上做法比用胶布条直接贴于分开板上有利，因为牵引时间较久，胶布必自行滑脱，则会两侧长短不一，失去平衡。如采用卡销、别扣则可随时调整，使牵引力在两侧始终保持平衡。

（4）分开木板：此木板有分开胶布与肢体凸处，保持一定距离，以免压破皮肤，发生溃烂，并使肢体两侧胶布力量相等，发挥良好的牵引作用。分开板由厚0.5~1cm木板制成，宽度因肢体大小不同而异，板外面钉以两端带有卡销的皮带，并于板中心经过皮带钻圆孔，牵引绳可穿过此孔近端打结，以免滑脱，待胶布贴好后，将其窄端穿入分开板的皮带卡销上扣紧，使两侧力量均等，然后再行牵引。日后胶布如有滑脱，两侧力量失去平衡时，可松开一侧卡扣，调整两侧胶布长短适宜，继续牵引。

（5）贴放胶布：先在皮肤上涂抹安息香酸酊（亦有主张不用者，以免妨碍皮肤汗腺与皮脂腺管分泌物而发生皮炎），立刻将备好的胶布条粘贴于皮肤。如为骨折，其上端不应超过骨折平面，即胶布上端分叉处在粘贴时不可互相交叉或重叠，粘贴后用手指或绷带卷摩擦压匀，使无皱褶。其外侧禁用胶布条螺旋缠绕，以防止发生循环障碍或皮肤压迫性坏死、破裂等并发症。

（6）缠绕绷带：贴放胶布后立即用弹性绷带缠绕，如无此种绷带亦可用一般绷带适当均匀加压包裹。胶布近端应保留部分外露，以备观察有无滑脱。绷带下端不得超过关节，以免影响关节活动。如在下肢应保持在踝平面以上，如在前臂应保持在桡尺茎突平面以上，如在上臂应在肘窝平面以上。胶布经过骨凸处必须用纱布保护，以免压破皮肤。现有用成品牵引套牵引者，效果较好，并发症少。

（7）牵引加重：将贴好胶布的肢体放于用外科带装好的托马斯或勃郎-毕格架上，把牵引绳放于固定床架的滑轮上，1~2小时后逐渐加重牵引，以不超过5kg为宜。皮肤牵引一般可维持3~4周，如胶布失去牵引作用，可更换胶布继续牵引。

三、上肢肘伸位皮肤牵引

1. 适应证　肩胛骨关节盂或肩胛骨颈骨折，远端骨折块向内下方移位；肱骨外科颈骨折或肱骨干上、中1/3骨折，有移位者；肩关节周围纤维化，外展活动受限者；肩关节外科术后需要牵引固定者。

2. 牵引用具　上肢托马斯架、胶布、床旁牵引架、牵引棉线绳、分开板、带螺钉的金属滑轮、牵引重量（砝码或铁沙袋2~5kg）、外科带、大别针或书夹、弹性绷带或一般绷带。

3. 操作方法　如下所述。

（1）常规备皮：用肥皂水洗刷，并用清水冲洗擦干，再用乙醚去其油泥，不剃毛发。

（2）仰卧，伤肢放于90°外展位，前臂和手部完全放于旋后位。将备好的胶布条自骨折平面下沿上臂及前臂纵轴粘贴，但不能前后交叉或环绕肢体；骨骼隆起部，如桡骨或尺骨茎突需用纱布保护，以免受压。

（3）用弹性绷带或一般绷带沿肢体做螺旋形缠绕，使胶布固定稳固。

（4）用牵引绳自分开板中心圆孔（或支架）穿过，并在近端打结，防止滑脱。然后把贴好的胶布两端固定于分开板皮带的卡销上，使两侧长短一致，力量相等，并使分开板与手指尖端保持一定距离，不影响手指伸屈活动。

（5）将患肢放于有外科带装置的上肢托马斯架上，架上圈的后侧及相当于腋部受力点应用棉垫保护，与腋部皮肤隔离，以免引起压疮。支架远端固定于床旁支架上，将牵引绳的外端穿过滑轮，牵引重力2kg。

四、上肢肘屈位皮肤牵引

1. 适应证　肩胛骨关节盂骨折，折块向内下方移位；肱骨外科颈骨折或肱骨干上、中1/3部骨折。

2. 操作方法 如下所述。

（1）备皮方法同上肢肘伸位牵引。

（2）仰卧位，伤肢外展90°，肘关节屈曲90°，前臂旋后位。将备好两份胶布条，一份自骨折平面下沿上臂纵轴的内及外侧粘贴，另一份沿前臂纵轴之掌及背侧粘贴。均用弹性绷带或一般绷带缠绕固定。

（3）将牵引绳两根分别穿入两个分开板的中央孔，在绳的近端打结，防止滑脱。然后把粘好的胶布分别固定于分开板皮带的卡销上，使两侧长短相等，力量一致，前臂牵引板应以不影响手指屈伸为宜。

（4）患肢放在配装外科带的上肢托马斯架内，并用棉垫垫好支架铁圈，防止压破皮肤。远端固定于床旁支架上，将牵引绳放于滑轮上，牵引重力2kg。同时，肘关节屈曲90°位悬吊于床架的滑轮上，牵引重力1kg。

五、下肢皮肤牵引

1. 适应证 髋关节中心性脱位；股骨颈骨折术前或术后牵引，以减轻肌肉紧张、痉挛和疼痛；股骨粗隆间骨折牵引整复固定或术后牵引固定；股骨干骨折牵引整复固定或术后牵引固定；纠正肌肉痉挛、坐骨神经痛或因其他病理改变所致的疼痛。

2. 操作方法 如下所述。

（1）常规备皮，不剃毛发。

（2）仰卧位，助手牵引患肢，将备好的胶布自骨折平面下沿下肢纵轴粘贴，但不能交叉或环绕肢体。在贴胶布之前用纱布或棉垫在骨凸部，如腓骨头、髌骨和内外踝加以保护，以免压迫坏死。

（3）用弹性绷带或一般绷带自踝上开始缠绕，绝不能自足背开始，以免牵引胶布向下滑动引起压疮。绷带要有适当压力，但不能太紧，缠绕至胶布近端平面以下为止。

（4）将牵引绳自分开板中心圆孔穿出，并在近端打结，防止滑脱。然后把胶布远端固定于分开板的卡销上，使两侧长短一致，力量均等，分开板放于足底部，准备牵引。

（5）患肢放于具有外科带的托马斯架上，并用棉垫垫好铁圈，防止压破皮肤。支架的远端固定于牵引床架上或实施平衡牵引，以牵引绳绕过滑轮，牵引重力4~5kg。

六、小儿下肢悬吊式皮肤牵引

1. 适应证 4岁以下小儿股骨干骨折。

2. 牵引用具 小儿下肢悬吊牵引架、胶布、弹性绷带或一般绷带、滑轮、牵引绳、砝码或小沙袋。

3. 操作方法 如下所述。

（1）常规备皮，准备两侧下肢。

（2）仰卧位，助手将患肢持稳，先在下肢皮肤上涂抹安息香酸酊，然后将备好的胶布条自骨折平面下沿纵轴粘贴，同样用纱布保护骨凸部，防止压疮。

（3）用弹性绷带或一般绷带自踝上开始适当加压缠绕，缠至胶布近端平面下为止。

（4）在胶布远端放分开板和牵引绳，准备牵引。

（5）同样胶布放于健侧下肢。

（6）患儿放于牵引架平板上，两髋屈曲90°，两下肢垂直，牵引绳经过床架上的滑车，加重悬吊两下肢，以臀部恰好离开床面最为适宜。向家属说明注意事项，携带牵引架回家继续牵引。

4. 注意事项 双下肢悬吊式牵引法，治疗4岁以下小儿股骨干骨折，是为最理想而有效的措施。牵引重量以保持臀部刚离开床垫为宜，只留肩与背部与床垫接触，重力过大，患儿不适，重量不足则牵引无效。悬吊双侧下肢可控制患儿于仰卧位，以免翻身时使骨折扭转移位。

牵引后应仔细观察患肢血供，绷带下端应始终保持在踝平面以上，以免压迫足背或跟腱处引起皮肤坏死。每天应按需要调整牵引及绷带的松紧度。经过度牵引后骨折端往往仍有重叠移位，但因患儿自身对骨折端畸形有重新塑形功能，6~9 个月后其断端可自行修整，甚至在 X 线片上看不出骨折的痕迹。为了加大骨折牵引重量，有的主张用宽带固定腹部及骨盆，但能引起患儿消化不良及其他不适，现已不用。

须注意采用长绳将牵引重量引至足下端，以免脱落砸伤患儿。牵引一般保持 21~25 天，骨折即可坚强愈合。

七、Russel 牵引

1. 适应证　髋关节中心型脱位、股骨颈骨折、股骨粗隆间骨折、股骨干骨折、髋关节脱位手术前准备、骨盆骨折。

2. 操作方法　采用胶布牵引，同时用布带悬吊肢体，牵引绳经过两个滑轮，使牵引合力与股骨纵轴必须一致。不用托马斯架装置，简单易行。牵引重力如为 5kg，其合力则 10kg；小孩 2kg，14 岁以下儿童 3kg，成人 4kg。

八、骨牵引

骨牵引又名称直接牵引，应用范围较广。由于牵引力直接加于骨骼，阻力较小，收效较大，可缓解肌肉紧张，纠正骨折重叠或关节脱位等畸形。牵引后便于检查患肢。牵引力可适当加大，不致引起皮肤水疱、压疮等，且便于护理患者。在保持骨折不移位的情况下，配合小夹板固定，可以加强肢体功能锻炼，充分发挥运动与固定相结合，能有效防止关节强直、肌肉萎缩、促进骨折愈合的功能。

1. 适应证　肌力强大的青壮年不稳定性骨折、穿破性骨折，肢体明显肿胀、下肢静脉曲张等周围血管疾病、颈椎骨折脱位等患者。

2. 牵引用具　除上述各项之外，尚需准备局部麻醉和切开手术用具，穿针用具，如手摇钻附套克氏针支架、手钻、钉锤。下面重点介绍牵引针和牵引弓。

（1）骨圆针：为较粗不锈钢针，直径 6~8mm，长 12~18mm，针体为圆形，尖端为三角形，尾端为三角立柱状，可套于手摇钻或手钻的钻头部，以便钻入或插入骨骼。针体较粗，不易折断，不易滑动，感染机会少，承受重量大，维持时间长。但只适用于下肢，对于骨松质，如跟骨较为适宜；上肢因不需过大重量牵引，克氏针即可解决问题。如在胫骨使用骨圆针时，必须用手钻钻入，禁用钉锤敲打，以免劈裂骨皮质。

（2）克氏针：较细的不锈钢针，直径 1~2mm，针体为圆形，尖端如剑锋，尾端为三角立柱状，可卡入手摇钻头上，以便钻入骨骼。对骨质刺激与损伤较小，除非针在骨骼内来回滑动，很少有发生化脓感染。适用于上肢掌骨、鹰嘴突，股骨下端或胫骨上端，但须用特制的牵引弓将针的两端拉紧，增加其紧张力，以承受牵引重量，直径 1mm 克氏针可承受 10kg 以下的力，2mm 者可承受 10~15kg 的力，故时间长、重力大的牵引容易拉豁骨骼。

（3）颅骨牵引钳：为特制的颅骨牵引器，形状如冰钳，弓的两端有短钉可以拉住颅骨外板，尾部有螺丝钮，可调节松紧度，以便卡紧颅骨外板，以免加重后滑脱。

（4）蹄铁形牵引弓：常用克氏针牵引弓，可卡住针的两端将针拉紧，以增加牵引力量。还有粗钢丝制成的简便牵引弓，弓两端有圆圈，以便套住针端牵引，适用于骨圆针牵引胫骨结节或跟骨，亦适用于克氏针牵引手指或足趾。

3. 穿针点　多在骨骼的一端骨质坚强部位进针。穿刺时防止进入关节腔，注意切勿损伤血管、神经，对于小儿勿损伤骨骺。

骨圆针适用于骨质疏松部位，如跟骨；克氏针适用于骨质较坚硬的部位，如尺骨鹰嘴，尺、桡骨远端，第 2~4 掌骨和指骨远节、股骨下端、胫骨结节、跟骨和趾骨远节，按所需牵引选择应用（表 1-2）。

表1-2 常用牵引部位和牵引重量

牵引针	穿针点	入针方向与标志	牵引目的	重量（成人）
颅骨钳	颅骨顶部	两外耳道连线与两眉弓外缘向顶部所画线交点处	颈椎骨折脱位、颈椎病或痉挛性斜颈	开始重量7~15kg维持重量4~5kg
克氏针螺丝钩布巾钳	尺骨鹰嘴突	由鹰嘴尖端向远侧1.5横指处与距皮缘1cm画线交点处、由内向外，防止损伤尺神经	肱骨骨折，固定不稳的肱骨髁上骨折或局部明显肿胀和肱骨髁间骨折	开始重量2~3kg维持重量1~2kg
克氏针	尺、桡骨远端	桡骨茎突上3.5cm处	尺、桡骨干骨折和肘关节损伤或疾病	开始重量2~3kg维持重量1~2kg
克氏针	第2~4掌骨	横贯第2、3或2~4掌骨干由桡向尺侧穿针	前臂双骨折、桡骨远端骨折、腕关节疾病	开始重量2~3kg维持重量1~2kg
克氏针	指骨	指骨远节基底远侧	掌骨、指骨不稳定性骨折和掌指关节损伤与指间关节损伤	用手套橡皮圈
克氏针冰钳	股骨下端	髌骨上缘2cm处或内收肌结节上两横指处由内处外，防止损伤血管。如用冰钳以内外髁中心为标志	股骨骨折髋关节脱位、感染	开始重量7~8kg维持重量3~5kg
克氏针骨圆针	胫骨结节	胫骨结节向后一横指即1.25cm处在其平面下部由外向内，避免损伤腓总神经	股骨骨折，膝关节内骨折和髋关节脱位或疾病	开始重量7~8kg维持重量2~5kg
克氏针骨圆针	跟骨	外踝顶点下2cm再向后2cm垂直线的顶点处，或内踝顶点下3cm垂直线顶点处，或自外踝顶点沿跟骨纵轴2横指	胫骨骨折、踝关节骨折脱位等	开始重量4~6kg维持重量2~3kg
克氏针	第2~4跖骨	横贯第1~3跖骨	跗跖关节脱位	开始重量2~3kg维持重量1~2kg
克氏针	趾骨	趾骨远节	跗骨、趾骨	用手套边缘皮圈

4. 操作方法 如下所述。

（1）常规备皮，剃去毛发，用2.5%碘酒和75%乙醇消毒皮肤，再用消毒巾遮盖。

（2）1%普鲁卡因（需做过敏试验）或利多卡因局部麻醉。针尖深达骨膜，用手向上拉紧皮肤，以免牵引肢体伸长时皮肤牵拉过紧。

（3）以牵引针直接穿破皮肤，直达骨膜，此时术者瞄准牵引针的方向，除特殊部位外，一般要求牵引针与骨干长轴垂直，与关节面平行。把持稳妥手钻，不能左右或上下摇摆，然后徐徐旋转摇把，使针逐渐穿过骨皮质，至对侧时将皮肤同样向上拉紧。

（4）注射局部麻醉深达骨膜，继续向外穿针，待针顶起皮肤时，用手指压迫皮肤，使针尖直接穿破皮肤，以达到针与皮之间完全密封，防止出血、渗液引起感染。

（5）穿针后用乙醇纱布和纱布垫保护两侧钢针伤口，胶布条固定。最后放牵引弓，固定钢针两端，旋转牵引弓后侧的螺丝，使钢针拉紧。置患肢于牵引架上，按患者体重、肌肉力量和骨折类型等，确定牵引重力。

5. 注意事项 如下所述。

（1）牵引钳的螺帽应当拧紧，以免滑脱。

（2）颈椎骨折脱位快速加重整复时，必须床旁摄影观察整复情况，一旦复位立即改用维持重量牵引。

（3）调整床位高低，注意牵引方向和角度。

（4）密切观察患者全身情况，加强护理，防止压疮。

（5）对关节突间关节跳跃交锁者，先应稍屈曲牵引，待交锁的关节突牵开后，改为后伸牵引，跳跃即可解脱；若开始就采用后伸位牵引，则交锁必更牢固，反而不易解脱。

九、头部牵引

（一）头部吊带牵引

1. **适应证**　颈椎骨折脱位移位不多、颈椎综合征或痉挛性斜颈。至于需要更大重力牵引者应采用骨骼牵引。

2. **操作方法**　简便易行，不需特殊装置，用两个布带按适当角度连在一起，一带护住下颌，一带牵拉枕后，利用两带的合力牵引（图 1 – 12，图 1 – 13）。

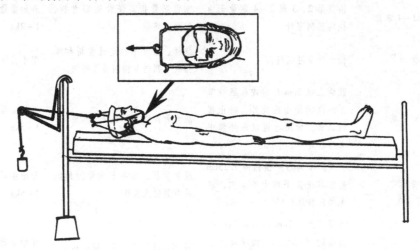

图 1 – 12　卧位头部吊带牵引

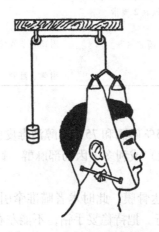

图 1 – 13　坐位头部吊带牵引

3. **注意事项**　牵引重力不能超过 3～5kg，否则下颌活动受限，影响张口，妨碍饮食，甚至滑脱至下颌部压迫颈部大血管或气管，引起脑缺血，甚至窒息；如唾液分泌较多，布带潮湿，还可引起皮肤糜烂、感染，甚至颌部及枕部形成压疮；男性患者需经常剃洗，尤为不便。

（二）颅骨牵引

为骨科创伤常用的牵引方法，如牵引钳安置得当不但不易滑脱，且能防止颌部或枕部发生压疮，牵引重力可加至 7～15kg。

1. **适应证**　颈椎骨折脱位，尤其移位较多，需要牵引复位者，必须采用此种重力较大的牵引方法。

2. **牵引用具**　包括 Crutchfield 发明的颅骨牵引钳或头颅环（图 1 – 14），特制手摇钻头仅能钻通颅骨外板，手术尖刀、消毒巾、手套、缝线、镊子、血管钳，均需消毒。

3. 麻醉　采用1%普鲁卡因（需做过敏试验）或利多卡因施行头皮局部浸润麻醉，浸润范围在2～3cm，深达骨膜。

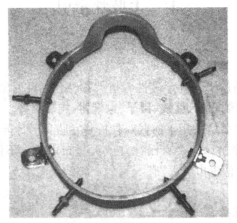

图1-14　头颅牵引环

4. 操作方法　如下所述。

（1）常规备皮：剃去全部头发，用肥皂及清水洗净，再用乙醇、乙醚、碘酒备皮。

（2）标记定位：牵引合力必须放正对准，保持均衡，防止滑脱。为此，应先在患者头顶正中画前后矢状线，从颅顶分为左右各半，然后以两侧外耳道为起点经过头顶画一连线，并在此线对准两侧眉弓外缘画一标记，使两标记与中线距离相等，3.5～6cm作为切口和牵引钻骨的标记（图1-15）。

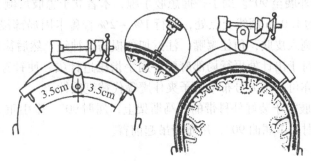

图1-15　颅骨牵引钻孔位置及深度

（3）手术步骤：在顶部两侧标记处分别做约1cm横切口，深达颅骨，然后以骨钻钻入颅骨外板。钻孔前，先将牵引弓放于钻孔部，钻孔方向务必与牵引钳的短钉方向一致，使短钉直接嵌入顶骨外板的钻孔内，旋转后部的螺丝帽，使颅骨钳卡紧，再用带钩的牵引绳挂在牵引钳尾部的孔内，通过滑轮加重牵引（图1-16）。牵引重力因人因病而异，一般开始为7～15kg，维持重力为2～3kg。

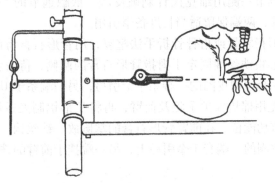

图1-16　颅骨牵引

5. 注意事项　牵引初期注意调节颅骨钳的压力，防止自颅骨滑脱。颈椎骨折脱位应快速牵引复位，每1~2小时拍摄颈椎正、侧位X线片，以了解复位情况。复位后立即减轻牵引重量，改为维持重量。

十、上肢骨牵引

（一）尺骨鹰嘴牵引

1. 适应证　如下所述。

（1）单纯尺骨鹰嘴牵引：适用于肱骨穿破性骨折严重移位，肱骨髁上骨折局部明显肿胀不能进行手法复位时，和严重移位的肱骨髁间骨折。

（2）尺骨鹰嘴与掌骨联合牵引：适用于前臂双骨折并发肱骨干骨折或前臂与肱骨穿破性骨折时。

2. 牵引用具　托马斯架、牵引床架、克氏针（或大号布巾钳、不锈钢螺丝钩）手摇钻、牵引弓、胶布、牵引绳、砝码、砝码托、消毒巾、大别针。

3. 体位　仰卧位。

4. 麻醉　臂丛麻醉或局部麻醉。

5. 操作方法　如下所述。

（1）常规备皮：肥皂洗刷，净水冲洗，用乙醇、碘酒、乙醚依次备皮。

（2）手法整复夹板固定：特别是肱骨髁间骨折，应先在臂丛麻醉下手法整复，夹板固定，使肱骨下端骨折稳定，然后再穿克氏针牵引。

（3）皮肤或掌骨牵引：为了肘关节保持屈曲90°位，前臂贴胶布行皮肤牵引，或用布带悬吊前臂。如上臂和前臂同时骨折可考虑加用克氏针横贯第2~4掌骨牵引法。

（4）穿针步骤：患肩外展至90°。助手持握患肢手腕，术者立于患肢尺侧，自尺骨鹰嘴尖端向远侧1.5横指处和距背侧皮缘约1.0cm画线交点处，施行1%~2%普鲁卡因局部浸润麻醉或臂丛阻滞麻醉。从尺侧进针，先用克氏针刺入皮肤，顶住鹰嘴，注意切勿损伤尺神经。然后徐徐旋转手摇钻，待针穿过鹰嘴时患者感觉疼痛，此时于出针处再行局部麻醉，用手指压迫针尖，使针穿破皮肤，继续旋转手钻，至适合牵引弓长度为止。亦可采用大号布巾钳子夹住鹰嘴代替克氏针。

（5）牵引重力：将患肢放于装好外科带的托马斯架上，屈肘90°。牵引重力1~2kg。前臂在皮肤牵引下悬吊加重0.5kg或使肘关节屈曲90°，用布带吊起前臂。

（二）手指牵引

1. 适应证　拇指掌骨或其他4指掌骨，或近节指骨不稳定性骨折；通过手法整复夹板固定，骨折仍不稳定时改用骨牵引法。

2. 体位　坐位或卧位。

3. 麻醉　臂丛或局部麻醉。

4. 操作方法　如下所述。

（1）穿针方法：自手指远节一侧用细克氏针刺破皮肤，抵触远节的一侧骨骼，用手钻徐徐钻入，自对侧皮肤穿出，剪短克氏针，两端保留适当长度备牵引用。

（2）拇指牵引法：先行拇指掌骨或指骨骨折手法整复，用管形石膏将前臂手腕和拇指腕掌关节固定于对掌功能位。然后用U形粗铁丝圈固定于拇指管形石膏的两侧，待石膏干固后用钢丝牵引弓拉住穿过拇指远节的克氏针，用手套边橡皮圈的一端系于牵引弓，另一端系于U形铁丝圈上进行牵引。

（3）其他4指牵引法：先用棉垫保护手腕及前臂，再将T形铝制夹板用石膏绷带固定于前臂腕部掌侧，保持腕关节、掌指关节功能位。在前臂管形石膏的掌侧放一铁丝钩。待石膏干固后，用钢丝牵引弓拉住克氏针，以手套边橡皮圈的一端套于牵引弓上，另一端挂于前臂的铁丝钩上，并以撑木撑起橡皮圈，保持适度的牵引力。

5. 注意事项　如下所述。

（1）对其他4指牵引时放于屈曲位，指端应对准腕舟骨结节。

（2）牵引力量大小适宜。

（3）拇指腕掌关节必须放于对掌功能位。

十一、下肢骨牵引

下肢牵引应用范围较广。由于下肢肌肉发达，必须用骨牵引方能矫正骨折移位畸形。除小儿或其他特殊情况采用皮肤牵引外，成人多采用骨牵引。常用牵引方法如下：

（一）股骨下端牵引

1. 适应证　成人股骨骨折、骨盆骨折并发骶髂关节脱位。

2. 体位　仰卧位。

3. 麻醉　局部麻醉或腰麻。

4. 操作方法　如下所述。

（1）常规备皮。

（2）穿针方法：患侧膝后放扁枕两个。术者立于患肢对侧，以髌骨上缘 2cm 处或内收肌结节上两横指处作为穿针点，先向上拉紧皮肤，用克氏针穿入皮肤，顶住股骨内髁上部，注意保护血管，然后徐徐旋转手摇钻，待穿过对侧骨皮质，感觉疼痛时，同样向上拉紧皮肤施行局部麻醉，用手指压迫针尖周围，刺破皮肤，继续旋转手钻向外推出。然后剪除过长的针端，放置牵引弓。用橡皮塞套于针的两端，以免刺伤健肢皮肤。

（3）牵引重力：患肢放于带有小腿附架的托马斯架或勃郎－毕洛架上，用外科带装配于架上托住大腿及小腿后部，膝关节适当屈曲位。然后放置牵引弓及牵引绳，加重量 3～5kg 牵引，待骨折整复后改换维持重量 3～5kg。

5. 注意事项　如下所述。

（1）穿针自内向外，勿损伤血管。

（2）穿针勿经过关节腔，防止继发感染。

（3）防止过度牵引；拍片检查，待骨折整复后立即改换维持重量。

（4）每天用乙醇湿润两侧保护针眼的纱布 1～2 次，以免穿针滑动引起感染。

（5）骨骺未闭的儿童不宜选用。

（二）胫骨结节牵引

1. 适应证　成人股骨骨折。

2. 体位　仰卧位。

3. 麻醉　局部麻醉或腰麻。

4. 操作方法　如下所述。

（1）常规备皮。

（2）穿针方法　患肢用枕头垫起。术者立于患侧，胫骨结节后 1 横指处，即 1.25cm 处，在其平面稍下部作为穿针点。然后用手钻将克氏针或骨圆针由外向内穿出，避免损伤腓总神经，待针至对侧皮下再用局部麻醉，压迫针尖穿出皮肤，继续旋转手钻将针向对侧推出，剪除多余部分至两侧长度适宜。最后放牵引弓，置患肢于勃郎－毕洛架或带有小腿附架的托马斯架上，膝适当屈曲位。通过牵引弓和牵引绳加重 7～8kg 牵引（成人体重的 1/8～1/7），待骨折整复后改换维持重量 3～5kg。

（3）手法整复夹板固定：在未装牵引重量之前手法整复，并用小夹板固定。

5. 注意事项　如下所述。

（1）如用骨圆针牵引，需用手钻穿针，禁用钉锤敲打，以免劈裂骨质。

（2）由外向内穿针，以免损伤腓神经。

（3）预防骨折端过度牵引，抓紧拍片检查。

（4）每天用乙醇湿润保护两侧针眼的纱布 1～2 次，预防穿针点感染。

（5）骨骺未闭的儿童不宜选用。

（三）跟骨牵引

1. 适应证　小腿穿破骨折、小腿不稳定性骨折、胫骨平台骨折，有时亦可用于跟骨骨折。
2. 体位　仰卧位。
3. 麻醉　局部麻醉或腰麻。
4. 操作方法　如下所述。

（1）常规备皮：必须彻底洗刷充分消毒，先用肥皂水和清水刷洗，再用乙醇、碘酒和乙醇依次消毒。

（2）穿针方法：将双枕垫于小腿后侧，保持膝关节屈曲45°。自跟骨内侧相当于内踝顶点下3cm处，再向后画3cm长的垂直线，其顶点即穿针点，或外踝顶点下2cm再向后2cm的垂直线的顶点处。注意穿针方向：胫腓骨干骨折时，针与踝关节面略倾斜15°，即针的内侧进入处低，外侧出口处高，有利于恢复胫骨正常生理曲线。穿针时最好用手钻旋转穿入。骨圆针比克氏针固定稳妥，不易发生穿针左右滑动或跟骨拉豁。除非牵引重量不大或青少年患者，否则不考虑用克氏针牵引。穿针时助手应将患足把持稳定，以免入针不正。穿针至对侧时应再局部麻醉，然后刺破皮肤，继续旋转手钻向对侧推出，使两侧针的长度与牵引弓的宽度一致，多余部分剪除。最后消毒，纱布遮盖保护针口。

（3）手法整复夹板固定：如为闭合胫腓骨骨折，需在助手牵引下手法整复，加放纸垫和夹板固定。

（4）牵引重力：患肢放于勃郎－毕洛架上，牵引绳挂在牵引弓上，经过滑轮加重4~6kg牵引，待复位后改换维持重量2~3kg。

5. 注意事项　如下所述。

（1）由内向外穿针，防止损伤胫后神经。
（2）用手摇钻穿针比用钉锤敲打震荡小，并能避免骨折部疼痛。
（3）确保穿针经过跟骨，不能穿入距跟关节和跟骨下部。穿针后，如针不向左右活动，说明针已经过跟骨。

十二、骨盆悬吊牵引

1. 适应证　对位比较好的耻骨骨折、髂骨翼骨折折块向外移位、耻骨联合处分离、严重的骶髂关节分离。
2. 牵引用具　骨盆牵引带、悬吊木棍、牵引床架、牵引绳、滑轮、拉手横木棍。
3. 体位　仰卧位。
4. 麻醉　硬膜外麻醉。
5. 操作方法　骨盆牵引带放于腰及臀后部，带的两端各穿一横木棍，绳索系于棍的两端，悬吊于床架上，用铁蹄制S形钩挂于两侧牵引绳上，以便加强骨盆两侧的压力，稳定骨折，减少疼痛，且便于护理，感觉舒适。对髋关节中心型脱位者需行经股骨牵引。

（王祥杰）

第三节　骨膜剥离技术

骨膜属结缔组织，包绕着骨干，来源于中胚层，大多数管状骨包括肋骨都有骨膜，肌肉通过骨膜附着于骨干上。骨科手术基本上都在骨面上进行，只有剥离骨面上附着的骨膜才能显露出需要实施手术的部位，因而骨膜剥离是骨科手术中常用的操作方法，但针对不同的手术目的，对术中骨膜剥离方法的要求不尽相同。

一、游离骨膜移植时骨膜的剥离和切取

骨膜生发层的间充质细胞（骨原细胞）既可分化为软骨细胞形成软骨，也可分化为骨细胞成骨，并具有终生分化的潜能。早在1930年，Ham就从理论上提出，胚胎时期骨膜的生发层细胞具有依据存在环境变化分化为软骨细胞和骨细胞的可能，而成年组织中这种细胞也具有未分化间叶细胞的潜能，但

无实验证实。Fell 的实验表明，在鸡胚胎发育过程中，从软骨膜衍化而来的骨膜能够生成软骨，研究亦表明骨膜生发层的骨原细胞在低氧环境下可分化为软骨细胞。骨膜被移植到关节腔后，在低氧环境和滑液的营养及局部应力的作用下，原处于静止状态的细胞可迅速增殖分化为软骨母细胞，后者分泌细胞间质并被包埋而变为软骨细胞，最终成为软骨组织。骨膜生发层细胞是骨膜再生软骨的主要成分，单位面积上骨膜生发层细胞的数量及其活性是决定新生软骨厚度的基础，在同一环境下，单位面积上的骨膜生发层细胞多、活性高，则新生软骨厚；反之，则较薄。骨膜成软骨与否，除理化因素和骨膜固定技术外，首先取决于骨膜剥离技术，仔细的锐性剥离，可使骨膜生发层细胞残留在骨面上的数量减少，骨膜上的生发层细胞数增多，有利于骨膜的成软骨。

二、骨折患者的骨膜剥离

影响骨折愈合最主要的因素是局部血运和骨膜的完整性，骨膜完整可以限制骨折端血肿向周围软组织内扩散，促进血肿的机化和软骨内成骨，有利于膜内成骨的进行。骨膜剥离损伤了骨膜动脉，骨膜动脉在长骨中的供血量小，损伤后骨的其他动脉可很快扩张代偿，短期内通常即可恢复正常的血流量；同时骨膜组织很快增生，有大量血管从周围组织长入，也增加了骨的血流量。虽然骨膜对长骨的血供影响不大，随着时间的推移，长骨的血供可恢复至正常状态，但血供恢复时间越长，对骨组织修复越不利，因而在手术操作中我们应尽量减少操作带来的损伤。在骨折的治疗中，应注意根据受力方向和 X 线片尽量在骨膜破坏侧剥离及放置钢板，保证对侧骨膜的完整性，这样将有利于骨折的愈合，促进患者的恢复。

三、常用的骨膜剥离方法

在具体的手术操作过程中，剥离骨膜时应使骨膜剥离器向骨间膜或肌纤维与其附着的骨干成锐角方向剥离、推进，否则易于进入肌纤维或骨间膜纤维中，造成出血和对组织的损伤（图 1–17）。在剥离肋骨骨膜时，应根据肋间肌的附着特点，先在肋骨上剥离骨膜，由后向前剥离肋骨上缘，由前向后剥离肋骨下缘，即采用上顺下逆的方法（图 1–18），否则可能损伤胸膜而导致气胸。剥离脊柱的肌肉时应自下往上，顺着肌肉的附着点紧贴骨面进行剥离，如此可减少术中的出血（图 1–19）。骨干部位应顺骨干纵行切开骨膜，在骨端或近关节处，为防止骨膜进入关节和骨骺板，可将其作 I 形或 Z 形切开，如此既可缩短纵行切开的长度，又可保证术中有足够的显露宽度。

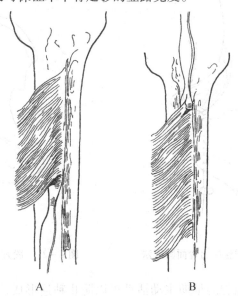

图 1–17 骨膜剥离技术

A. 骨膜剥离器向骨间膜或肌纤维与附着的骨干成锐角方向剥离；B. 如向钝角方向剥离，则剥离器易于离开骨干而进入肌纤维或骨间膜纤维之中

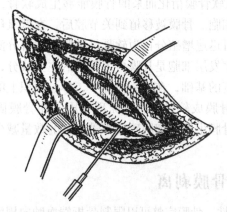
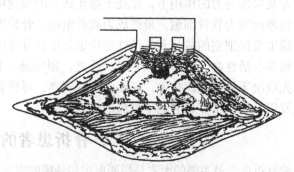

图 1-18　肋骨骨膜的剥离方法（箭头）　　　图 1-19　竖脊肌的剥离显露方法（箭头）

（王祥杰）

第四节　肌腱固定技术

　　肌腱外科中有许多手术涉及肌腱的固定，肌腱牢固固定后患者可早期活动，有利于患者的功能恢复，肌腱的确切固定是取得满意疗效的关键。下面简要介绍一下几种常用的肌腱固定于骨面的方法。

　　（1）为使肌腱与骨面有效地愈合，肌腱固定于骨面时，首先应将与肌腱接触的骨面凿成粗糙面，再于固定骨上钻孔，将缝线穿过骨孔并抽紧，将肌腱有效地固定于骨的表面。对于细长的肌腱或筋膜条，可将肌腱、筋膜条穿过骨隧道，肌腱和筋膜条穿出骨隧道后，拉紧使肌腱断端对接、重叠缝合。

　　（2）不锈钢丝拉出缝合法：适用于跟腱、跗骨、指骨的肌腱固定，在骨面上开一骨槽，将穿好钢丝的肌腱近端置入骨槽，再将钢丝经骨钻孔从足底或手指掌侧皮肤穿出，固定于纽扣或橡皮管上，对于张力较大者，应将钢丝穿出石膏外，固定于石膏外的纽扣上，以免压迫皮肤，造成皮肤坏死（图 1-20）。

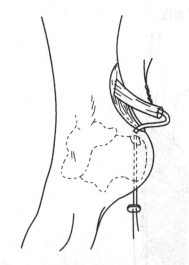
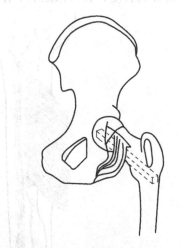

图 1-20　跟腱断裂钢丝抽出骨面固定法　　　图 1-21　股方肌骨瓣转位植骨、固定

　　（3）肌腱-骨瓣固定法：肌腱的早期主动活动可以防止粘连形成，但肌腱早期活动所增加的肌腱止点牵张力，易造成肌腱止点的撕脱或愈合延缓。而骨与骨之间的愈合明显快于骨与肌腱之间的愈合，且利于移植肌腱的早期活动。理论上骨-肌腱移植可早期进行主动活动，而不发生止点撕脱断裂。带有肌腱的骨瓣血管供血丰富、血运好，如带有骨片的股四头肌或髋关节外展肌群的转移等，均可通过此法达到良好的固定，但在固定时应将骨面凿成粗糙面，将带有肌腱的骨片以克氏针或螺丝钉固定于粗糙的

骨面上，也可通过钢丝通过骨孔环扎固定，对于一些力量较小的肌肉可以细丝线固定，可促进固定肌腱的愈合，有利于患者的早期康复（图1-21）。

（4）肌腱骨栓固定法：如腘绳肌腱结与骨栓嵌入固定法关节镜下重建后交叉韧带（PCL）损伤，肌腱结和骨栓嵌入瓶颈样股骨隧道内，与隧道挤压紧密，术中可将自体松质骨同时植入隧道，可有效地防止骨道渗血和关节液浸入，有利于移植物与骨壁愈合。

（王祥杰）

第五节 植骨术

一、概述

临床上，植骨术是将骨组织移植到患者体内骨骼缺损处或骨关节需要加强固定部位融合的一种手术方法。根据患者的具体病情可采用皮质骨或松质骨移植。移植骨可取自患者本人或其他健康人，也可取自异种的动物骨骼。骨移植的种类有传统骨移植、带肌蒂骨（瓣）移植及带血管的骨移植。近年来，对人工骨（羟基磷灰石、磷酸三钙等）及生物材料的研究进展迅速，在临床上的应用也日益广泛。

（一）骨组织生理

骨组织由骨细胞及骨基质构成。骨基质由有机物质胶原纤维及无机物质钙盐（磷酸钙、碳酸钙）结合而成，赋予骨骼一定的韧性及坚固性。星状的骨细胞散布于骨基质中间。松质骨像海绵一样，含有许多小空隙，储以骨骼；而皮质骨则坚实质密，其骨基质中有许多骨小管与骨外膜内层的毛细血管相通，皮质骨可借此得到部分血液供应。人体的皮质骨主要分布于长骨（股骨、肱骨、胫骨等）的骨干部分，松质骨主要分布于短骨及扁平骨（肋骨、盆骨、椎骨及手腕骨、足跗骨等），长骨两端膨大处也属于松质骨。

（二）移植骨的转归

被移植的骨骼，并不像金属或其他固定物那样仅起一种连接、支撑作用。而是经过一定时间后，与受区的骨骼坚固地融为一体、牢不可分。传统的观点认为，游离骨移植后骨块内的骨细胞失去活性，产生许多空隙，构成骨架。周围血肿首先机化，继而成骨细胞在血肿周围形成许多骨样组织，并呈条状小梁向内生长，占据全部血肿组织，使之钙化、骨化，与骨块接触并逐渐占据骨块的全部表面。与此同时，破骨细胞沿移植骨块的骨基质挺进并将其吞噬，而成骨细胞则紧跟其后，一部分停留来建立新的骨基质，一部分则跟随前进，为了输送营养物质、排出代谢废物，许多新生毛细血管、破骨细胞、成骨细胞的突起伸展到骨块中，并经哈佛管向纵深发展，边吞噬已死亡的骨细胞，边建立新的骨组织。最终，植骨块完全被吸收，代之以新的、有生命的骨组织，并与受体骨组织融为一体，即爬行替代作用。但近来的研究证明，移植骨能诱导宿主的间充质细胞转化为具有成骨能力的细胞，即移植骨有诱导成骨的作用。

人体的骨骼可分为两类：一类为皮质骨，如股骨、胫腓骨、肱骨、桡尺骨的骨干部分，一类为松质骨，如髂骨、脊椎骨、足跗骨、腕骨及长管状骨的两端。这两类骨在显微镜下的组织结构大致相同，都是在一片均匀的骨基质中间散布着许多星状的骨细胞。所不同的是皮质骨较致密，其活力依靠哈佛管中的血管系统维持，移植以后往往需要相当长的时间才能完全再生，而且必须在有了活的骨细胞产生后移植骨才坚实。松质骨非常疏松，像海绵一样有许多小空隙，所以又有海绵骨之称。松质骨的结构有利于营养物质的弥散及受区血管肉芽组织的长入，因而爬行替代作用易于完成，所以松质骨是植骨时最常选用的材料。但支持作用较差。相反，由于皮质骨的结构比较致密，上述两种作用受到一定的影响，因而爬行替代作用进行缓慢，但一旦完成，则可起到较坚强的支持固定作用。因而，皮质骨及松质骨的移植各具优、缺点，临床应根据病情加以选用或二者并用。但无论是皮质骨还是松质骨，其爬行替代作用的进行均是逐渐的、缓慢的、持续不断的，其完成时间须以月计。

（三）植骨适应证

（1）骨折断端硬化或骨质缺损引起的骨折不愈合、假关节形成。

（2）填充良性骨肿瘤或骨囊肿等肿瘤样疾病刮除后所遗留的空腔。

（3）修复骨肿瘤切除后形成的骨质缺损。

（4）脊椎的植骨融合术及促进关节的融合。

（5）重建大块骨缺损间的连续性。

（6）提供骨性阻挡以限制关节活动（关节限制术）。

（7）填充骨结核病灶清除术后遗留的空腔。

（8）促进延迟愈合、畸形愈合、新鲜骨折或截骨术的骨愈合，或填充术中的缺损。

（四）植骨禁忌证

（1）取骨部位或手术部位有炎症时，须待炎症消退后方能植骨，以防感染。

（2）有开放伤口存在时，须待伤口完全愈合半年至一年后，才能进行植骨手术。但对经久不愈、伴有窦道的慢性骨髓炎或骨结核病灶清除术遗留的空洞，在彻底清创的基础上辅以有效的抗生素治疗，可进行Ⅰ期松质骨移植术。

（3）植骨处广泛瘢痕形成、血运不佳，须先行整形手术改善血运，方考虑植骨。

（五）植骨的术前准备

（1）仔细检查患者，确定无感染病灶。

（2）自体取骨时应于取骨部位做好皮肤准备。术前3日开始，每日用肥皂水清洗取骨部位及其周围皮肤，清洗后以75%乙醇涂布1次，然后用无菌巾严密包扎。术前1日清洗后剃毛，并重复上述步骤。手术当日晨起再以75%乙醇消毒1次，更换无菌巾，包扎后送进手术室。这种方法与术前仅做1日皮肤消毒的备皮方法相比较，更为安全可靠。

（3）于髂骨或胫骨取骨时，因出血较多，应备好骨蜡，必要时做好输血准备。

（4）为预防感染，术前麻醉开始后予以适当的抗生素，对骨关节结核患者术前两周加用抗结核治疗。若为大块的同种骨或骨库骨移植，术前3~4日即应予以抗过敏药物，如苯海拉明、氟美松等。

（5）很多需要植骨的患者都已经过多次手术或长期外固定，以致伤肢肌肉萎缩，骨质脱钙疏松，有不同程度的关节活动限制，血液循环不好，抗感染力低，组织生长能力也差。植骨术后必不可少的一段时间的外固定，将会造成肌萎缩与关节僵硬加重。因此，术前应进行一段时间的功能锻炼与理疗，对无移位的下肢骨折不愈合或骨缺损的患者，可在支架或外固定的保护下进行功能锻炼。

（6）术前摄X线片，了解病骨情况，根据病情设计手术（包括植骨部位、植骨片的大小和植骨方式）。如拟作吻合血管的骨移植，术前应对移植骨的全长摄正、侧位X线片，以便选择植骨的部位和长度。

（7）吻合血管的骨移植术前，应当用超声血流仪探测供区和受区肢体的主要动脉是否存在及血流情况，以便设计手术。一般受区动脉多选用肢体主要动脉的分支作吻合，如股动脉的股深动脉、旋股内、外侧动脉等。如受区有2条主要动脉，如尺、桡动脉、胫前、后动脉，亦可选用其中一条主要动脉作吻合，其先决条件必须是另一条主要动脉经超声血流仪或临床检查证实血供良好。受区的静脉一般多选用浅静脉作吻合，如头静脉、贵要静脉、大隐、小隐静脉及其分支。因此，术前应检查受区的浅静脉有无损伤或炎症，近期用作穿刺，输液的浅静脉不能用作接受静脉。

（六）植骨术后的处理

植骨术后必须加用范围足够、固定确实的外固定，待移植骨的爬行替代作用全部完成、骨质愈合后方可拆除，因而应根据接受植骨的部位、内固定的强度以及采用的植骨方法选用石膏托、管型石膏或硬质支具外固定，以促进植骨的愈合。尽管植骨融合判定的金标准是手术中探查，但临床上对植骨过程完成的判定通常以X线片检查为依据，因而术后必须定期复查X线片。

二、植骨术的取骨操作步骤

进行自体骨移植时，为了缩短手术时间，可将手术人员分为两组，手术同时进行。一组暴露受骨区，为植骨做好准备；另一组切取移植骨块，为植骨准备好材料。取整块骨条或骨块时，首先应选择胫骨，其次为髂嵴及腓骨，再次为肋骨。髋关节手术时，若仅需少量植骨时，可就近于股骨大转子或股骨上端取骨，这样可省去取骨切口。

取骨看来简单，实为一精细工作。所取骨块的大小、形状应与受骨部位的需要相符，过大则浪费，并给患者造成不必要的损伤；过小则不能应用。于肢体取骨时应尽量使用止血带，以减少出血。取骨后若切骨面渗血严重，可用骨蜡涂抹止血或用明胶海绵贴敷。

自体骨是最理想的植骨材料。当新鲜自体骨的来源受限时，如儿童的自体骨量有限，可结合应用新鲜或冷冻的同种异体骨移植，或单纯使用新鲜或冷冻的同种异体骨及其他生物植骨材料。但临床实践和动物实验证实，同种异体骨的成骨特性远不及新鲜自体骨优越，在骨移植治疗长骨干骨折不愈合的病例，自体骨移植的成功率比同种异体骨移植约高18%。因而在尽可能的情况下，应多选用自体骨移植。

临床上需要植骨时，可自下列部位取骨：①胫骨；②髂骨；③腓骨；④肋骨。此外，有时也可从受区附近的骨端挖取少量松质骨移植，以填充较小的骨腔。

（一）胫骨骨条的切取

切取胫骨骨条时，为避免术中出血过多，宜在大腿中部使用气囊止血带。

1. 切口　在小腿前内侧面作一略带弧形并避开胫骨嵴的纵切口，以免在胫骨嵴处形成疼痛性瘢痕。

2. 取骨　不要翻开皮瓣，沿皮肤切口切开骨膜直到骨骼，将骨膜向内、外侧剥离，显露胫骨嵴与胫骨内缘之间的整个胫骨面。为了更好地显露切口两端的骨骼，可在骨膜切口两端各作一短的横切口，使骨膜切口呈Ⅰ形。在切骨之前，先在预定取骨区的四角各钻一小孔（图1-22）。用单片电锯稍斜向移植骨片中央方向锯开皮质骨，如此则可保留胫骨的前缘和内侧缘。若无电锯，则可在胫骨前内侧面的纵轴上凿刻出所需取骨的长度和宽度，再以骨钻在凿刻线上钻出一排小洞，然后用骨刀将这些小洞之间的皮质骨凿开。要求沿取骨线的全长逐渐深入，不可一次在一处凿进髓腔，以免移植骨片碎裂或胫骨骨折。儿童取骨时应注意勿损伤骨骺。

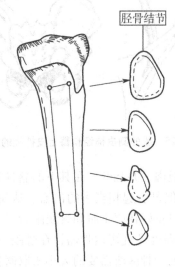

图1-22　胫骨骨条的切取方法

3. 缝合　取出移植骨条后，即将伤口缝合。儿童骨膜厚，可单独缝合。成人骨膜薄，则与皮下组织深层一起缝合，以覆盖取骨的缺损处。然后再缝合皮肤。

4. 术后处理　如取骨条较大，必须用石膏托固定该肢2~3个月。

（二）髂骨块的切取

髂骨有丰富的松质骨，在髂嵴的前 1/3 分段纵行取骨块，可获取髂嵴的一小段坚硬的皮质骨和其下的一大段松质骨（图 1-23）。如欲获得较坚硬的骨片，则横向取髂嵴前部或后部的长条骨块。在患者仰卧时，可取髂嵴的前 1/3 段；患者俯卧时，则取髂嵴的后 1/3 段。如希望保留髂嵴，则可仅取髂骨的外层皮质骨（图 1-24）。

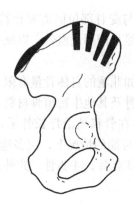

图 1-23　髂骨的分段切取

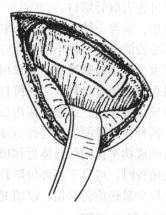

图 1-24　外层骨板的切取

在切取髂骨时，应注意约有 10% 的股外侧皮神经，距髂前上棘后方越过髂嵴至股外侧皮肤。故在髂嵴前取骨时，切口应距髂前上棘后上方 2cm 开始向后伸延至需要长度为止。但向后伸延不要逾越距髂后上棘前上方 8cm 的髂嵴，因臀上皮神经穿腰背筋膜，在距髂后上棘前 8cm 越髂嵴至臀部。无论前方或后方取髂骨时，均要注意避开该部位走行的皮神经，以免对其造成损伤（图 1-25）。

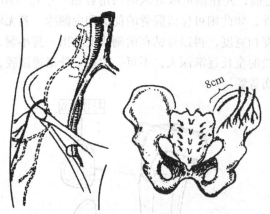

图 1-25　股外侧皮神经和臀上皮神经的走行

儿童应将髂骨的骨骺及其附着的肌肉一并翻开，在其下的髂骨上取骨块，取完后将骨骺复回原处。

1. 切口　髂骨的显露较为容易，但可引起相当多的出血。从髂前上棘沿髂嵴的皮下缘向后做皮肤切口，沿髂嵴中线切开软组织，此切口正好在躯干肌和臀肌附着于髂嵴骨膜处。

2. 取骨　切开皮肤及皮下组织后即可径直切达骨骼，在骨膜下剥离以显露髂骨外板。若只需要包含一侧皮质骨的松质骨作移植，则根据受骨区所需要的大小凿取髂骨外侧皮质骨；若需要包含两侧皮质的髂骨全厚骨块，需将髂肌自髂骨内面作骨膜下剥离，然后用骨刀凿取相应大小的全厚髂骨块（图 1-26）。骨块取下后，可用刮匙插入两层皮质骨之间，挖取多量的松质骨。

3. 缝合　完成取骨后，将翻下的臀肌缝回髂嵴原位。

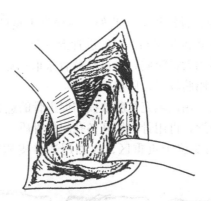

图 1-26　全厚髂骨的切取

（三）腓骨的切取

（1）取腓骨时，应注意不要损伤腓总神经；为保持踝关节的稳定和儿童踝关节的正常发育，应保留腓骨的远侧 1/4；避免切断腓骨长、短肌，以免影响踝部的动力性稳定。

（2）切口：通常切取腓骨干的中 1/3 或上 1/2 段作移植。采用 Henry 入路，从腓骨长肌和比目鱼肌之间进入。切口从腓骨小头上 2cm 开始，沿腓骨外侧缘直行向下，至所需切取的长度。

（3）取骨：将腓骨长、短肌牵向前侧，比目鱼肌牵向后侧，显露腓骨，切开骨膜行骨膜下剥离，将腓骨长、短肌翻向前方。骨膜剥离应从远侧开始，逐渐剥向近侧，以使从腓骨斜向起始的肌纤维连同骨膜一并剥开。然后，在显露的腓骨干上判明准备截取的腓骨段，在其近端及远端各钻一排小孔，用骨刀将这些小孔间分别一一凿断，最后连成一线而将腓骨凿断。避免不先钻孔而直接一次性将腓骨凿断，因为这样会使腓骨劈裂，也可用线锯或摆动锯锯断腓骨。有时，需要将从腓骨中段后侧面进入腓骨的滋养动脉予以结扎。若需切取腓骨上段以替代桡骨远端或腓骨远端时，在切口的近端要避免损伤腓总神经。首先在股二头肌腱远端的后内侧显露腓总神经，向远侧追踪到腓总神经围绕腓骨颈之处。在此处，腓总神经被腓骨长肌的起点所覆盖。用刀背对向此神经，以刀刃将架越神经的薄层腓骨长肌条索切断。然后将腓总神经牵向前方。继续作骨膜下分离时，注意勿损伤在腓骨和胫骨之间经过的胫前血管（图 1-27）。

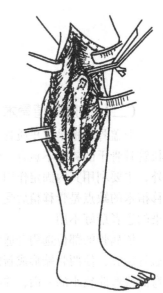

图 1-27　腓骨上段的显露和切取

（4）缝合：先缝合深筋膜，再缝合皮下组织及皮肤。切取腓骨上段时，宜将股二头肌腱缝到邻近的软组织上。

（四）肋骨的切取

1. 切口　沿拟切取的肋骨作一长切口。

2. 取骨　切开筋膜及肌肉直至肋骨。切开肋骨骨膜，用肋骨骨膜剥离器进行骨膜下剥离。用骨剪剪断肋骨，将其取出。

3. 缝合　分层缝合切口。当需一段肋骨植骨时，可切取游离的第 12 肋骨。

三、骨移植的方法

（一）松质骨移植术

松质骨移植的优点是刺激成骨作用大，爬行代替过程快，抗感染力较强，且可制成碎骨片，填充于骨端间的任何裂隙，消除植骨空腔的形成。因此其应用范围较广，缺点是松质骨质地较软，内固定作用弱。故临床上常需与皮质骨移植或金属内固定合用，一般松质骨移植多用于骨肿瘤或炎症刮除后形成的骨腔填充、关节融合、骨折不愈合、骨缺损等。此外，在血供不良的骨折行切开复位（如胫骨下 1/3 骨折）时也可用松质骨碎片移植于骨折断端间，以促进骨折愈合。

髂骨有较多优质的松质骨，需用大量松质骨时可从髂骨采取；亦可取自肋骨。需用少量松质骨时，则可在病骨邻近的骨端采取，但含脂肪较多，质量较差。

松质骨移植常与其他手术合用，用以填充骨腔缺损和促进骨的愈合，病灶显露后在其周围钻孔，只钻通一侧皮质骨，各个钻孔排成矩形，再用骨刀切开各孔间的骨质，即可取下一块皮质骨，将病变组织搔刮干净后，将松质骨填入。如病变位于负重区，应加用适量皮质骨移植，轻轻打压后，按层缝合（图 1-28）。

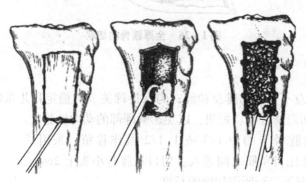

图 1-28 松质骨填充植骨术

（二）皮质骨植骨术

上盖骨移植是取皮质骨板固定于两段病骨上、促使骨愈合的手术。皮质骨板坚硬，临床多用以治疗长管骨骨干的骨折不愈合、骨干缺损以及关节融合手术时的关节外植骨。这种植骨术除有刺激成骨作用外，主要利用其内固定作用。实际应用时常并用松质骨移植，以填充空隙及加强刺激成骨作用。上盖骨移植术的缺点是骨移植后受骨区的直径要增粗，伤口缝合困难，同时皮质骨的抗感染能力弱，有潜在感染的患者最好不用。

依病骨的部位选用合适的显露途径，显露病骨的两端，切除骨端的硬化骨质和瘢痕组织，凿通或钻通骨髓腔，使两骨端形成新的创面。然后将移植的皮质骨板置于承受骨的表面，植骨面应选在承受骨无弯曲或弯曲较小的一面，并将该面的皮质骨凿去一薄层，其面积应稍大于移植的皮质骨板，这样可使移植骨与承受骨密切接触，有利于固定和加速愈合。在骨端复位并放好移植的皮质骨后，用螺钉固定。然后，在骨缺损区和移植骨的周围，用松质骨碎块填充所有的缝隙和缺损，根据具体的操作方法可分为单片骨上盖骨移植术、双重骨上盖骨移植术及带松质骨骨上骨移植术（图 1-29 至图 1-31）。

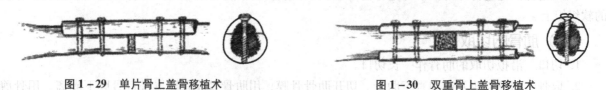

图 1-29 单片骨上盖骨移植术　　　　　　　图 1-30 双重骨上盖骨移植术

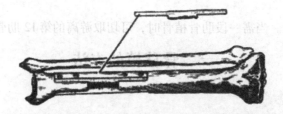

图 1-31 带松质骨的上盖骨移植术

（三）嵌入骨移植术

融合关节时常在关节内融合的同时并用嵌入骨移植作关节外融合，以促进骨愈合和加强固定。关节内融合后将关节置于功能位，先在组成关节的短骨上凿一骨槽或骨隧道，再在组成关节的另一长骨上取一条等宽的、长度为短骨骨槽或隧道一倍的长条骨片，跨过关节嵌入骨槽或插入隧道。如在关节组成骨上不能采取骨片，也可单纯凿槽，另取自体或异体骨片嵌入，然后用螺钉作内固定（图1-32）。这一方法的优点是植骨后病骨的直径不增粗；其缺点是需要有一定的设备（如双锯片电锯），内固定作用不如上盖骨移植术可靠，有骨缺损者应用此手术则更不牢靠，因此多用于无骨质缺损的骨折不愈合及各种关节融合术。

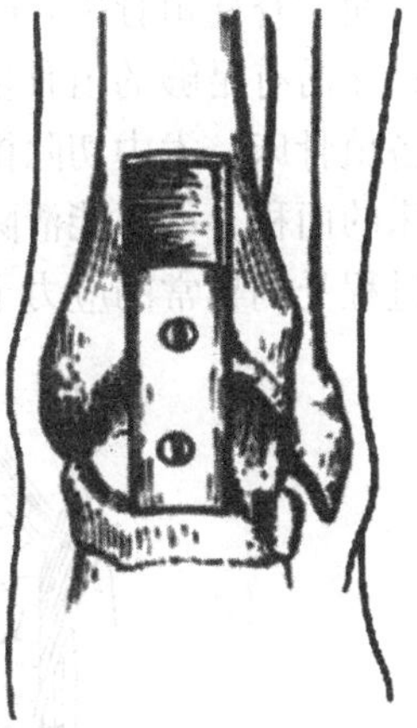

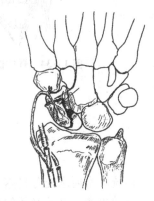

图1-32 踝关节融合术的嵌入

（四）支撑植骨术

以诱导骨生成的松质骨和起支撑作用的皮质骨充填病损区，促进血管再生和支撑软骨下骨，这种植骨术适应于椎体骨折、关节面塌陷骨折以及股骨头坏死后钻孔减压的支撑植骨。

（五）吻合血管的骨移植

吻合血管的骨移植解决了传统方法难以治愈的大段骨缺损，同时可修复并发软组织广泛损伤的疑难病症。缩短了移植骨的愈合时间，成功率高，比传统的骨移植有较大的优越性。即使带肌蒂骨块移植，也受骨块不能很大及不能远距离移植的限制。吻合血管的骨移植则不受这些条件所限，起到了过去传统骨移植方法不能起到的作用。在此基础上，目前还有应用吻合血管的骨膜移植术（图1-33），治疗骨不愈合或骨缺损的疗效满意，吻合血管的骨移植保存了移植骨的血供，骨细胞和骨母细胞是成活的，使骨移植的愈合过程转化为一般的骨折愈合过程，不经过传统骨移植后死而复生的爬行替代过程，而且可同时带有皮瓣，用于并发软组织缺损的Ⅰ期修复。不足之处是，术者必须熟悉显微外科技术，手术操作较复杂，手术时间长，有失败的可能，而且对供区的损害较大，甚至影响患者的外观。因而，不能完全取代传统的骨移植术，可应用于传统方法治疗有困难或治疗效果不满意的病例。如先天性胫骨假关节经传统骨移植方法治疗失败者、创伤所致的大段骨缺损伴有软组织缺损者，特别是低度恶性肿瘤需连同部分正常骨和软组织一并切除者，较为适合吻合血管的骨或骨皮瓣移植。如受区有经久不愈的伤口，原则上应待伤口完全愈合后3~6个月时再施行吻合血管的骨移植。对受区因局部放射治疗、感染和严重创伤所致的血管条件差者，则应该慎重选用。

图1-33 游离骨膜移植修复舟状骨骨不连

腓骨、髂骨和肋骨是常用的吻合血管的骨移植供区。根据其形状和结构的不同，在应用上又有所不同。如腓骨是直的皮质骨，对于修复四肢长骨的缺损优于肋骨。对股骨可用双根带血运的腓骨移植。

（六）组织工程修复

利用自身骨髓，经过体外培养及定向成骨诱导分化后，再种植到高孔隙率的可吸收支架材料上，形成生物活性"人造骨组织"，然后再移植到体内修复大节段的骨缺损。经组织学切片、微循环造影等多项检测证明：置入的"人造骨组织"与正常骨组织无异，形成了正常的哈佛系统，其微血管丰富，骨髓腔完全再通。

四、植骨床的处理

仔细准备植骨床是保证植骨融合成功的关键，否则可能导致植骨融合的失败、假关节形成导致内固定的断裂及畸形的再发和加重。在术中除充分显露植骨床外，如骨干的骨折不连，需切除骨折断端及周围的瘢痕组织，咬除骨断端的硬化骨，用骨钻将髓腔钻通，植骨融合时，最好掀开植骨骨床或除去表层骨皮质，避免软组织混杂在植骨中，对于骨缺损的修复，应注意植骨条、块应排列紧密，避免空腔形成。而在脊柱植骨融合时则应注意：①不能仅行椎板外、椎板间植骨，应同时行关节突间及横突间植骨；②需有足够的植骨量；③彻底清除植骨部位的软组织；④椎体间植骨时应彻底刮除软骨板；⑤仔细准备植骨床。术中切除椎板背侧和棘突上所有的软组织，并以骨凿将椎板凿成鳞状的小骨瓣，以增加植骨床的面积，尽可能清除小关节的软骨面，使术后小关节可发生自发性融合。同时，应避免融合骨的生长过程受到异常的应力干扰，方能提高植骨的融合率（图1-34、图1-35）。

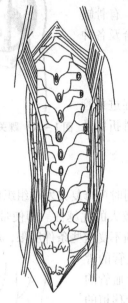

图1-34　脊柱植骨床的显露

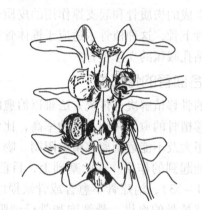

图1-35　脊柱关节突关节软骨面的去除

（王祥杰）

第六节　微创技术

传统手术要求充分显露手术部位，以彻底切除病灶、恢复解剖结构和生理功能。但在充分显露的同时，也给患者带来了必然的创伤，包括皮肤的美容学损失、病灶邻近组织的破坏、出血、疼痛、受累组织结构功能丢失和需要康复期，以及一系列缘于手术打击所造成的身体反应。从事传统手术的外科医生，一直期望着通过提高手术技术，减少手术损伤，降低手术并发症的发生率，骨科微创技术就是应其要求而应运而生。骨科微创技术如经皮穿刺椎间盘切除术早在20世纪70年代就已经应用于临床，但微创外科技术（minimally invasive surgery，MIS）作为一种新的手术概念，最早源自20世纪90年代初期的微创冠脉搭桥（minimally invasive direct coroner artery bypass，MIDCAB），它不仅仅强调手术的小切口，而且强调在保证获得常规外科手术疗效的前提下，通过精确的定位技术，减少手术对周围组织造成的创伤和对患者生理功能的干扰，降低围手术期并发症，促使患者早日康复。近年来，随着内镜技术、各种影像与导航技术及骨科器械的不断发展与更新，微创技术日益成熟，骨科微创技术在临床上得到了越来越广泛的应用，其涉及的领域和手术种类也不断得到拓展，一些微创手术已经比较成熟，并成为骨科的定型手术。虽然通过微创技术治疗的患者可直接体会到，快速的康复与良好的美容效果，但各种微创技术的开展必须具备相应的条件，并需经过专门的培训与考核后才可应用于临床，微创技术的适应证、长期疗效、经济性及临床应用价值还存在着相当大的争议。但随着骨科器械的不断改进、新型固定材料与融合替代物的出现，还有内镜成像、计算机影像导航与立体定向以及电脑控制机械手臂等技术的不断完善，将会显著提高微创技术的准确性、成功率与临床疗效，微创技术将会是外科手术发展的一个方向，在后面的相关章节中将会有对相应微创技术的详细介绍，下面仅简要对骨科常用的微创技术做一介绍。

一、关节疾病的微创手术治疗

关节镜在骨科的应用已有 80 年历史，是外科内镜手术中起步较早的一种。由于受到技术和条件等限制，在相当长的一段时间内主要作为一种诊断手段，未得到重视和发展。直到 20 世纪 70 年代彩色闭路电视监视系统开始应用后，关节镜下手术才得以发展。特别是近 20 年来，随着各种关节镜下切割、缝合、固定等专用器械的开发，以及微型电动刨削系统、钬激光器、低温组织气化仪等高科技配套仪器的应用，使得关节镜手术的应用范围迅速扩大，其微创手术带来的优越性进一步得到体现和重视，成为骨科中发展最快的三大领域之一。关节镜技术显著深化了人们对关节局部解剖结构、生理及病理的认识，拓展了关节疾患的诊疗范围，极大地提高了关节疾病的诊治水平。

目前关节镜手术应用最多的是膝关节、肩关节和踝关节，其他如髋关节、肘关节、腕关节、掌指关节、指间关节、颞颌关节及椎间关节等也均可应用。常见的镜下手术有各种关节炎的滑膜切除，滑膜瘤、软骨瘤的切除，关节内骨赘和游离体的摘除，老年性、创伤性关节炎的关节清理，各种半月板损伤的修补、部分切除或成形，交叉韧带损伤、肩袖或盂唇损伤的修补及重建，关节内骨折的复位固定，髌骨半脱位和肩关节脱位的松解或修补，腕关节三角纤维软骨损伤的修整，肩峰下撞击综合征、腕管综合征的减压和松解。近年来还开展了关节镜下关节软骨面的修复，包括软骨面的刨削、骨膜移植，软骨或骨软骨移植，细胞移植以及细胞因子和人造基质植入，异体半月板移植，目前除人工关节置换外几乎各种关节手术均可在关节镜下完成。

由于关节镜手术的创伤小，对骨关节正常结构的破坏干扰少，手术操作更为精细准确，可以最大限度地保留和修复关节内组织，大大减轻患者的痛苦，明显缩短康复周期，使关节功能得到更快、更好的恢复。由于关节镜技术的不断发展，使得各种关节病的诊断、治疗和疗效都发生了根本变化，关节镜外科已逐渐发展成为一门相对独立的分支学科，微创手术目前已成为运动性关节损伤的主要治疗手段，对提高运动员的竞技水平、延长国家优秀运动员最佳竞技状态的时间等都具有极为重要的意义。近年来四肢小关节诸如腕、指、趾、足距下等关节微创手术的开展，有效地提高了运动性小关节损伤的诊断和治疗水平，解决了运动损伤后长期踝、腕、趾、足距下关节疼痛的治疗问题。

随着关节外科的发展及医疗器械的技术革新，近年来出现了微创全髋和全膝关节置换新技术，微创全髋关节置换目前有两种方法："单切口"技术与"两切口"技术。"单切口"技术采用常规的改良外侧入路或后入路，常规手术切口通常需要作 15～20cm 的手术切口，而微创技术仅需 8～10cm 的手术切口，通过特殊设计的拉钩与器械，减少对髋关节周围正常组织的解剖；"两切口"技术通过其中一个切口植入股骨假体，另外一个切口植入髋臼假体，手术过程中需用 C 形臂或导航技术监视。两种手术技术都需要借助一些特殊的拉钩、手术工具来完成。微创全髋关节置换手术具有以下优点：周围组织创伤小、出血少、患者康复快、住院时间短，"两切口"手术 24 小时后患者即能出院。

自 1974 年第一例全膝置换手术以来，全膝置换技术如截骨与软组织平衡技术日益成熟，远期临床疗效非常满意。微创全膝置换技术始于单髁置换技术，20 世纪 90 年代后期，Repicci 和 Eberle 等倡昱通过有限的外科显露进行单髁置换。随着技术与器械的不断改进，微创单髁置换对于单间隙病变取得了满意的疗效，也为微创全膝置换奠定了基础。Tria 等首先将微创全膝置换技术应用于临床，该技术不仅仅切口小（常规手术的 1/3）、美观，而且强调不干扰伸膝装置与髌上囊，患者手术后疼痛少、功能康复快，显著降低了常规全膝手术后的关节康复锻炼时间，明显缩短了患者的住院时间，初步临床疗效满意。微创关节置换技术还处于起步阶段，有一定的适应证、禁忌证，如髋关节存在明显畸形、过于肥胖者不适宜该项技术，膝关节置换仅用于 10° 以内的内翻、15° 以内的外翻及 10° 以内的屈曲挛缩畸形，但随着影像导航定位系统的不断改进与推广，其将会得到广泛的应用和认同。

二、微创技术在脊柱外科的应用

脊柱微创技术是指应用于脊柱外科领域，并需借助医学影像、显微内镜等特殊仪器和手术器械对脊柱疾患进行诊治的方法和技术。应用于脊柱外科领域的微创技术主要分为两类：一是指经皮穿刺脊柱微创技术，1934 年 B 栁经脊柱后外侧入路行椎体穿刺活检术，开创了脊柱外科经皮穿刺脊柱微创技术的先河。随后的 30 年，经皮穿刺脊柱微创技术只限于用作脊柱疾患的诊断手段。直到 1964 年 Smith 首先报道了在 X 线透视下经皮穿刺进入病变的椎间盘，将木瓜凝乳蛋白酶注入，使髓核溶解而间接减压治疗椎间盘突出症，这是经皮穿刺微创技术用于脊柱外科疾患治疗的开端。随后 Hijikata 于 1975 年首创了经皮穿刺髓核摘除术，其后有 1985 年 Onik 设计的经皮髓核切吸术以及 Choy 于 1987 年报道的经皮穿刺激光气化的治疗方法等。上述方法均由于适应证相应较窄，自 1999 年后国外文献报道已较少见。1987 年法国 Galibert 等首先报道经皮椎体成形术治疗椎体血管瘤，继之 Deramond 等将此技术用于椎体肿瘤及骨质疏松性椎体压缩性骨折的治疗。Theodorou 等用经皮穿刺气囊椎体成形矫正疼痛性椎体压缩性骨折畸形，对缓解疼痛、矫正畸形取得了满意疗效。Varge 则利用计算机辅助经皮髂骨穿刺成功地切除 12 例骶骨多节段肿瘤，随着技术的日益成熟，其在脊柱肿瘤和椎体骨质疏松性压缩性骨折的治疗中具有良好的应用前景。其二是指需借助内镜系统进行操作的脊柱微创技术，即通过窥镜在镜下进行病变切除和椎管减压，从而达到直接切除病变并解除神经根压迫的目的。内镜系统辅助下的脊柱微创技术，主要是应用胸腔镜、腹腔镜、椎间盘镜及关节镜对颈、胸、腰、骶椎疾患进行治疗。颈椎微创技术已广泛应用于经颈前方、侧前方和后方椎板间隙及椎间孔入路的颈椎间盘切除、神经根管减压、颈髓内肿瘤切除、椎管内骨赘切除等。胸椎微创技术主要是在胸腔镜辅助下经胸腔及胸膜腔外行胸椎间盘切除、胸椎穿刺活检、胸椎及椎旁肿瘤切除、结核病灶清除、胸椎核心减压融合修复重建术，以及僵硬型脊柱侧凸前路松解、融合、胸廓内成形术和轻中型脊柱前路固定。内镜辅助下开展的腰椎微创技术主要有在腹腔镜辅助下开展的经腹腔及腹膜后入路腰椎间盘切除术、全腰椎间盘置换术、腰椎骨折前路减压融合术、显微内镜辅助下的腰椎板切除减压术、经椎间盘镜腰椎间盘切除术、腰椎骨折前路减压融合术、经关节镜腰椎间盘切除术，以及计算机辅助下腰椎前路融合经椎板螺钉内固定术等。与开放性手术相比，脊柱微创技术的优点主要是术中出血少、麻醉耐受性好、术后镇痛药用量少、椎管手术入口周缘瘢痕形成小、康复快、住院时间短、脊柱稳定性好等。脊柱微创技术用于椎间盘疾病的治疗是较为成熟的技术，但目前对于椎间盘的最佳切除量、选择椎间融合、人工椎间盘置换还是人工髓核植入等，还没有一致的意见。

从脊柱微创技术应用之日起，该技术引起的并发症问题就引起骨科界的高度重视，尽管文献报道此类手术与开放性手术相比并发症的发生率显著降低，但相关并发症的报告仍见于微创技术的各个领域。如经皮椎体成形术治疗椎体骨质疏松性压缩性骨折注射骨水泥时，注射区域可出现骨水泥的热损伤，一旦骨水泥渗漏入椎旁肌肉，可引起局部疼痛和异物反应而导致活动受限；渗漏入椎间孔可引起神经根受压，症状严重者需手术减压；渗漏入静脉可引起全身毒性和/或过敏反应；渗漏入下腔静脉可导致肺、脑栓塞等致命性的并发症出现。而内镜辅助下的颈椎微创手术可能发生椎动脉、胸导管损伤、硬脊膜撕裂等并发症；经胸腔镜辅助下经前路胸椎微创手术出现的并发症包括术后肋间神经痛、肺不张、肺大泡、气胸、皮下气肿、乳糜胸、椎体螺钉错位等；经腹腔镜腰椎微创术可能导致血管损伤出血、椎间盘炎、马尾神经损伤及输尿管损伤、逆向射精等。

三、微创技术在骨折治疗中的应用

传统的骨折治疗强调解剖复位、坚强内固定的生物力学观点，客观上使内固定承受更大的应力。导致内固定失效的危险性加大，由于过分强调机械固定的效用，实践中应力遮挡、局部血运破坏影响骨折愈合、钢板下骨质疏松、骨萎缩、骨愈合延迟、再骨折等问题屡屡发生。而人们在非直接复位内固定术中观察到：牵拉主要的骨折块，充分利用骨折块与软组织之间的联系可达到良好的轴线复位，由于不剥离软组织与骨膜从而减少了手术创伤，保护骨组织的生机。微创钢板接骨术（minimally invasive plate osteosyndesis，MIPO）是近年骨折生物学内固定术的一个新进展，通过一小切口建立皮下隧道，用间接复位技术使骨折复位并行钢板内固定。由于不作广泛的切口及广泛的软组织剥离，同时对髓腔内的血液循环产生较小的干扰，其最大限度地保持了骨折处的生物学完整性，生物学完整性即组织结构的维持与血液循环的保护，并据此提供稳定有效的力学结构——机械固定。临床应用显示其创伤小、操作简单并具有优良的效果。近年来，也有学者在关节镜下行关节骨折的治疗（图1-36），通过镜下的操作减少了手术对关节的创伤，有利于患者术后的功能恢复，临床应用疗效满意。

尽管目前新型仪器设备性能的改善和手术技艺的提高已经大大促进了微创技术的发展，但整个骨科领域仍有很多疾病的治疗不能达到理想的微创要求，即使在先进的影像设备引导下，利用先进的关节镜或腔镜进行手术，虽然切口变小，但在患者体内操作的范围和显示仍不完全满意，同时其智能化程度较低，其所带来的创伤不能忽视。需要不断改进、发展相应的器械和技术，来推动微创技术的发展。微创技术的主要目标是最大限度地减小手术的侵袭性，但不能不加选择地盲目使用，如果在并发症和术中改行开放手术比率均较高的情况下应用，则无疑会增加患者的痛苦，而且丧失了微创手术的优越性。因此严格掌握微创手术的适应证，在具备相应技术和经验的前提下进行各种微创手术，是保证和提高微创手术疗效的关键。

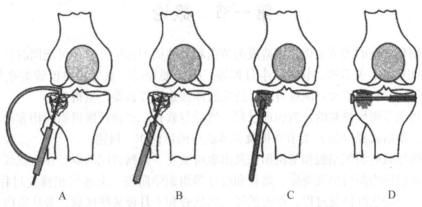

图1-36 关节镜下胫骨平台骨折的复位、内固定
A. 放置定位器，打入导针；B. 经导针放置钻孔；C. 置入套管撬拨并植骨；
D. 拧入拉力螺钉

（王祥杰）

第二章

关节损伤的修复和治疗原则

第一节　概论

关节损伤特别是严重的关节损伤除可造成关节内和关节周围骨折外，还可能同时伴有关节内外各种致密结缔组织（如韧带、关节囊、软骨、半月板等）及重要神经、血管和淋巴管的损伤，而上述这些组织损伤的治疗远比骨折的治疗要困难得多，造成肢体残疾程度也要严重得多。

本章首先描述关节损伤修复的一般病理过程，然后对软骨、致密纤维组织损伤和松质骨骨折的修复做较详细的描述，最后就经（近）关节骨折及关节脱位的诊治作一概述。

急性关节损伤导致的组织细胞和基质损伤及出血可激发一系列组织反应。在血供较好的组织、大多数致密纤维组织和肌肉组织可出现炎症、修复和改建等组织学阶段，上述组织修复过程是一个由细胞、基质和血管组织参与的连续修复过程。在血供较差的软骨和半月板某些区域，炎症阶段并不明显，但这些组织可通过其他途径来修复组织损伤。

急性组织损伤后即刻出现局部炎症反应，从坏死组织中释放出来的血管活性介质可促进血管舒张并增加损伤局部的血管通透性，局部形成的血肿具有充填损伤创口的作用，而血肿内的纤维蛋白形成及血小板使胶原纤维原纤丝凝固，最终局部停止出血。随着凝血系统激活和血小板黏附、聚集，血小板释放有效的血管活性介质包括 5 - 羟色胺、组胺和血栓素 A2。血小板同时也释放生长因子，特别是转移生长因子和血小板衍生生长因子，这些生长因子能影响细胞游移、增殖生基质合成。

多核白细胞是最早出现在损伤部位的炎症细胞，随后是单核细胞和 T 淋巴细胞。损伤部位附近的血管内皮细胞也开始增殖并形成新的毛细血管向损伤部位侵入。从炎症细胞内释放出来的各种酶有助于清除坏死组织。从单核细胞和其他炎症细胞内释放的趋化性因子和生长因子有助于刺激血管增生及间充质细胞向损伤部位游移和增生。巨噬细胞、间充质细胞和血管内皮细胞释放的生长因子不仅能影响其他细胞，而且对这些细胞本身产生的产物也有影响。血管内皮细胞能释放血小板源性生长因子，巨噬细胞也能释放血小板源性生长因子和转移生长因子。此外，不同细胞类型对各种生长因子有着相同反应。这些观察解释了损伤后不同细胞类型在损伤部位的有序集聚现象。

修复是一个坏死或损伤组织被细胞增殖和新基质合成替代的过程。一般来说，参与修复的细胞来源于炎症过程中向损伤部位游移的未分化间充质细胞或成纤维细胞。这些细胞具有形成骨、软骨、纤维组织、血管组织、脂肪或肌肉组织的潜能，它们最初的功能是在损伤部位增殖并合成新基质，以后分别分化为成软骨细胞、成骨细胞和其他类型的细胞。损伤部位组织内的各种信号包括各种生长因子的类型和浓度、溶素、营养、pH、氧张力、电和应力环境等，都能影响细胞的增殖与分化及基质的合成。

急性损伤的修复可能产生较多的细胞成分和缺乏组织化的基质成分。各种修复组织的改建可通过去除过多的细胞和基质成分而使修复组织得以塑形。随着组织的改建，细胞密度降低和基质塑形，最终修复组织基质内胶原纤维呈高度组织化，其排列方向往往按其应力线分布。大多数组织的改建过程通常可以在受伤后几个月内完成，但某些组织的改建过程也可持续数年。

（张海军）

第二节 致密纤维组织损伤的修复

致密纤维组织通常指肌腱、韧带、关节和筋膜等。这些组织由紧密排列且高度组织化的 I 型胶原纤维基质和散在的成纤维细胞组成。虽然这些组织在外形、存在部位、组成成分及功能上有些差异，但它们都具有良好的抗张能力。致密纤维组织损伤的修复过程与骨折的修复过程基本相似，从组织学上也可分为炎症、修复和改建三个阶段，但与骨折修复不同的是其基质不发生矿化。

一、肌腱损伤的修复

虽然肌腱损伤可以发生在肌腱附着处、肌腱组织及肌肉肌腱连接处，但大多数肌腱损伤修复的研究主要集中在发生于肌腱组织的损伤，特别是发生于腱鞘内的屈指肌腱损伤。当肌腱损伤后，间充质细胞首先从周围组织向肌腱损伤处游移，紧接着局部出现炎症反应，包括炎症细胞渗出、毛细血管增殖等。损伤后数周左右，成纤维细胞分泌大量Ⅲ型胶原纤丝，在损伤部位形成的肉芽组织不仅包绕损伤断端，而且穿过两断端，从而使断裂的肌腱得到暂时的连接。如果损伤的肌腱已做缝合，缝线与肉芽组织共同维持着肌腱断端，直到成纤维细胞产生足够的胶原纤维，最终在肌腱损伤部位形成"肌腱骨痂"（tendon callus）。约损伤后 4 周，修复肌腱内的胶原纤维呈纵向较紧密排列，提示此时修复肌腱已具有一定的生物力学强度。修复肌腱的改建过程一般需要经过数个月才能完成。

最近有许多研究表明，内在的肌腱细胞有能力修复肌腱损伤，这些内在的肌腱在损伤后能分泌胶原纤维，从而证实这些细胞参与肌腱的修复。但是目前还不清楚这些内在的肌腱细胞修复的肌腱，在缺乏从损伤部位之外游离而来的间充质细胞参与到炎症反应和血管侵入的情况下，能否恢复肌腱的原有强度。但是已有研究证实，肌腱能够在腱鞘内愈合而不与周围修复组织发生粘连。这个研究非常重要，因为肌腱功能恢复不仅需要肌腱发生愈合，而且需要防止阻碍其活动的过多修复组织形成。

已修复的肌腱早期有控制的活动，能减少肌腱与周围组织的瘢痕粘连。早期活动和负载同时可以促进肌腱愈合，但过大的负载可以损害肌腱修复。最佳的肌腱修复不仅需要良好的肌腱缝合外科技术，而且需要在肌腱缝合断端周围形成一个良好的力学环境，这种力学环境具有防止肌腱粘连的足够活动和刺激肌腱组织沿应力线改建的足够负载。

二、韧带和关节囊损伤的修复

关节活动时，附着在关节附近的韧带和关节囊是提供关节活动稳定的静力结构。韧带和关节囊与肌腱一样，也主要由高度组织化的胶原纤维组成。所以，韧带和关节囊损伤的修复过程也同肌腱修复过程相似，主要由外源性细胞参与修复。修复韧带的早期活动和负载也能促进愈合和改建。由于韧带和关节囊松弛而导致的关节不稳定可以损害关节的功能，以及增加关节再次损伤和退行性关节疾病的发生率，因此，恢复和维持正常或接近正常的韧带和关节结构以及保持正常关节活动是治疗的最终目标。

（张海军）

第三节 松质骨骨折的修复

人类骨骼可以分为松质骨和皮质骨。皮质骨骨折可经一期和（或）二期骨折愈合方式修复。研究表明，松质骨骨折愈合在许多方面与皮质骨不同。松质骨主要分布于长管骨干骺端、脊柱和跗骨等人体负重等部位，其在应力传递和分散中起重要作用。

骨组织发生学和组织形态学研究表明，骨骼主要由皮质骨和松质骨组成，两者都由成熟的板层骨构成，其细胞和基质成分基本相同，但由于皮质骨与松质骨两者在骨孔隙率、骨量、骨表面、血供等方面的不同，使其者在骨转换、矿物质平衡、骨修复方式、骨改建及骨力学性能等方面存在着明显的差异。

松质骨骨折临床极为常见，特别是在患有骨质疏松症的老年人中。但以往对骨折愈合的研究绝大多数偏重于皮质骨。有关皮质骨骨折愈合的研究已在组织学、组织化学、组织形态测量学、超微结构和生物力学等方面进行了广泛深入的研究。目前已经证实，皮质骨骨折可通过一期或二期愈合的方式来完成，力学环境对骨折愈合有着重要的影响，然而迄今为止尚无有关松质骨骨折愈合的系统研究。为此，我们采用光镜、核酸原位杂交、超微结构、偏光显微镜和生物力学等方法，对松质骨骨折愈合作较全面系统的观察研究。研究发现，兔股骨髁间截骨后的松质骨骨折可通过直接骨形成和间接骨形成两种修复方式来完成，不同固定方法对松质骨骨折修复过程中的超微结构、胶原的 RNA 基因表达及生物力学性能等都有不同的影响。

一、直接骨形成

这种松质骨骨折愈合方式主要通过骨性骨痂直接修复骨小梁，其愈合速度较快。主要发生在兔股骨髁间截骨后采用松质骨螺钉固定条件下。骨折断端采用松质骨螺钉内固定后，经显微测量，其骨折间隙极小，一般在 200～350μm，且骨折断端具有稳定加压固定。在光镜下可见到直接骨形成的两种愈合形式。

（一）早期

骨折后 3 天，骨折间隙内有少量炎性细胞和纤维性组织，骨折后 1 周，骨小梁间隙内的纤维组织中出现原始骨小梁，其表面有成骨细胞排列。骨折后 3 周，骨小梁已基本修复。核酸原位杂交显示，骨折间隙中的成纤维细胞出现Ⅲ型胶原 mRNA 表达，同时在众多的骨髓基质细胞内出现Ⅰ型胶原 mRNA 表达。而从骨折后 1 周起，Ⅰ型胶原 mRNA 在成骨细胞内有广泛表达，整个愈合过程无Ⅱ型胶原 mRNA 表达。

（二）后期

此种骨小梁修复方式在某些断裂的骨小梁之间出现时间较晚，一般在骨折后 1 周才出现。成骨细胞首先出现在断裂的骨小梁两端骨表面，随着成骨细胞不断沉积新骨，骨小梁两端呈鸟嘴样突起，骨折间隙逐渐变小，而间隙内无任何其他细胞成分。骨小梁在骨折后 3 周时吻合重建，骨小梁两端鸟嘴样突起消失。核酸原位杂交观察显示，Ⅰ型胶原 mRNA 主要在骨小梁表面的成骨细胞内表达，Ⅲ型胶原 mRNA 表达较少，而整个修复过程中无Ⅱ型胶原 mRNA 表达。

二、间接骨形成

这种松质骨骨折愈合方式主要通过典型的软骨内成骨方式来修复骨小梁，但一般无骨痂出现。根据骨折愈合过程中的细胞和基质成分特征，可将其分为炎症阶段、修复阶段和重建阶段。上述三个阶段的分隔是人为的，事实上，骨折愈合过程中各阶段在时间和空间上有部分重叠。发生间接骨形成的兔股骨髁间截骨部位的间隙较大，经显微测量一般在 1 000μm 以上，而且骨折断端较不稳定。

（一）炎症阶段

骨折后 3 天，骨折间隙内存在着较多炎症细胞浸润，这些细胞大小不一、分布也不均匀。在炎症组织内还有许多血管和纤维性组织。核酸原位杂交观察发现，骨折后 3 天，除在骨折间隙内的一些成纤维细胞内出现Ⅲ型胶原 mRNA 表达外，还在某些骨髓基质细胞中出现Ⅰ型胶原 mRNA 阳性颗粒，而无Ⅱ型胶原 mRNA 表达。

（二）修复阶段

骨折后 1 周，骨折间隙内炎症细胞逐渐减少，纤维性组织增多，并在纤维性组织中出现许多较骨细胞性小岛，其中的软骨细胞大小不一，软骨陷窝内可有一个或多个圆形的软骨细胞，分布也不均匀，骨小梁断端表面成骨细胞开始出现。骨折后 2 周，骨折间隙内已由大量软骨性骨痂连接，在软骨性骨痂边缘出现少量原始骨小梁雏形，原始骨小梁中可见许多退变的软骨细胞痕迹。骨折后 3 周，骨折间隙内出现大量原始骨小梁，但大部分原始骨小梁中仍可见到许多软骨细胞变性痕迹。

修复阶段的核酸原位杂交显示，骨折后 1 周，除Ⅲ型胶原 mRNA 在骨折间隙内广泛表达外，尚可见Ⅱ型胶原 mRNA 在软骨细胞内表达，但数量不多。骨折后 2 周Ⅱ型胶原 mRNA 在软骨细胞内有较广泛的表达，但以后随着软骨细胞变性死亡，其表达逐渐减少。在骨折后 3 周，仍可见Ⅱ型胶原 mRNA 在某些原始骨小梁中软骨细胞内出现表达。到修复阶段后期，Ⅰ型胶原 mRNA 在原始骨小梁表面的表达范围扩大，而此时Ⅲ型胶原 mRNA 则表达不明显。

（三）重建阶段

骨折 3~6 周，原始骨小梁经不断改建，其骨小梁中的软骨细胞退变痕迹逐渐消失，骨小梁表面成骨细胞继续增多，并可见多个破骨细胞出现。此阶段内Ⅰ型胶原 mRNA 在骨小梁表面的成骨细胞内表达增加，而无Ⅱ型、Ⅲ型胶原 mRNA 表达。

（张海军）

第四节　经（近）关节骨折的治疗原则和方法

经（近）关节骨折是临床最常见的骨折，如股骨颈、股骨转子间、胫骨平台、踝关节、肱骨外科颈、桡骨远端等部位发生的骨折，都属于经（近）关节骨折范畴。经关节和近关节骨折严格来说不属于同一概念。经关节骨折是指骨折线的一部分经过关节软骨，与关节腔相通，亦称为关节内骨折。经关节骨折导致的关节软骨损伤以及关节面不平整，可造成关节功能障碍，严重的可产生创伤性关节炎。近关节骨折一般指关节周围的骨折，常发生在于骺端，其骨折或不与关节相通。近关节骨折虽然不影响关节软骨，但骨折如移位可导致关节面倾斜，好发生于儿童，还可造成骺板软骨的损伤，最终造成关节负重力线及关节面应力分布异常，也可造成创伤性关节炎的发生。然而相对于骨干骨折来说，经（近）关节骨折主要发生在松质骨，其骨折愈合过程及骨折治疗原则和方法与骨干骨折有所不同，松质骨骨折过程已在本章第三节介绍，本节主要论述经（近）关节骨折的治疗原则和方法。

一、骨折机制和分类

经（近）关节骨折的发生可由直接或间接暴力引起。临床常见以间接暴力为主。经关节骨折还常伴有关节脱位。根据骨折的特点，经关节骨折可分为：

（一）关节面塌陷

关节软骨面下陷，软骨下骨也发生压缩塌陷。

（二）关节面劈裂或分离

关节面劈裂部分可呈单髁、T 形或 L 形骨折，可伴有关节面塌陷。

上述两类骨折常由于关节面受纵向、内外翻、内外旋等复合暴力引起，常伴有关节内、外、韧带及半月板等致密纤维组成的损伤。

（三）关节面掀起或脱落

关节软骨面受外力冲击可发生关节面大小厚薄不等的掀起或脱落，如不带有软骨下骨，普通 X 线平片难以发现，常需借助其他检查手段如关节镜、MRI 等才能明确诊断。

（四）撕脱骨折

关节受到内、外翻及内外旋或侧面移位等外力时，可造成关节一侧软组织紧张，从而有可能引起韧带、关节囊或肌腱附着处的撕脱骨折。

近关节骨折发生于长骨的干骺端。长骨干骺端由大量松质骨和很薄的皮质骨包绕而构成。由于负载的需要，此处除受较大的各种应力外，有时还承受较大的弯矩（如股骨转子间）。由于此处的松质骨较早地发生骨质疏松，因此为老年人骨折的好发部位。

二、治疗原则及方法

（一）早期诊断和早期处理

经（近）关节骨折后，由于干骺端血供丰富，可造成关节内出血及关节周围严重肿胀。同时，关节液也可进入骨折间隙，因而有可能影响骨折愈合的早期进程。所以，经（近）关节骨折要获得良好的治疗效果，必须早期诊断和早期处理。同时要注意可能伴有的关节内外韧带和半月板等致密纤维组织的损伤。早期的关节应力位X线摄片、MR、关节镜检查等都有利于关节损伤的早期诊断。必须指出的是，临床上经（近）关节骨折伴有的关节内外各种致密纤维组织（如韧带、半月板、软骨等）损伤的早期漏诊率甚高，而上述这些致密纤维组织的后期治疗效果远比早期治疗效果差得多。

（二）尽可能获得关节面解剖复位

可在关节镜监视或手术切开直视下，通过在塌陷骨折下方凿开的骨窗，用骨科特制的冲头器械使塌陷的软骨关节面及软骨下骨复位。关节软骨面被撬起复位后，在于骺端会形成一个骨缺损，可用自体骨或异体骨充填，也可用人工骨充填，一般使用带垫圈的 1~2 枚松质骨螺钉横穿即可支持保持复位的关节面平整。

对劈裂或分离的 T 形或 L 形骨折，如伴有软骨面塌陷，可在撬起塌陷的软骨面及植骨后，用解剖型支持钢板固定。较小的软骨面掀起或脱落，可摘除。较大的关节软骨特别是与软骨下骨一起游离的，应先予复位，然后用埋头可吸收螺钉固定或松质骨拉力螺钉自关节处逆行穿入固定。

（三）恢复关节负重力线

近关节骨折产生的骨移位可改变关节的负重力线及关节面的应力分布。如未能充分纠正，早期可导致关节活动和负重功能障碍，后期将产生创伤性关节炎。

（四）可靠固定和功能锻炼

经（近）关节骨折复位后应采用合适及有效的内固定，如螺钉、支持钢板、角钢板、动力髋螺钉（DHS）、动力髁螺钉（DCS）及记忆合金骑缝钉等。有效可靠的内固定可避免或明显缩短外固定时间，为早期关节功能活动和肢体锻炼创造条件。

（五）尽早开始康复治疗

手术前应教会患者进行肌肉的主动舒缩活动，术后次日即可开始患肢肌肉的主动活动，必要时可采用持续被动活动器（CPM）。CPM 活动幅度应由小到大逐渐增加。骨折愈合后应开始部分负重或负重行走。动物实验证明，兔股骨髁间松质骨骨折采用螺钉内固定后 12 周时，骨折部位的抗剪强度已恢复到正常的 80% 左右，生物力学研究表明，此时骨折断端已能承受正常生理性载荷。

（张海军）

第五节　关节脱位的治疗原则和方法

关节脱位是指组成关节的各骨关节面失去正常的生理对合。所有关节周围都有关节囊、韧带和肌肉等软组织附着。一旦发生关节脱位，这些维持关节稳定的软组织，根据损伤暴力的大小，可发生部分或完全损伤，有时还可损伤关节软骨面。上述这些损伤在普通 X 线片上往往是看不到的，特别在某些关节半脱位或脱位后又自动复位的情况下，这些软组织损伤（包括软骨面损伤）更容易被忽视。而关节脱位的治疗效果，不仅取决于及时正确地恢复关节的正常生理对合，更重要的是恢复维持关节稳定的周围软组织的正常结构和功能。

一、关节脱位分类

1. 病因分类　如下所述。

（1）创伤性脱位：正常关节受到暴力而发生脱位。

（2）先天性脱位：因胚胎发育异常而发生关节发育不良所致的脱位。

（3）病理性脱位：关节结构遭受破坏而发生的脱位。

（4）复发性脱位：反复多次发生的脱位。

2. 脱位程度分类　如下所述。

（1）完全脱位：组成关节的各关节面已完全失去正常对合。

（2）不完全脱位：组成关节的各关节面部分失去对合。

3. 脱位时间分类　如下所述。

（1）新鲜脱位：发生在 3 周以内的脱位。

（2）陈旧脱位：发生在 3 周以外的脱位。

二、关节脱位的临床表现及诊断

关节脱位的临床表现除了有关节局部疼痛肿胀及关节功能障碍等一般症状和体征外，还具有关节畸形、弹性固定及关节空虚等三大特有体征。在诊断关节脱位的同时还应注意有无伴发血管神经和骨骺的损伤，在儿童应注意有无骺板的损伤。X 线摄片有助于明确脱位的程度、方向和有无合并骨折等。

三、关节脱位的治疗原则及方法

关节脱位的治疗原则为早期复位，有效固定和积极的功能锻炼。

（一）早期复位

早期复位包括手法复位和切开复位。手法复位要在适当的麻醉下进行，这样不仅可以使肌肉松弛，有利于获得复位成功，而且也可减少或消除因疼痛而施加暴力手法造成的继发损伤。切开复位一般在手法复位失败后，关节腔内有骨折碎片及软组织嵌顿影响复位、脱位合并血管神经损伤和明显移位的骨折，陈旧性骨折手法复位失败等情况下进行。

（二）有效固定

一旦脱位获得整复，关节应固定于稳定的位置，使损伤的关节囊、韧带和肌肉等软组织得以修复。一般固定时间为 3 周左右。陈旧性脱位复位后固定时间适当延长。

（三）积极的功能锻炼

固定期间应指导患者进行关节周围肌肉的张力锻炼。解除固定后，应进行积极的关节被动活动，同时可辅以各种理疗，使关节功能得以早日恢复。

（张海军）

第六节　关节软骨损伤的治疗

关节软骨的全层损伤通常分为两类：软骨损伤和骨软骨损伤，后者包括软骨及软骨下骨的损伤。股骨内外髁最常受累及，可以表现为骨软骨骨折、剥脱性骨软骨炎及伴有缺血性坏死病变。骨软骨骨折可导致关节软骨及软骨下骨缺损，常复合严重的韧带损伤，因此常在前交叉韧带重建术中发现这种病变。这种损伤的存在使手术治疗复杂化，从而显示出了关节镜术处理这类损伤的极大优越性。迄今为止，针对软骨损伤的各种治疗方法疗效均不理想。

关节的透明软骨可以承受持续作用于其上的反复冲击和剪力负荷，是一种对关节功能起重要作用的复杂材料。与其下的软骨下骨不同，软骨组织没有血供，因此修复能力有限。虽然有很多方法可以促进股骨髁关节软骨的再形成，但最常用的是钻孔和关节刨削成形术。关节缺损空洞处关节镜下钻孔具有较好的短期疗效，尤其是边缘较硬的小缺损。在家兔关节软骨全层损伤的实验研究中，可通过钻透软骨下骨板提高血管化程度以达到刺激纤维软骨形成的目的。尽管早期修复材料生长较好，但在第 12 个月进行组织学检查时发现修复材料仍为纤维软骨成分。无论在较大的骨钻孔面（如关节镜下刨削成形）还是多个独立的钻孔点都获得了同样的实验结果。

由于关节镜钻孔术、刨削术或其他治疗方法的长期疗效不够稳定而不尽如人意，寻找其他更有效的治疗方法就引起了人们的很大兴趣。同种异体骨软骨移植是其中的一种方法，是从新鲜供体取下相匹配的关节部分取代缺损的关节软骨及软骨下骨。通常认为软骨组织是没有免疫特异性的，但是长期研究表明受体骨细胞可以通过骨重建替代同种异体的移植骨，而移植的软骨则逐渐变性。同种异体骨移植的最大顾虑是传播疾病的可能。理想的移植骨应该是未经冷冻、放射线照射或化学处理的新鲜骨。然而，目前大多数确保能够消除移植组织传播疾病的方法至少需要 24 小时。一旦移植物经快速冷冻、化学处理或放射线照射，大多数细胞将不能存活。假如我们能够发展一种新的方法可以在数小时内消除移植组织传播疾病的可能，那么将来新鲜同种异体骨移植就会成为治疗此类损伤的最佳方法。

以前曾有人进行过自体骨软骨移植的开放手术，术中将股骨后髁的一部分移植到负重区。最近，有人用聚对二氧环己酮（polydioxanone）钉将大的软骨游离体固定于其相应的关节负重区缺损部位，由于愈合只能发生在带有活软骨下骨的软骨，因此，仅有 1/3 的部位愈合。前交叉韧带重建及切迹成形术为治疗股骨髁关节软骨全层损伤这一难题带来了新观念。即从髁间切迹处取一骨软骨柱（直径 5mm，长度 8mm），将其移植至股骨髁负重区缺损处。目前，初步结果表明此法成功率为 80% ~ 85%，大多数患者疗效很好，因此，这一方法已成为治疗此类损伤的较可行的方法之一。

目前，骨软骨缺损、关节软骨缺损及半月板损伤是正在进行的众多研究的主要内容，目的在于寻找更恰当的治疗方法。正如 Jackson 在《关节镜进展》的前言中提到：光激发联结技术、基因酶和 DNA 的调控技术将来很可能被用来提高这些损伤的治疗效果。相信未来定会有更多的研究来应对这一挑战。

（张海军）

第七节　开放性骨与关节损伤的并发症及其治疗

一、气性坏疽

气性坏疽的发生率近年来日趋下降，但在农村，伴有严重软组织损伤或血运不佳的Ⅲ型开放骨折仍有发生。

（一）病因

气性坏疽是梭状芽孢杆菌属所引起的特异性感染，其中以产气荚膜梭菌为主。梭菌是一种带有芽孢的厌氧菌，广泛存在于土壤、空气和人畜粪便中。这些细菌一般不致病，只有在某些特定条件下，如大面积肌肉坏死、捻挫伤或供血不佳时，局部严重缺氧，伤口中的产气荚膜梭菌才得以繁殖，产生毒素，引起气性坏疽。

主要致死毒素是卵磷脂酶，它能分解细胞膜内的卵磷脂，使红细胞、组织细胞和血管内皮细胞遭到破坏，从而发生溶血、组织坏死和血管通透性增加而产生水肿。同时，产气荚膜梭菌能使组织内的糖发酵，释放大量气体和恶臭分泌物。所产生的大量气体和分泌物压迫血管和神经，引起剧痛、水肿和坏死进行性加剧，毒素释放，产生全身中毒症状，肢体坏死，甚至患者死亡。

（二）临床表现和诊断

发病急剧，潜伏期可短至数小时，甚至可在 48 小时内死亡，因此早期诊断十分重要。主要临床表现有：

（1）伤处剧痛，呈特殊"胀裂样"疼痛，用止痛剂难以控制。

（2）伤口周围水肿，皮肤苍白，继而呈黑紫色，并出现水疱。可触及捻发音，并有恶臭液体溢出伤口。分泌物中可找到革兰阳性短粗杆菌，阳性率可达 80% 以上。

（3）全身表现极度虚弱，表情淡漠，面色苍白，神志恍惚，脉率增快，体温升高或降低，重者可导致中毒性休克。

（4）细菌学检查：伤口分泌物直接涂片染色镜检，如发现有革兰阳性短粗杆菌，同时白细胞很少或变形、破碎，即可初步诊断。可同时做厌氧菌培养，37℃培养 3～4 小时即可生长，可根据其生物学特性进行鉴定。也可用荧光抗体、酶标抗体或酶标 SPA 染色法做快速鉴定。

（三）治疗

（1）手术治疗：诊断确定后应立即手术，术前应给用抗生素、输血和输液，积极改善全身状况。手术的主要内容为彻底扩创，清除所有坏死及无生机的肌肉、异物及其他坏死组织。纵行切开深筋膜及肌肉，直达色泽正常、有新鲜渗血的健康组织。适宜用全身麻醉，防止缺氧，禁止使用止血带。所使用过的敷料和清除的伤口组织须按特殊感染处理。

（2）抗生素治疗：以大剂量过氧化氢溶液或 1 ：5 000 高锰酸钾溶液冲洗，保持伤口开放和湿敷。如整个肢体多数肌肉均已坏死，或伤肢毁损严重，有粉碎骨折和大血管损伤，并有明显毒血症，或已丧失功能者，应行高位截肢，残端保持开放。

（3）高压氧治疗：手术后立即送入高压氧舱，吸入 3 个大气压的纯氧，能使血液和组织内的氧含量较正常高 15 倍，可有效地抑制梭状芽孢杆菌繁殖和毒素生成，每次 1～2 小时，间隔 6～8 小时，共需 10 次左右，疗效明显提高。在使用高压氧治疗时，应注意纠正贫血，补充血容量，以增加红细胞，并恢复携氧能力。

（4）抗毒血清的使用：尽早给予抗毒血清 5 万 U 静脉滴注，12 小时内可再追加 1 次，是一种辅助治疗。

（5）全身支持疗法：包括小量多次输血，高蛋白质、高热量和高维生素饮食，维持水和电解质平衡，每日尿量保持在 1 500ml 以上，有助于毒素地排除。

二、血管损伤

除小血管外，一般四肢血管的出血量均较大，尤其是距心脏较近的动脉干，一旦撕裂可在数分钟内因失血过多而死亡；即便是静脉，亦可造成严重后果。由于四肢大血管一般都伴随神经走行，因此，无论是刀割伤，还是火器伤损伤，在伤及血管的同时，1/3～1/2 的病例同时伴有周围神经干损伤，从而为其后的治疗增加困难。

在患者创口大出血情况下，一线救治者几乎无法确认是否伤及大血管而应紧急予以止血带或创口加压包扎止血。来院后，由于患者多较危重，接诊医生亦不敢贸然放松止血带，以致影响对损伤的诊治准确性。目前血管造影以及 CT、MRI 血管成像技术可能有所帮助。除非刀割伤，一般四肢血管伤时的血管壁多有缺损，从而为其手术带来一定的难度。

血管损伤手术探查的适应证（有以下情况之一者均应实施手术探查）：

（1）伤肢远端异常表现：如出现动脉搏动消失、肤色苍白、麻木、肌肉瘫痪或屈曲挛缩等缺血症状者，表明动脉受损或动、静脉同时受损。如肢体出现进行性肿胀，并伴有远端动脉搏动减弱及血液回流障碍征象者，则应怀疑静脉受损，亦应酌情探查。

（2）创口反复出血：指创口不断有鲜血涌出者，表明有动脉受损。

（3）骨折已整复而缺血症状不消除，此在临床上亦较多见，应及早手术探查。

三、皮肤软组织坏死，感染骨外露

其原因有创伤直接造成的皮肤辗挫、撕脱至皮肤缺损，或由于清创时难以确定皮肤撕脱伤缺血机制，未做皮片处理而原位缝合，或不放置引流，或植皮后处理不当皮片坏死或切口皮肤张力过大以及过多剥离骨膜的医源性损伤等。对于皮肤撕脱伤，要将撕脱的皮肤全部切下离体，修剪成全厚皮片，原位植皮后打包或加压包扎以保证皮片成活。骨面及肌腱、神经、血管表面不宜游离植皮，要以转移皮瓣或吻合血管皮瓣覆盖。

四、严重骨缺损

其原因包括严重开放性粉碎骨折本身的骨缺损、早期清创时清除过多的骨块以及后期感染坏死清除死骨等情况。

五、外伤性骨髓炎

对于此种骨髓炎的处理是需要彻底清创、充分引流、稳定骨折以及合理使用抗生素，病灶清除后如果存在骨外露要及时利用皮瓣覆盖，使骨得到良好的血运。

（张海军）

第三章

开放性骨折

第一节 开放性骨折的定义

骨折端经过软组织与皮肤或黏膜破口相通的骨折称为开放性骨折。有时开放性骨折的诊断很难确定，需在手术过程中方能做出明确的诊断。如果骨折附近的皮肤存在伤口，除非已经明确排除了开放性骨折，否则应该按开放性骨折的原则来处理。

潜在开放性骨折的含义不确切，现在很少使用这一名词。其是指伴有皮肤损伤的闭合骨折，如果不及时处理，皮肤会发生坏死，继而造成折端与外界相通。对于这种骨折应按照闭合骨折的治疗原则进行急诊手术。对于皮肤损伤严重程度不能确定的骨折应严密观察皮肤损伤局部的变化，根据皮肤损伤的实际情况和骨折的具体条件来制订手术方案。

由于软组织损伤的严重程度不同，创面损伤情况程度变化很大，可能是很小的损伤，治疗及预后与闭合性骨折无差异。也可能损伤非常广泛、严重，需要行截肢术。

除明确骨折的特点外，还应重点关注软组织损伤情况和细菌污染程度，后二者对预后的影响往往大于骨折本身的因素。而软组织损伤的程度取决于在受伤瞬间肢体对致伤能量的吸收。开放性骨折治疗的最终和最重要的目标是尽早全面地恢复肢体的功能。为达到这一目标，必须预防感染、重建软组织、获得骨折愈合、避免畸形愈合、尽早开始关节运动和肌肉康复。在这些过程中，感染常导致畸形愈合、不愈合、功能丧失，故避免感染的发生是开放性骨折治疗过程中最重要的环节。

开放性骨折治疗的发展经历了四个历史阶段：第一阶段是在刚刚进入 20 世纪之初，开放性骨折的治疗主要是挽救生命；第二阶段是在第一、第二次世界大战期间，治疗的目的主要是保存肢体；第三阶段是到 20 世纪 60 年代中期，治疗的目的主要是预防感染。自 20 世纪 60 年代中期到现阶段，治疗的目的是保留受伤肢体的完整功能，因为现代人不仅希望骨的愈合而且要求完整恢复患肢的正常功能。

在第二次世界大战后的 20 世纪 60 年代，创伤的发生率逐渐增加并达到了相当惊人的水平。开放性骨折在有记录的损伤中占有极大的比例，每年四肢长骨开放性骨折发生率为 11.5/10 万。开放性骨折的发生率与创伤的发生有非常显著的相关关系。

对于各种外力致伤的模型分析表明，外力的大小与受伤有明确关系。一般用公式 $K = MV^2 \div 2$ 表示。K 表示受伤时机体所吸收的能量，M 表示质量，V 表示速度。当 K 值超过了机体组织抵抗或吸收的能力时就造成了损伤，损伤的情况与致伤外力的来源、受伤时机体的状态有关。大多数所受外力不能进行准确计量，但某些常见受伤机制的外力可以进行相当准确的计算。一般分类如下：

（1）运动的机体撞击静止的物体。

（2）运动的物体撞击静止的机体。

（3）运动的机体与运动的物体相撞。

物体与肢体之间高能量的挤撞造成了肢体的软组织损伤，肢体吸收能量，然后以暴发的形式释放出来，传导到骨，并且在软组织中产生振动波，这种振动波造成骨膜剥离，如果振动波非常巨大，将导致皮肤的撕裂。产生开放骨折的同时也产生一种瞬间的真空，邻近的异物被吸入肢体深处，因此，深部组织所受污染的程度不能单纯由伤口尺寸来判定。被一辆以34km/小时行驶的摩托车撞击的行人所承受的致伤能量至少是在人行道上跌倒的低速度损伤中所释放出的能量的1 000倍。

以常见的胫骨开放性骨折为例，当一辆汽车撞击一名行人时，首先接触的部位是小腿的后部，外力首先造成小腿后部肌肉的损伤，由于外力巨大，继续向小腿前方传导，胫骨前侧皮质开始断裂，刺破胫骨前薄弱的软组织和皮肤，造成开放性骨折。在对该骨折进行诊疗时，医生会被小腿前部的创面所吸引，然而医生应明白，小腿后群肌肉也有一定程度的损伤，在清创术中，会发现骨折端与小腿后的骨筋膜室相通，创面的污染会播散至各个骨筋膜室中。

开放性骨折的主要致伤原因依次是：车祸、工作伤、坠落伤、枪伤、农场伤、其他。

开放性骨折好发部位依次是：胫腓骨、股骨、尺桡骨、踝关节、肱骨、鹰嘴。

（陈　飞）

第二节　开放性骨折的病原学

在开放性骨折的治疗过程中，虽然经过彻底的清创和冲洗，创面健康、血运良好、没有坏死组织，在以后的治疗过程中很可能不会出现感染，但伤口中肯定会存在少量的细菌，使用抗生素会杀死这些残存的细菌，至少会抑制这些细菌的生长繁殖，有利机体防御机制清除这些细菌。但预防感染的根本措施是严格彻底的清创术，不能完全依靠抗生素来防止感染的发生。

Patzakis在其随机配对的前瞻性研究中，头孢菌素组的感染为2.3%，青霉素组为9.7%，而不使用抗生素组为13.9%。建议对开放性骨折常规使用头孢菌素。

研究表明，在急诊室、手术室刷洗伤口前、清创术中、清创术后、伤口闭合前伤口细菌培养阳性率分别为：72%、78%、37%、13%、19%。随着来院时间的延长，革兰阳性菌所占比例逐渐降低，革兰阴性菌所占比例越来越高，最高可达87%。革兰阴性菌中以铜绿假单胞菌增加最为显著。随着来院时间的延长，对青霉素和庆大霉素的敏感菌由最初的40%和57%降至0%和32%。这些细菌的抗药性与自然社会中细菌的抗药性有着本质的区别，一般认为造成开放性骨折感染的致病菌来源于医院内环境。

急诊室通常是医院污染最严重的地方，不应在这里对伤口进行冲洗清创。在急诊室得到的细菌培养标本只能是从比较表浅的污染物中获得，从深部组织中获得的标本可能会破坏血凝块，导致额外的出血。在手术室取标本培养不再是常规。在过去，此时从开放骨折创面获得标本培养认为是最佳时期，但是Lee等证明，在手术室取材培养出的细菌同感染后伤口分泌物培养出的细菌之间没有必然联系。

抗生素的使用极大地降低了开放性骨折的感染率。但反复彻底清创、适当的伤口闭合及骨折端的稳定是预防感染的最根本和首要的步骤，因为决定感染发生的最主要的因素是开放性骨折的损伤程度。在开放性骨折患者就诊时，大约70%的伤口已经受到污染，在过去致病菌主要是革兰阳性菌，而现在致病菌主要是革兰阴性菌。在细菌培养报告前，应根据各自医院监测的致病菌种类有针对地使用广谱抗生素，待细菌培养结果得出后，可根据细菌培养的结果调整使用抗生素。

通常在低能量损伤中应用一种广谱抗生素，随伤口的严重程度的增加，可加用一种氨基糖苷类抗生素，如损伤发生在农场或同土壤有关，可加用青霉素钾。应在急诊室内开始使用抗生素，最迟也要在手术室内应用抗生素。过去，广谱抗生素运用3～4天，许多患者可能会发展成耐药性感染。所以现在主张短期用药（24～48小时）。在以后的每次伤口操作前20分钟预防应用单剂量抗生素。

Ostermann、Herry、Eckman等许多人强调在开放性骨折中，特别是在伴有严重软组织损伤的开放性骨折中局部应用含有抗生素的药珠。Ostermann等总结了共1 085例开放性骨折使用抗生素的情况，在清创后伤口内放置药珠并结合全身使用抗生素，减少了抗生素的用量及其不良反应，伤口局部抗生素浓度升高，使感染率自12%降至3.7%。

众多作者在肯定开放性骨折损伤严重程度是感染发生的首要因素的同时，又对开放性骨折创面细菌数量与创面感染之间的关系进行了研究。Gustilo在其研究中未能确定开放性骨折创面细菌数量与感染之间有明确关系。Cooney、Danial、Moore均认为清创术切除创面组织中，如细菌数量>10^5C·F·U/克则创面感染率显著增高。而 Breidenbach 与 Merritt 研究发现清创前创面组织中细菌数量与感染的发生无相关，而清创后创面组织中细菌数量与感染的发生有明显关系，如细菌数量 $> 10^4 \sim 10^5 C \cdot F \cdot U/$克，则具有显著增高的感染率。

一项对 160 个开放性骨折的前瞻性研究显示在 Gustilo 分型中只有ⅢA 型开放性骨折创面闭合前组织内细菌数量与感染发生之间有最为明确的相关关系，细菌数量 $> 10^4 C \cdot F \cdot U/$克创面感染率显著增高。同时这项研究也显示与开放性骨折创面感染相关的因素依次是：严重全身并发伤、Gustilo - Anderson 分型、骨折固定方法、伤口闭合时创面组织内细菌数量和下肢骨折。说明开放性骨折的分型和预后的关系不仅仅取决于创面的大小以及软组织损伤的程度，而且与创面细菌种类及细菌数量有密切的关系，对于 Gustilo - AndersonⅢA 型开放性骨折尤为显著。由于全身和局部创伤的严重程度是决定创面感染的最基本因素，故在组织损伤较轻的 Gustilo - AndersonⅠ、Ⅱ型和组织损伤非常严重的ⅢB 型开放性骨折的感染发生过程中细菌数量因素就不能突出地表现出来。

据统计，一般的感染率是：Ⅰ型：0% ~2%，Ⅱ型：2% ~7%，Ⅲ型：10% ~25%，其中ⅢA 型：7%，ⅢB 型：10% ~50%，ⅢC 型：25% ~50%。

（陈 飞）

第三节 开放性骨折的分类

开放性骨折的分类不仅仅是使科学研究的结果能够相互比较，更重要的在于能够指导医生对开放性骨折进行诊断和治疗。开放性骨折的分类有多种，目前世界范围内普遍接受 Gustilo - Anderson 分类方法。

Gustilo - Anderson 根据开放性骨折软组织损伤情况、创面污染严重程度和骨折情况将开放性骨折分为三型，其中第Ⅲ型又分为 3 个亚型（表 3 -1）。

表 3 -1 Gustilo - Anderson 开放性骨折分型

类型	伤口	污染程度	软组织损伤	骨折损伤
Ⅰ	<1cm	干净	轻	简单，少许粉碎
Ⅱ	>1cm	中度	中度，一定程度的肌肉损伤	中度粉碎
Ⅲ				
ⅢA	>10cm	重度	严重的挤压伤	多为粉碎，但软组织可覆盖骨折端
ⅢB	>10cm	重度	软组织严重丢失	骨骼外露，需行软组织重建手术方能覆盖骨折端
ⅢC	>10cm	重度	严重软组织丢失并伴有需要修复的血管损伤	骨骼外露，需行软组织重建手术方能覆盖骨折端

Ⅰ型 通常是由低能量损伤造成，伤口小于1cm，一般是由于骨折自内向外穿透皮肤所致。细菌污染是非常少的。Ⅰ型开放性骨折一般没有或仅有少许肌肉损伤。但判断是否为Ⅰ型开放性骨折不能仅仅根据伤口的大小，而应与受伤时所受暴力大小、伤口污染程度等诸多因素相结合来做出诊断。

Ⅱ型 伤口一般大于1cm，伴有中等程度的软组织损伤，由于外力较大，伤口通常是由外向内受暴力所致。常常发现肌肉组织有坏死，但程度和范围较局限，一般仅波及一个骨筋膜室。没有或仅有少许骨膜的剥脱，无须使用植皮或皮瓣的方法来闭合伤口。

Ⅲ型 是一种高能量损伤，伤口自外向内造成，伴有广泛的肌肉坏死。折端移位大，多为粉碎性骨折。枪伤、车祸伤、农场伤等多为Ⅲ型开放性骨折。在做出Ⅲ型开放性骨折的判断时应考虑到致伤外力的大小以及软组织损伤的严重程度。Ⅲ型开放性骨折可以进一步分为 3 个亚型。

ⅢA 型开放性骨折的骨膜剥离不广泛，骨折端有适当的软组织覆盖。

ⅢB 型开放性骨折有广泛的骨膜剥离，伴有大量的软组织坏死和丢失，常常需要局部转移皮瓣或游离皮瓣才能覆盖折端。

ⅢC 型开放性骨折伴有大血管的损伤，只有修复损伤的血管，才能够保存肢体。

Gustilo - Anderson 开放性骨折的分类包含了主观因素和客观因素。仅仅在急诊室对伤口表面的观察和 X 线片显示便做出骨折的分类常出现错误。应该结合清创术中的发现，对开放性骨折有一个完整彻底的认识后，才有可能做出正确的分类。Brumback 用 125 个胫骨开放性骨折图片对医生进行调查，仅 60% 分类正确，对创伤医生的调查显示仅 66% 正确。

Gustilo - Anderson 报道 207 例开放性骨折中Ⅰ型：34%，Ⅱ型：27%，Ⅲ型：39%，其中ⅢA：55%，ⅢB：30%，ⅢC：15%。

除 Gustilo 分类以外还有许多其他分类方法，如 AO/ASIF 分类和 Tscherne 的分类方法。

较早的开放性骨折的治疗原则包括：

（1）彻底清创。

（2）使用坚固的内固定。

（3）采取有效的方法闭合伤口，消灭创面。

（4）合理使用抗生素。

目前开放性骨折的治疗原则包括：

（1）反复彻底的清创。

（2）使用内外固定保持骨折端稳定。

（3）适合的伤口闭合。

（4）短期应用广谱抗生素。

Robert E、Tooms 根据 Gustilo、Burgess、Tscherne、AO/ASIF 组织和其他一些治疗原则，建议以下的治疗原则：

（1）视所有开放性骨折为急诊。

（2）进行全身彻底检查以发现有危及生命的损伤。

（3）在急诊室开始应用抗生素（最迟也要在手术室内进行），一般连续用 2 ~ 3 天。

（4）立即清创，充分冲洗。对Ⅱ型及Ⅲ型开放性骨折应在 24 ~ 72 小时内反复清创冲洗。

（5）稳定骨折。

（6）伤口开放 5 ~ 7 天。

（7）早期行自体骨移植。

（8）伤肢康复锻炼。

（陈　飞）

第四节　急诊检查和伤口处理

（一）最初处置和抢救

患者到达急诊室后，创伤小组应立即对患者进行详细全面检查。进行必要的通气、心肺复苏和抗休克治疗。应该常规拍摄胸部、骨盆、颈椎侧位的 X 线片，建立静脉输液通道，采集标本并送实验室分析。如病情稳定，要对骨盆及脊椎进行检查，轻柔地去除在事故现场所做的部分包扎及夹板，以暴露受伤肢体，如有活动出血，应该加压包扎或使用止血带，不应钳夹血管，这将损伤血管或夹伤邻近神经。清创术与骨折的稳定最好在受伤后的 6 小时内实施。

应对患者肢体的血运和神经功能进行检查。在检查时，肢体最好置于接近于正常的位置，通过皮温、毛细血管充盈、静脉充盈和外周动脉搏动的状况来评估肢体的血循环状态。任何明显的关节脱位或突出的骨折块导致的对软组织或血管神经组织的受压都应去除，如脉搏消失是由于骨折移位导致的血管绞闭或血管的脉压降低，复位会恢复血流灌注。复位后动脉血灌注恢复的好处，远远大于由于复位使浅部污染物或异物带入伤口深处的弊处。应重新检查复位后的脉搏，如果脉搏在复位后仍不出现，必须进行 Doppler 检查，应仔细观察一段时间肢体的血运，因为内膜的损伤通常导致迟发血管闭塞。如果在 Doppler 检查以后脉搏仍缺失，必须行血管造影或直接探查，随着复苏、血压的升高将会增加受伤肢体组织内的压力，导致骨筋膜室综合征。应对增高的前臂、小腿或足的骨筋膜室压力进行测压。

对肢体进行压觉和轻触觉的检查，必要时应对肢体特别是上肢进行两点分辨觉的检查。对于运动功能的检查有时比较困难。由于疼痛，患者很可能不愿活动肢体，这需要医生将伤肢尽可能置于正常对位的位置上，并确实固定，以最大限度地减少病痛。上述检查应与健肢进行对照，以减少漏诊的发生。

接下来要对伤部的皮肤进行检查，描述伤口的大小、形状、边缘是否有挫伤、表面污染是否严重、是否存在皮肤剥脱、是否并发有烧伤等情况。如有条件，可对伤口照相和画图，这不仅有利于临床资料的汇集，也有利于患者及家属对病情的理解。

在急诊室的初始评估后，用消毒敷料包扎伤口并固定患肢，在病历上记录伤口的范围、程度或绘制成图。对于多发创伤患者，大约 25% 的骨骼损伤被遗漏，但这些损伤经常发生在手和足。

原则上不宜在急诊室对创面进行探查，这不仅仅会给创面带来进一步的污染，而且与手术室内麻醉下彻底的探查术相比较，这样探查的结果是很不完全的，并且易造成进一步的损伤与出血。也不宜为减轻疼痛和探查伤口使用局部麻醉，这将干扰对病情及检查结果的判断。在急诊室内取材行细菌培养的作用还有待进一步证实，但应明确的是，应在急诊室开始应用广谱抗生素。

对已经包扎固定的骨折创面，不易反复打开敷料进行检查。有研究表明医院急诊室空气中菌落数量可高达 5 000C·F·U/m³，远远高于 500C·F·U/m³ 的国家标准。在这种环境中暴露创面，会使医院环境中存在的具有很强抗药性的致病菌污染创面。Tscherne 已证实，反复打开伤口敷料或忽视对创面的急诊室处理，会使开放性骨折的感染率增高。这就要求在对开放性骨折的检查过程中保持一致，医生初次检查后应有详细可靠的记录，并画草图，使下一位医生能够通过医疗记录正确地了解病情。

有时，仅在骨折部位附近有一个很小的破口，通过初步检查不能确定是否为开放性骨折，有人推荐在骨折间隙（关节内骨折可在关节腔内）注射亚甲蓝，观察蓝色液体是否自伤口内溢出。但这种操作可能会增加污染的机会，且由于组织瓣的作用，可能在真正的开放性骨折伤口内却无蓝液体流出。正确的方法应是行正规的清创术，在术中追踪伤口是否与骨折端相通。

（二）病史

对患者进行过初步处理后，应向患者、患者家属、目击者、现场抢救医生等人询问详细病史。亦应询问患者是否患有其他疾病，重点包括心肺疾患、糖尿病、是否使用激素和免疫抑制药物。还要询问患者伤后至来院前使用的药物，除非肯定近期注射过破伤风抗毒素，所有患者应常规注射破伤风抗毒素 1 500U。

一般在患者病情平稳后才开始摄 X 线片，应常规摄颈椎侧位、胸片和骨盆片。除非患者病情危重不易搬动，应在抢救室内摄片外，应尽可能在放射科摄片。应包括标准的正侧位片，X 线片范围应包括骨折远近端的关节，如有必要应摄特殊位置的 X 线片。对于那些复杂骨折如涉及关节、骨盆、头颅的骨折还应行 CT 检查。在患者进行 X 线片检查时，伤肢应用无菌敷料加压包扎并确实固定。对于有血管神经受压的骨折脱位，宜首先将脱位进行复位固定后再去摄片。

（陈　飞）

第五节　清创术的准备工作

对于严重多发损伤的患者，应成立一个由多个相关科室组成的手术组。对于骨科医生来说，不仅要了解骨折处骨结构的各种特点，还应了解软组织损伤的情况和细菌污染程度，进行开放性骨折的分类，综合全面情况确定系列的治疗方案，包括急诊手术清创、骨折固定、伤口闭合、抗生素应用、多发伤的处理、术后患者的监护、伤口换药、二期植骨术、组织功能重建等。特别强调术后具有连续性的康复计划情况。医生应非常清楚正确及时的最初处置方式是决定治疗效果的最重要因素。在开放性骨折的手术过程中存在诸多不确定因素，应充分准备好骨及软组织手术的各种器械。包括骨折固定的全套内固定器械、显微外科器械。医生术前应考虑到术中是否使用 X 线设备，患者采取何种体位，是否行髂骨取骨植骨术等。

已经证实，医院环境内的致病菌较来院时已经在伤口表面存在的细菌有更强的致病能力。为避免或减少医院环境内致病菌对开放性骨折伤口的污染，手术宜在开放性骨折专用手术间内进行，这可保证手术环境清洁并且具备骨折手术的常用辅助仪器和设备。

（陈 飞）

第六节 冲洗与清创

清创术是处理开放性创伤的一种手术方法。包括切除失去活力和被污染的创面和组织，清除异物，使其成为由健康组织组成的新鲜创面，仅含有极少细菌，为闭合创面及修复重要结构创造条件，以达到防止感染、缩短疗程和减轻残废的目的。

患者在到达手术室并麻醉后，首先选择并固定好患者的体位。去除伤口敷料和固定物，一名医生牵引肢体，在肢体近端放置气囊止血带。其他医生开始刷洗肢体，刷洗的皮肤范围要符合手术要求，常规要求用消毒肥皂水刷洗三遍，也可用外科医生刷手制剂来替代。刷洗过程中可用敷料覆盖创面，冲洗用的水最好为无菌液体，如无条件，仅可在冲洗皮肤时使用自来水，在冲洗创面时应用无菌盐水。刷洗完成后，用消毒手术巾擦干水滴，开始消毒铺巾。在刷洗过程中，应使用专用的刷子、水桶、冲洗槽等物品，并有专人对接触开放性骨折创面的物品进行消毒和管理，以避免在操作过程中造成开放性骨折创面的污染。

清创术的原则包括：①凡肉眼所见的异物和污染，失活的组织均须逐一清除和切除；②对已清创的创面尽量避免再污染、再损伤；③尽量减少对组织的创伤，因此要用锐利的刀片切割组织，少用剪刀。不做大块钳夹和结扎组织；④手术从创口的皮肤边缘开始，由浅入深直至创底。必要时可扩大切口；⑤要彻底止血、清除血块，减少结扎线头和其他内固定物等；⑥清创完毕后，创面应由新鲜、健康组织组成，无异物、无空腔、无血块、污染极微。

有人建议在开放性骨折的清创术中不使用止血带，理由是软组织损伤严重且部分组织缺血甚至坏死，使用止血带会加重局部组织的缺血，导致进一步的损伤。然而在临床工作中，四肢开放性骨折大多使用止血带，它可以控制出血使创面清晰，有利于手术操作，在血管神经等组织修复手术过程中必须使用止血带。使用止血带的主要缺点是在放松止血带后，造成毛细血管充血，短时间内创面渗血较多，并造成组织肿胀不利于伤口的闭合。

开放性骨折的软组织损伤污染严重，有些病例在就诊时已经是在伤后 6~8 小时以上，一次清创不能完全清除掉所有的坏死和失活组织，需在以后的 48~72 小时内反复多次清创才能得到一个干净的创面，加之软组织缺失多，肢体肿胀等原因，故这些病例不具有一期闭合伤口的条件，患者需要在 24~48 小时间隔重复清创，直到没有坏死组织出现。

（一）冲洗

用无菌盐水对创面的冲洗是清创术中的必要步骤，有人建议术中冲洗液应不少于 10L，加压冲洗可使细菌数量减少 100 倍。冲洗的作用在于：①冲洗掉血迹和附着物，使创面结构清晰。②极大地减少了细菌的数量。③恢复了组织的颜色，有利于区别坏死组织。④使某些深部结构得以显示。

术中冲洗液量与开放性骨折创面大小、手术时间长短、手术内固定方法有关。一般来讲创面小、手术时间短、行外固定的骨折术中冲洗量少。经验表明 Gustilo ⅢA 型胫骨开放性骨折行接骨板内固定术一般需 7~10L 林格液或生理盐水。创面经过第一次冲洗后，创面软组织内细菌数量等级自 $10^{4~6}$CFU/g 降至 $10^{2~3}$CFU/g。

有人建议冲洗液中加入抗生素，我们认为单独林格液和生理盐水已足够，如有必要，可加入化学消毒剂，不提倡在冲洗液中加入抗生素。

（二）皮肤和皮下组织

对于软组织损伤较小的创面，可通过一个梭形切除便可得到一个清洁的创面。但多数情况下，医生所面对的是一个大的不规则的创面，在开始切除皮肤及皮下组织前，医生应考虑以下方面的问题：

（1）皮肤及皮下组织损伤的范围。

（2）是否存在皮肤剥脱。

（3）计划好延长切口的方向和长度。

（4）确定是否与邻近伤口相连。

（5）损伤形成的组织瓣是否能成活。

（6）可以去除皮肤的范围。

（7）是否有足够的皮肤及软组织覆盖折端。

（8）尽量保护浅静脉。

（9）创面及延长切口应有利于对深部组织结构的探查。

去除皮缘 1～2mm，对健康的皮肤应尽量保留，特别是位于胫前、手和足的皮肤，应尽可能少去除，有时有挫伤的皮肤也能够顺利愈合而不发生坏死。术中应使用锋利的刀片，垂直于皮肤表面来切除皮缘，必要时术中要更换刀片，以保证取得边缘整齐的皮缘。对于创伤形成的皮肤瓣，应按照重建外科组织瓣基底宽与高的比例来进行清创，比例一般遵守基底宽：皮瓣高度 = 1∶2 的规律，对于过长或临界水平的皮瓣应在放松止血带条件下仔细检查皮缘出血状况和毛细血管充盈情况，对于血运有怀疑的部位，如条件允许可不闭合伤口，对皮瓣进行观察，行延迟清创术或延迟伤口闭合。开放性骨折的肢体常常伴有大面积的皮肤剥脱，甚至是整个肢体的皮肤完全剥脱。由于皮肤及皮下脂肪与深筋膜剥离，如简单原位加压包扎可导致皮肤及皮下脂肪坏死，继而出现感染，从而危及患者的生命。对于大面积的皮肤剥脱应将剥脱的皮肤切下，行反取皮后，植于清创后的创面上，一般会有 90% 的植皮成活。

（三）筋膜

对于坏死、受损严重或污染严重的筋膜应彻底清除。

（四）肌肉

由于肌肉富含水分，其本身易受冲击波的损害。在高能损伤的开放性骨折中，有时虽然皮肤破口很小，但由于骨折端或骨块移位很大，会对肌肉组织造成广泛的损伤。坏死的肌肉是细菌最好的培养基，应尽可能去除所有坏死的肌肉组织，但在清创术中对肌肉坏死的判断是很困难的。特别是在ⅢB、ⅢC型开放性骨折中，去除整条肌肉或整个骨筋膜室内的肌肉也不是很少见。肌肉组织代偿能力极强，存留10%的肌纤维便可保存功能，可在第 1 次清创中保留肌肉边缘的部分，在后期清创术中可观察肌肉组织是否坏死。也有人建议对怀疑有坏死的肌肉便可立即去除，保存生命比保留功能更重要。

目前对肌肉状态的判断是根据4C（color 颜色、consistency 张力、contractility 收缩、capacity to bleed 出血）的标准。在这 4 个指标中，张力和出血两项最可靠，也有人认为是收缩和张力因素最可靠。这说明，对肌肉状态的判断应全面认真综合考虑，临床医生的经验就非常重要了。

1. 颜色 颜色的指标有时很难判断，颜色暗甚至发黑仅代表肌肉表面浅层肌纤维的血运状况和出血情况，如去除浅层肌肉，深层肌组织很可能是正常的。坏死肌肉组织常为黄灰色，与正常鲜红的肌肉有较明显的区别。

2. 张力 肌肉张力可提供一个客观指标。在清创术中，受损肌肉可与正常肌肉进行对比。用镊子轻夹肌肉组织，肌纤维会收缩，并且肌肉很快会恢复其外形而不留有钳夹的痕迹，如轻柔的钳夹也会在肌肉表面留下印迹，则肌肉很可能是坏死了。

3. 收缩 在清创术中，如肌肉有收缩便足以表明肌肉没有坏死，用镊子尖轻夹肌纤维或所支配的神经，如肌肉收缩良好，就应予以保留。

4. 出血 肌肉组织受到碾挫，虽然有动脉通过，但毛细血管内却没有血液流动。只有自肌肉表面缓慢、持续的渗血才表明肌肉的出血能力良好。

（五）肌腱

肌腱对功能的恢复至关重要，应尽可能保留肌腱。肌腱组织不易发生感染，清创的关键是保留腱周组织，术中应尽可能用冲洗的方法来去除对肌腱的污染。如不能保留腱周组织，应用肌肉、皮下脂肪来覆盖肌腱。如伤口不闭合，肌腱不宜直接暴露在伤口内，宜使用灌洗等方法保持伤口湿润以防肌腱干燥。

（六）骨

如果没有肌肉等软组织的存在，因为血供差，骨组织极易发生感染。对于小的没有任何软组织附着的皮质骨骨块可去除。而对于相同的松质骨小骨块，可将其当作植骨块来使用。如果骨折片很大，影响肢体的长度、对线和关节的完整性应给予保留。如骨块有任何软组织相连，说明骨块有可能获得血供，不应去除。对于骨块，可使用浸泡、煮沸、微波、高压消毒等方法来消除污染。

与肌腱组织相同，骨组织也不应直接暴露在伤口中，应使用各种软组织来覆盖，或用灌洗的方法保持湿润。

（七）关节

涉及关节的损伤，原则上应对关节腔进行探查。如伤口较大，可很方便地打开关节腔进行清创术，如涉及关节腔的伤口很小，切开关节行清创探查术将会带来不必要的损伤，使用关节镜探查受累的关节腔或许是一种更好的方法。

（八）神经和血管

对于在清创术中所遇到的小的出血应遵循清创术的步骤自外向内，自浅入深逐步结扎或电凝止血。对于毛细血管渗血只能是采取一定时间的压迫方法。应该在清创术前明确影响肢体血供的大血管损伤，对于肢体失血运大于8小时的病例，应慎重恢复血循环。如需修复血管，应有血管外科经验的医生在场，以简练的方法快速完成清创操作，以争取时间，尽快恢复肢体的血运。

对于断裂的神经应尽可能给予吻合，如不能一期进行修复，应给予标记，以便二期手术时辨认。

（九）筋膜切开术

在开放性骨折术后，特别是伴有血供重建术后，肢体的肿胀严重，常导致骨筋膜室综合征的发生。为预防骨筋膜室综合征的发生，应常规行筋膜切开术。

如开放性骨折的软组织损伤较轻，可在清创术后，通过创面行筋膜切开术，以达到减压的目的。如果软组织损伤重、手术时间长、特别是在修复血管损伤后，应对肢体的各个骨筋膜室进行筋膜切开术。小腿常取外侧纵切口，首先行小腿外侧骨筋膜室减压，然后向前内，切开小腿前侧骨筋膜室的外侧壁。最后向后内切开小腿后骨筋膜室（深、浅两个骨筋膜室）。切开后用手指伸入各个骨筋膜室中以确认各室得到充分彻底的减压。减张切口不宜闭合。宜在肢体肿胀消退后使用植皮或直接缝合的方法来闭合。

（陈　飞）

第七节　早期截肢

由于骨科手术技术的发展，使过去常需采用截肢术的肢体得以保留。造成截肢术的主要原因是不可恢复的肢体血液循环和不可控制的感染。现在，临床上越来越多地保留肢体，但最终结果与人们所期望的目标相差很大，保留的肢体功能不能达到令人满意的结果。在国内，几乎所有患者都在急诊手术时选择保肢治疗，其中的绝大多数患者虽然经过数年的多次重建手术，但还是不能返回原工作岗位及独立生活，可在医生复查随访时，仍反对行截肢术。但也确有一些患者，在保肢治疗的数年内，对重建手术失去信心，最终选择了截肢。由于损伤的性质是很难判断的，在这个领域的骨科医生的个人经验也有限，通常不可能在损伤的预后判断清楚之前就做出保肢或截肢的决定。伴有血管损伤需要修复（ⅢC型损伤）的严重损伤肢体，常让医生进退两难，这方面的研究结果很少，前瞻性的分级标准还未广泛应用。

有关受伤肢体的评分标准有多个，其中经过回顾性和前瞻性研究的评分标准为 MESS 评分。如评分≥7分，建议行截肢术，如评分≤6 分，则保肢的结果好。在 62 例Ⅲ型胫骨开放骨折的回顾中，Candle 和Stern 发现 Gustilo – Anderson 分类可指导预后，ⅢA 型损伤的并发症很低，ⅢB 型较严重，而ⅢC 型特别严重的并发症达到 100%，二期截肢达到 78%。Lange 等分析了 23 例伴随血管损伤的胫骨开放骨折，在1 年的随访观察中，14 例（61%）接受截肢的患者没有出现并发症和功能缺失。相反，所有接受保肢的患者需要多次手术、伤口经久不愈、胫骨治疗出现问题。其建议：因为在近来的报告中ⅢC 型损伤中总的截肢率已达到 60%，所以在决定保肢前应实际地评估功能后果。

Bondurat 等认为目前还没有一个较明确的截肢适应证标准，需要一个客观的对肢体估价的方法以明确是否行截肢术。在他的文章中延迟截肢的残废率、手术次数、医疗费用、住院天数是一期截肢术的 2倍，死亡率是一期截肢术的 20.7 倍。并且延迟截肢的截肢水平比一期截肢术的肢体平面高。Georgiadis等比较了共 16 例用先进的游离皮瓣技术挽救的肢体与 18 例一期行膝下截肢的病例。发现前者的并发症、手术次数、住院时间、医疗费用、肢体完全负重行走时间均明显高于后者。前者的踝关节活动受限、不愿工作、认为自己是残疾人及认为在工作及娱乐活动时困难多的人数也高于后者。上述两项研究认为，如果实施适宜的早期截肢标准，会改善功能、缩短住院日、减少患者和政府的经济负担。最近，几位作者也认为，对于那些受过创伤并接受保肢的患者，虽然肢体得到了挽救，但大多数患者的日常生活和家庭关系已被延长的重建手术摧毁。认为对功能有疑问的下肢严重损伤，早期截肢和安放假体优于保肢。Lange 说过，缺乏对这种严重损伤的认识和缺少多方会诊使外科医生不可能做出一期截肢的决定。相反，他会成功地但又不切实际地保留了肢体。Lange 建议ⅢC 胫骨骨折一期截肢的绝对适应证为：

（1）成人胫后神经彻底破损。

（2）挤压伤伴随热缺血时间 >6 小时。

相对适应证为：

（1）严重多发伤。

（2）严重的同侧损伤。

（3）预期行多次软组织延长和骨重建的。

但在临床随访中发现，早期截肢确能减少并发症、缩短病程、减轻经济负担，但对日常生活和工作质量的改善是不确定的，因为日常生活和工作的需求每一个人都不一样。与保肢相比，使用假肢会在夜间起床、淋浴、紧急情况下逃离危险区域带来极大不便。所以，对于那些足底有感觉的肢体应尽力保留。

由于目前还没有一个较明确的截肢适应证标准，创伤小组应仔细检查肢体和伤口情况，进行必要的会诊，然后同患者和家属（可能有被截肢者在场）进行坦率的讨论，讲明保肢和截肢的不同结果，最后由对此事最关心的患者本人做出决定。

（徐文彦）

第八节　骨折的稳定

（一）骨折复位固定的重要性

清创完成后，应稳定骨折，骨折稳定的同时也稳定了软组织，在解剖位置的骨的固定将恢复血管神经和肌肉的排列结构、降低炎症反应、改善静脉回流、增强局部血管再生、也会防止过度移位损伤软组织和血管神经。骨折的稳定会减少无效腔和诸如疼痛、水肿、僵硬、骨质疏松等问题。最后，骨折固定后允许患者活动将减少呼吸系统的并发症和护理的困难。骨折的固定也允许患者较容易地转运和有利于伤口的后续治疗。骨折复位固定允许肌肉和关节早期活动，使肢体尽早恢复其功能。Salter、Mistchell和 Shepard 的研究表明，髁部骨折的早期牢固内固定使得关节得以早期活动，这是关节软骨愈合、预防关节僵硬和关节内粘连的基础。在多发创伤的病例中，骨折的早期复位固定能改善心肺功能，预防血栓形成，减少并发症的发病率和死亡率。

骨折固定的方法很多，包括石膏、牵引、外固定和内固定。也可是上述方法相互间的组合。骨折固定的方法各有优缺点，不可能使用一种方法来治疗所有的开放性骨折。对于在工作中偶然治疗开放性骨折的医生，宜选用简单的方法来治疗开放性骨折，因为方法越简单，出现问题的可能性越小，后续治疗就会越容易。而对于经常治疗开放性骨折的医生来讲，应熟悉所有骨折固定的方法。

（二）石膏

现在已很少单独使用石膏来治疗开放性骨折了。主要是由于石膏不能足以稳定折端，又妨碍伤口的处理。但对于 Gustilo I、II 型开放性骨折，伤口小且骨折端经手法复位后稳定，可使用石膏来固定，特别是在儿童病例中。

一般使用管形石膏来固定肢体。在石膏固定后，一侧用石膏锯开口，以适应肢体的肿胀，同时也可提供较好的稳定性。石膏应包括骨折的远近关节，常规开窗以便观察伤口愈合情况和伤口换药。如果伤口愈合，可更换一个更加贴附的石膏管形、支具或内固定，也可将石膏与斯氏针相结合来使用。在外固定架未普及使用前，曾用斯氏针穿过骨折的远近端以控制不稳定骨折，并将斯氏针固定在石膏内。由于外固定架的广泛应用，现在已很少再看见用此种方法来治疗开放性骨折了。但在经济不发达地区，此种方法可能仍是一种经济可靠的治疗开放性骨折的有效方法。最好使用带螺纹的斯氏针，使针不易松动，减少针道感染的发生。一般在 8 周后拔除斯氏针，改用管形石膏或支具来固定。这种针与石膏相结合的方法常用于胫骨开放性骨折，也可用于前臂开放性骨折。

（三）牵引

在临床工作中，基本上看不到使用牵引治疗开放性骨折直至骨愈合的病例。牵引仅在某些特殊阶段或病例中使用。牵引不能够提供折端足够的稳定，且住院时间过长。在开放性骨盆骨折清创术后使用牵引术可维持至骨盆骨折愈合。在清创术后确定行二期髓内针固定的骨折，可使用牵引维持折端的力线和长度至二期手术时。有时由于骨折复杂、出现意外情况、按术前计划在术中未能有效固定折端，可在术后加用牵引以保证折端的稳定。有时在初次骨折固定后，固定物或装置失效，在再次手术前用牵引的方法来维持折端的暂时固定。由于外固定架的广泛使用，牵引的应用范围被极大地缩小了。

（四）外固定架

在 20 世纪的中后期，外固定开始被广泛应用。在第二次世界大战期间被广泛用于战场。在 20 世纪 50—60 年代主要使用双臂 Roger - Anderson 型外固定架，在那时，外固定架的组装方式不灵活，对于外固定架的生物力学原理与骨折愈合的关系也知之甚少。至 20 世纪 70 年代出现了 Hoffmaun 外固定架，它使用起来较前者就灵活多了。Fisher 和 AO 组织对外固定架进行了改进，将双臂的贯通穿过肢体的针改为单臂外固定架，使外固定架可以治疗绝大多数的开放性骨折，外固定架的组合也更加多样化。

Ilizarov 外固定架和组合式外固定架可以与拉力钉配合使用来治疗关节内骨折，也可用于治疗大块骨缺损而不需要植骨术。

外固定架治疗开放性骨折的优点是：

（1）操作简便快速。

（2）足以稳定折端。

（3）可获得解剖对位。

（4）对软组织损伤小，便于伤口的操作。

（5）可进行肢体的早期功能锻炼。

外固定架治疗开放性骨折的缺点是：

（1）有时外固定的组装烦琐费时。

（2）对肌肉、肌腱、软组织有损伤。

（3）妨碍局部软组织重建的手术操作。

（4）针松动和针道感染。

（5）延迟愈合和不愈合。

外固定架的使用应遵循以下原则：

（1）彻底的清创术是治疗开放性骨折的基础。

（2）外固定架的使用不应妨碍伤口的处理。

（3）尽可能取得解剖复位和折块间最大面积的接触。

（4）避免损伤神经血管和肌肉组织。

外固定架的适应证：一般而言，如开放性骨折的感染可能性小，宜选用内固定，反之宜选用外固定架。所以外固定架主要用于治疗 Gustilo Ⅲ 型开放性骨折，特别是 Ⅲ B 和 Ⅲ C 型开放性骨折。

对于上肢骨折，由于致伤能量低，且软组织丰富，一般使用内固定的方法来固定折端。对于 Ⅲ B 或 Ⅲ C 型肱骨干开放性骨折，可使用单平面单臂外固定架来固定折端。在上肢另一个经常使用外固定架的骨折是桡骨远端粉碎、不稳定的关节内骨折，外固定架一端固定在桡骨背面，另一端与第 2、3 掌骨相固定。

骨盆开放性骨折是使用外固定架的最佳适应证之一。两侧髂嵴各 2 枚针可固定大多数的骨盆环损伤，特别是"开书型"骨盆开放性骨折。

尽量不使用外固定架来治疗股骨干开放性骨折。因为外固定架常常不能使股骨干折端充分稳定，且外固定针穿过股部肌肉，妨碍肢体的活动。而对于股骨远端的粉碎骨折，因固定物不能有效稳定折端，可使用超关节外固定架、组合式外固定架或与拉力钉结合使用来稳定折端。对于 Ⅲ B 和 Ⅲ C 型股骨干开放性骨折可使用外固定架暂时固定，待软组织愈合后用内固定物来替换。

使用外固定架最多的地方是小腿开放性骨折，这包括胫骨平台骨折和胫骨远端骨折（Pilon 骨折）。虽然有报道认为可使用较细的实心的不扩髓髓内针治疗胫骨开放性骨折，但外固定架在治疗开放性胫骨骨折方面具有其不可替代的优越性。

外固定架可使用直至骨折愈合，也可在软组织愈合后使用石膏／内固定物来替换。外固定架常常与拉力钉配合使用。但也有人反对与拉力钉结合使用。

（五）内固定

在传统习惯上，由于惧怕感染，在开放性骨折中使用内固定方法是相对适应证。但在近 10 年来，这种观念发生了巨大的变化。第二次世界大战后，对开放性骨折的诊治有了很大提高。在朝鲜战争和越南战争中，军医通过使用早期彻底清创、冲洗、开放伤口、使用石膏或牵引来固定折端，显著地降低了感染率。

自 20 世纪 70 年代以来，文献报道的开放性骨折总感染率在 2.1%～9.4%。Gustilo 和 Anderson 所报道的感染率为 Ⅰ：0%、Ⅱ：3.8%、Ⅲ：9%，总感染率为 3.2%。但这些骨折未使用内固定物。在其后的报道中，感染率为 Ⅰ：0%、Ⅱ：1.9%、Ⅲ：18.4%，总感染率为 8.9%。Gustilo 解释感染率增高的原因为病例中 Ⅲ 型开放性骨折比例增大。在 Ⅲ 型开放性骨折中使用内固定的感染率为 28%，使用髓内针一期固定开放性骨折的感染率为 9%～13% 不等。对于行严格彻底清创术，且一期不闭合的 Ⅰ 型开放性骨折，使用内固定物的感染率与闭合骨折相同。近来，由于伤口处理技术、抗生素使用和内固定技术的发展，一期使用内固定治疗开放性骨折的适应证发生了变化。Gristina 和 Rovere 认为金属内固定物的存在不促进细菌的生长。也有研究表明内固定带来的折端稳定较一个不稳定的折端对感染具有更强的抵抗力。

在过去，一些随机、配对的前瞻性研究表明，与内固定相比较，外固定的感染率低，骨愈合率高。但在同期的研究文章中，Lottes 等人使用实心胫骨髓内针治疗胫骨开放性骨折的感染率仅为 7%，而无 1 例不愈合。

在 20 世纪 80 年代，内固定治疗开放性骨折的水平有了显著的提高，平均感染率为 8.9%。慢性骨髓炎的发生率为 0.8%，无骨折不愈合发生。

也有许多文章对各种固定方法进行了比较。Bach 和 Henson 随机治疗 59 例胫骨开放性骨折，使用接骨板内固定感染率为 35%，而使用外固定架则为 13%。许多作者认为使用扩髓髓内针治疗开放性骨折的感染率很高，最高可达 33%。然而 O'Brien 等随机前瞻性研究了扩髓和不扩髓带锁髓内针治疗胫骨开放性骨折，感染率仅为 4% 和 0%。Schemitish 等使用激光多普勒血流仪测量了扩髓与不扩髓髓内针治疗羊胫骨开放性骨折部骨痂的血供，在扩髓后局部血流明显降低。但比较两组第 2、6、12 周的骨痂形成没有差异。

但应明确的是，内固定方法必须通过进一步对肢体的手术操作来实现，一旦出现并发症将会比外固定的并发症严重。使用内固定治疗开放性骨折成功的基础是：①严格选择适应证；②彻底的清创术；③完美的内固定技术；④患者积极配合的术后护理。

1. 一期内固定的适应证　在进行一期开放性骨折的内固定时，应考虑以下几个方面的因素：①骨折的特殊性；②医生的能力；③必要的仪器设备和植入物是否可用；④社会因素；⑤心理因素；⑥经济因素。

对于关节内骨折、某些骨干骨折、伴有血管损伤的骨折、多发创伤的主要长骨骨折以及老年人的开放性骨折可行一期内固定手术。

关节内骨折时关节软骨愈合的关键是骨折块间的加压。Llinas 等的研究表明，如关节面移位小于关节软骨的厚度，骨折可顺利愈合。多项研究表明，关节的早期康复锻炼（连续被动活动）是取得最佳疗效的必要手段，而一期内固定所取得的骨折端的稳定为关节早期活动创造了条件。对于骨折端已解剖复位且稳定、患者预期寿命短、患有神经疾患以及肢体瘫痪的关节内骨折可不使用内固定。

一般来讲，开放性关节内骨折大多为 I 型开放性骨折，在严格清创术的基础上，I 型关节内开放性骨折一期内固定的感染率与闭合性关节内骨折相同，而 II、III 型开放性关节内骨折感染的危险性就增大了。但不管怎样，内固定使骨折端稳定对降低感染发生的作用要远远大于促进感染发生的作用。

近来相关开放性骨折的感染率增高，主要是由于那些在过去常常行截肢术的肢体，通过显微外科重建技术得以保留。这些骨折通常是 III 型开放性骨折，伴有大量软组织丢失、严重的肌肉损伤、大块骨缺失以及神经血管损伤。对于这种严重骨折，常常把外固定架作为固定骨折的首选方法。但如果在治疗计划中拟行多次软组织重建术，由于外固定架针的妨碍，使得医生考虑尽可能使用内固定的方法来稳定折端，而更有利于后期的多次手术操作。而使用拉力螺钉可减少外固定架固定针，但 Krettek 报道使用拉力钉的病例延迟愈合和不愈合率有增加。

多发长骨骨折是多发伤患者的死亡原因之一。多发伤患者在复苏后死亡多由胸、腹创伤和呼吸衰竭引起。Trunrey 等认为成人呼吸窘迫综合征的主要原因是多发长骨骨折、休克、大量失血和骨盆骨折。一期固定主要的长骨骨折特别是股骨干、不稳定骨盆骨折和脊柱骨折可能会挽救患者的生命。但手术方案的确定，有待同普外科、胸外科、脑外科以及麻醉科医生会诊后才能确定。对于股骨干骨折建议使用不扩髓髓内针固定，因扩髓会增加多发伤患者肺部损害的发生。使用外固定架固定小腿骨折，使用石膏固定上肢骨折。

骨折固定的原则同样适用于老年人，在老年患者中，肺及血栓的并发症大大高于青年患者，一期内固定对老年人尤为重要。但对于多发损伤的老年患者，为挽救生命，对于严重损伤的肢体可行截肢术。

2. 开放性骨折的内固定技术　医生应对骨折的粉碎程度有充分了解，取得解剖对位和牢固的固定。如果不能取得良好的骨折面间的接触和牢固的固定，不如不使用内固定。内固定的操作需要对软组织进行进一步的分离操作。内固定物最好通过开放创面植入体内，为了使有足够的软组织覆盖内固定物，内固定物的位置不一定是生物力学上的最佳位置。伤口不应常规闭合，使用肌肉等组织在无张力条件下覆盖骨折端和内固定物，不缝合深筋膜和皮肤。一般很少在行内固定手术的同时行软组织重建手术。

由于对开放伤口进一步的操作，常常形成软组织瓣。在临床上，这些软组织瓣的边缘常常出现坏死，故可以在伤后 5 天时行延迟一期伤口闭合以减少皮瓣边缘的坏死。如果骨折端和内固定物不能用软组织来覆盖，术后处理就显得尤为重要了，应使用林格液灌注的方法保持骨端及周围软组织的湿润以防止外露骨组织的坏死。早期用全层软组织覆盖伤口可加快伤口的再血管化，抑制感染的发生。可使用局部肌皮瓣，游离皮瓣来获得伤口的软组织覆盖。应尽可能在 5 ～ 7 天左右的时间内完全覆盖伤口。

内固定的优点在于可使患者及早开始肌肉和关节的功能锻炼。对于关节内骨折应在术后立即使用 CPM 练习器。对于使用带锁髓内固定的肢体，应尽早开始部分负重锻炼。

（六）植骨术

骨折愈合依靠骨折端的稳定和充分的血供。在开放性骨折时软组织损伤严重，骨折常为粉碎性骨折并伴有骨缺失，建议在骨折部有充分血供后对粉碎性骨折及伴有骨缺失的骨折行自体松质骨移植。Rommens 在其 124 例开放性骨折中，6% 的 Ⅰ 型，29% 的 Ⅱ 型，60% 的 Ⅲ 型骨折均行两次以上植骨术。中等程度（2.5～7.1cm）的骨干缺损最常用的治疗方法是髂骨嵴松质骨的移植。因为大多数的胫骨开放伤口是在前正中，理想的是从远离受损软组织区域的后外侧做骨移植。允许在腓骨和胫骨剩余部分之间桥接，如果腓骨同胫骨在同一水平骨折，就应该实施腓骨的复位和内固定。植骨可能需要 3～6 个月的时间才能坚固到允许承重。如果植骨看起来不是很充分或者生长很慢，就需要多次植骨。如果骨缺损大于 7.6cm，外科医生应考虑使用游离腓骨移植或 Ilizarov 方法。

由于惧怕伤口感染，很少行一期植骨术。但对于软组织损伤较轻的 Ⅰ、Ⅱ 型开放性骨折，可以行一期植骨术。对于高能量损伤的 Ⅲ 型开放性骨折如使用接骨板固定则具有较高的延迟愈合的发生率，为避免接骨板断裂应常规早期植骨。

对于 Ⅰ、Ⅱ 型开放性骨折最佳的植骨时机是在伤口延迟一期闭合时。对于 Ⅲ 型开放性骨折，可在伤口闭合后，如无感染的征象，通常在 6～9 周内施行植骨术。对于创面不能有效闭合，有感染发生的创面，可在控制感染的条件下，使用开放植骨技术来植骨（也就是 Papineau 方法）。高质量、丰富的松质骨常取自于髂后上棘。如植骨量不大，可取自髂前上棘，这不需更换患者的体位，方便手术操作。

Gustilo 建议在伴有严重粉碎、骨缺失或有广泛骨膜剥离的 Ⅲ 型开放性骨折中，如在 3～6 周后仍显示无早期骨痂形成应尽早行植骨术。如这种情况持续至 12 周，必须行植骨术。

应在住院期间就开始运动和力量的康复，然而肢体负重必须在骨折牢固愈合后。应让患者懂得，从治疗的开始到功能的完全恢复，简单的开放性骨折损伤至少需要 6 个月，复杂的损伤则需要 2 年的时间。

（七）特殊部位的骨折

1. 足、手部开放性骨折　在健康的青年人中，手、足的血运非常丰富，伤口愈合快，感染发生率低，一般都可行一期切开复位内固定术。最常用的内固定方法是螺钉和克氏针，这样可使对软组织的损伤降低到最小水平。早期的康复锻炼对于手、足取得良好功能至关重要。

2. 踝关节骨折脱位　对于低能量损伤的 Ⅰ、Ⅱ 型开放性踝关节骨折，一期行内固定术的感染率与闭合性骨折相同。对于软组织缺损不多的 Ⅲ 型开放性踝关节骨折，一期内固定术可取得良好的结果。但对于需用大量内固定操作的高能量 Ⅲ 型开放性骨折，结果可能是不同的。在这种严重开放性骨折中，可使用克氏针和螺钉来恢复胫骨远端的关节面，对于干骺端的骨折最好使用外固定架来固定折端。

对于某些踝关节骨折，内固定方法可能不是最佳。如 Pilon 骨折在使用克氏针和螺钉恢复好胫骨远端关节面后，可使用外固定架临时固定干骺端骨折，维持力线。在伤口闭合 5～10 天时，如无感染的发生，可使用接骨板内固定来取代外固定架，也可同时行植骨术。但不管采用什么方法，早期的踝关节功能锻炼是获取踝关节良好功能的基础。对于某些踝关节骨折脱位，内固定不能提供足够强度的稳定应辅助使用外固定架。对于足踝严重损伤者，需多次反复长时间手术治疗的骨折，最终的功能仍很差，可考虑行早期截肢术。

3. 胫骨开放性骨折　对于 Ⅰ、Ⅱ 型胫骨开放性骨折，如骨折端稳定使用石膏固定便可以获得满意的功能。

对于不稳定的 Ⅰ、Ⅱ 和 Ⅲ A 型胫骨干中 1/3 开放性骨折，目前最流行的方法是使用不扩髓的带锁髓内针。在大多数的胫骨开放性骨折中，动力化的带锁髓内针便可提供足够的骨折端稳定，但对于胫骨干粉碎骨折，骨折两端螺钉均应使用。不扩髓带锁髓内针治疗胫骨干开放性骨折的感染率与使用外固定架相同，但畸形愈合和短缩的发生率却明显降低。Bone 等人建议在 8 周时动力化带锁髓内针以促进骨折愈合。也可以使用在术中使折端静态加压的方法，而无须在今后动力化髓内针。

选择何种方法固定 Ⅲ B、Ⅲ C 胫骨开放性骨折还存在争论。外固定架仍是首选的方法。但使用不扩髓髓内针治疗ⅢB、ⅢC胫骨开放性骨折报告日渐增多。Tornetta 等前瞻随机比较了不扩髓髓内针与外固定架治疗ⅢB胫骨开放性骨折，二者感染率相同，但不扩髓髓内针畸形愈合率明显降低。Schandelmair 等的前瞻性研究表明不扩髓髓内针感染率为2%，外固定架感染率（包括针道感染）为49%。在 Henley 等的研究中，不扩髓髓内针与外固定架创面并发症的发生率为 11% 和 21%。畸形愈合率为 5% 和24%。

一般认为扩髓带锁髓内针的感染率较高，不宜一期使用来治疗胫骨干开放性骨折。但可在二期行扩髓带锁髓内针固定以提高固定的稳定性并促进骨折愈合。

在大多数国家和地区，外固定架仍是治疗胫骨开放性骨折，特别是ⅢB、ⅢC 型胫骨开放性骨折的首选方法。对于稳定的胫骨骨折，可使用单臂、单平面外固定架。而对于粉碎骨折或多段骨折，应使用双平面单臂外固定架。对于胫骨远、近端的骨折，环形外固定架或组合式外固定有明显的优点，与克氏针和螺钉的内固定结合使用可使折端获得足够的稳定和复位，关节可早期活动。胫骨骨折所致的肢体短缩不能超过 2cm，因为小腿肌肉不能够代偿肢体的短缩必将影响肢体的功能。对于粉碎性骨折伴有骨缺失，应行植骨术，并保持肢体的长度。一般使用外固定架固定折端直至骨折愈合。在这个过程中，不宜使肢体过早负重，应将足保持在功能位，在 X 线片显示折端有骨痂生长后，才可开始肢体的负重。一般在伤后 6~9 周行植骨术，如果在 12 周时仍无骨痂形成，必须行植骨促进愈合。另外一种促进骨折愈合的方法是电刺激。

对于愈合不顺利的骨折，可改用其他方法，如石膏管形或带锁髓内针。一般在去除外固定架后10~20 天确认无感染发生，行扩髓带锁髓内针固定，但这种方法仍有较高的感染率。

目前，在理论上，不推荐使用接骨板一期治疗胫骨开放性骨折，但由于国家和地区不同，医院的条件差异以及经济因素的影响，接骨板仍是治疗胫骨开放性骨折的一种选择方法。

对于严重的胫骨开放性骨折伴有血管神经损伤，骨折软组织丢失严重，需长期多次重建手术，有时感染已出现且不宜控制，行一期或早期截肢术或许是最佳选择。

4. 股骨骨折　虽然股骨有良好的肌肉覆盖和血供，医生在股骨开放骨折治疗中所面临的问题比其他部位的开放骨折要少，但应该明确的是造成股骨骨折的外力都是巨大暴力。对于多发创伤患者，迅速的股骨固定是理想的。当患者只是单纯的股骨开放骨折，最好也尽快冲洗、清创、稳定骨折。因为冲洗清创之后，骨牵引会增加感染的危险和导致呼吸系统的并发症以及护理上的困难。Ⅰ型股骨开放性骨折一期髓内针固定的感染率与闭合性骨折相近。对于Ⅱ、ⅢA 股骨开放性骨折一期髓内针固定与二期髓内针固定相比感染率没有增加。转子间骨折最好应用滑动髋螺钉。转子下骨折也可以用这种方法，带锁髓内针或重建钉也可应用。股骨干骨折使用扩髓带锁髓内针固定。股骨远端骨折的治疗既可以使用扩髓带锁髓内针，也可使用接骨板螺钉，这主要取决于骨折的类型和医生的经验。外固定架用于ⅢB、ⅢC 型、多发损伤患者的股骨开放性骨折的初期处理，在Ⅱ期使用扩髓的带锁髓内针来替换外固定架。通常在损伤后 7~10 天才能确定最终的治疗方案。在股骨开放性骨折中，仍在使用接骨板固定，通过折端创面置入接骨板耗时很少，这对于有严重多发伤、生命体征不平稳的患者来说却非常重要。

5. 上肢骨折　相对于小腿而言，上肢骨有丰富的软组织覆盖，所受致伤暴力小，所以开放性骨折的并发症率低。对于Ⅰ型骨折的治疗原则与闭合性骨折相同。对于Ⅱ、ⅢA 开放性骨折，常使用接骨板固定。近来已有使用带锁髓内针治疗前臂骨折的报告。对于肱骨干开放性骨折来讲，如并发臂丛神经损伤是行内固定的最佳适应证。如伴有桡神经损伤，应在一期探查桡神经时进行内固定术。有文章证实一期髓内针固定较接骨板固定具有较多的骨不愈合发生率。对于上肢的关节内开放性骨折，亦应立即行内固定术。

（徐文彦）

第九节　伤口的处理

骨折的固定完成以后，骨缺损空腔可由含有抗生素的药珠填充，这是由混合有 1.2~2.4g 的妥布霉素或者 1~2g 万古霉素或者二者混合在一起的，再混合 1 袋（40g）甲基丙烯树脂，这些药珠可提供一个局部的抗生素缓储设备和保存为后续骨移植所占有的空间。暴露的韧带、关节和骨应该用邻近的软组织覆盖以防止干燥。如果皮肤周围的张力不高，可以缝合扩大的手术切口。在过去，暴露组织的临时覆盖是用浸透等渗盐水溶液的无菌纱布覆盖伤口，但是这会使伤口干燥。可选择猪皮或合成的生物敷料来应用。这些敷料的应用同皮肤移植是相同的，可以让伤口边缘清晰，一直无菌覆盖到下一次清创，可避免在病房内换药的疼痛以及院内感染。对伴有严重的软组织损伤的Ⅱ型和Ⅲ型开放性骨折者，延迟一期闭合伤口有其明显的优越性。经过反复多次清创后，一旦软组织伤口清洁，在损伤后的 5~7 天闭合伤口。这可以通过一些基本的直接缝合、皮肤移植、原位皮瓣或者带血管的游离组织移植来完成。如果治疗成功，便将污染的开放性骨折转变成清洁的闭合骨折。

在对开放性骨折按计划进行清创、稳定折端后，医生所面对是如何处理伤口。开放性骨折的创面闭合可分为：①一期闭合；②延迟一期闭合；③二期闭合；④小的创面通过肉芽组织覆盖瘢痕愈合。

开放性骨折创面闭合的方法有：直接愈合、植皮、带蒂皮瓣和游离皮瓣。

（一）一期闭合伤口

在理论上不建议将开放性骨折创面一期闭合。一期闭合的条件是：

（1）原始创面清洁、污染轻。

（2）去除所有坏死组织和异物。

（3）伤口血运良好。

（4）患者的全身情况良好。

（5）伤口闭合时无张力。

（6）没有死腔。

对于Ⅰ型开放性骨折，一期闭合不会有任何困难，但二期闭合会更加安全。对于Ⅱ型开放性骨折，应结合具体情况，慎重选择一期闭合伤口。对于Ⅲ型开放性骨折不应一期闭合伤口。

我们在临床工作中，将Ⅰ、Ⅱ及部分Ⅲ型的开放性骨折创面一期缝合，但发现早期伤口感染率较高，这种感染主要发生在伤口坏死、愈合不良的基础之上，说明在我们的临床工作中一期缝合伤口的方法有待进一步提高。也有许多报道，一期行游离皮瓣覆盖伤口取得了很好的疗效，但行急诊游离皮瓣手术需显微外科技术、医生的精力及体力、患者创面情况和其他条件的协调。医生可根据医院的条件来确定是否行一期游离皮瓣手术。

建议：如医生在伤口闭合时不能下定决心，那么请记住这样的原则："如有任何疑问，开放伤口"和"所有开放性骨折的创面均应一期开放"。

（二）伤口的开放

骨折在伤口闭合、无感染、血运良好的条件下愈合很快，所以 Brav 指出开放性骨折治疗的原则就是将开放性骨折尽早转变为闭合性骨折。在临床工作中，医生选择最多的方法是一期部分闭合伤口，而另一部分伤口开放。常选用肌肉、皮下组织等结构覆盖折端、内固定物、血管、肌腱、神经和关节面。缝合部分无张力的皮肤和深筋膜。

在清创和骨折稳定后，如决定不闭合伤口，应仔细对伤口进行包扎，应保障伤口能够得到充分引流。应清除无效腔和血肿，纱布应充填至深筋膜下，疏松的包扎可利用虹吸的原理引流伤口。建议在开放创面中也使用引流管，因为创面早期渗出的血液常在纱布上凝集，继而干燥形成敷料"硬壳"妨碍伤口的进一步引流。如果创面中的骨端、肌腱等结构未被软组织覆盖，应在伤口局部置管，滴入林格液以防止骨及肌腱干燥坏死。

在伤后 5 天内，不应常规在病房内更换敷料，这样可增加创面的细菌污染。如需换药，应在手术室环境下打开伤口，按照清创术的操作原则进行伤口探查。应详细记录伤口是否感染、气味、引流量、体液、白细胞数量等情况。对于Ⅲ型污染严重的开放性骨折，可在 36~48 小时后进行反复冲洗、清创。

当经过反复清创，在 5 天内不能闭合伤口时，创面内常发生坏死，甚至发生感染，这时可在病房环境内换药。应缩短换药的间隔时间，尽可能去除坏死组织，控制感染，促进肉芽组织生长。

开放性骨折伤口的开放不是绝对的，因为开放伤口的后续治疗非常烦琐，如医院的条件不能确保开放伤口后续治疗的顺利进行，应根据实际条件，可在无张力条件下闭合伤口。

（三）延迟一期闭合伤口

对于健康的成年人，在伤后的5天左右时间内，开放创面组织的愈合病理生理过程与一期闭合创面无区别。如果在5天内闭合伤口，在14天时伤口强度与伤后立即缝合的伤口相同。所以把5天内伤口闭合称为延迟一期闭合。延迟一期闭合的优点在于降低伤口感染率、有利伤口防御机制的建立。延迟一期闭合伤口的方法包括：直接缝合、植皮、局部皮瓣和游离皮瓣。

（四）二期闭合伤口

如创面在3~5天内不能闭合，常发生感染并且存在较广泛的坏死组织。对于这种创面常需反复多次清创术，清除坏死组织控制感染，这样可获得一个有肉芽组织覆盖的创面，通过二期闭合的方法来覆盖创面。

（五）减张切口

由于组织肿胀，一个没有软组织缺失的线状伤口有时也不能闭合。但通过减张切口，可使骨折端得到皮肤的覆盖。应了解减张切口实际是一种双蒂皮瓣，应该遵循软组织重建的原则，注意皮瓣的比例，也就是说两个伤口间距离不宜过近。同时也应该注意伤口间的皮肤是否有损伤。减张切口最好位于皮肤及皮下组织活动度大的位置如大腿和小腿近端，应避免在小腿远端及踝、腕部位做减张切口。多个、小切口的减张切口也是一种闭合伤口的方法，但在实际工作中应慎重使用。特别是在皮肤有损伤的部位使用。

（六）植皮

在大多数病例中，创面的软组织健康、血运良好，植皮可能是一种闭合创面的最好方法。这样可以不采用减张切口的方法来闭合伤口（减张切口的闭合常需植皮术）移植的皮肤不宜放在肌腱、骨的表面。

（七）皮瓣

当软组织缺失较多时，不能用缝合和植皮的方法来闭合创面，常常需用皮瓣来覆盖。皮瓣的种类包括：局部筋膜皮瓣、局部肌蒂瓣、远位肌蒂瓣、游离肌皮瓣。作为日常工作中经常治疗开放性骨折的医生，应熟悉和使用各种皮瓣。一般皮瓣很少在清创后立即实施。因为在急诊条件下，受区、供区及医生的精力方面有许多不确定因素，一期清创后用皮瓣覆盖伤口也违反了伤口开放的原则。但在实际工作中，常常行局部肌蒂瓣的转移来覆盖骨折端、肌腱、血管神经、内固定物等结构，同时也就覆盖了大部分创面。如行皮瓣手术来闭合伤口，最佳时间是在伤后5天内进行。

使用皮瓣的部位大多在小腿，医生应熟悉腓肠肌、胫前肌、长屈肌和趾屈肌肌瓣。

（八）生物敷料

在创面不能直接闭合，也不能使用皮瓣覆盖的条件下，可使用生物敷料和人工合成材料覆盖创面。这些材料包括经过特殊处理的异体皮肤、异种皮肤和人工合成材料。但在临床实际工作中，这些材料的使用指征很少，使用经验也很有限，仅在烧伤科内使用较多。这些材料具有皮肤或类似功能，经过特殊处理后可预防或治疗创面感染，这些材料的使用可为皮瓣转移术争取到部分时间，与自体植皮相结合，可节省自体皮的用量。

（徐文彦）

第四章

上肢骨折

第一节 锁骨骨折

锁骨骨折很常见，很久以来人们都认为，锁骨自身的强大的修复能力可使骨折很快地愈合，对于锁骨骨折不愈合的关注是近期出现的，它现为成人锁骨中段的移位骨折产生的骨折不愈合会导致进行性肩部畸形、疼痛、功能障碍和神经血管问题。成人锁骨外侧端移位骨折愈合是很困难的，首先应考虑手术治疗。对于成人锁骨中段移位骨折治疗的一项近期研究表明：这种骨折也可能会发生骨折不愈合和延迟愈合。

（一）解剖

胚胎期锁骨是第一块骨化的骨头，大约在孕 5 周骨化，也是唯一一块从间充质原基（膜内化骨）骨化的长骨。也有一部分关于锁骨组织胚胎学的研究报道说骨化是由两个独立分开的骨化中心进行的：

锁骨全长大约 80% 是由内侧（胸骨）端骨骺生长形成的。锁骨胸骨端干骺部的骨化出现在青春期中期，在常规摄片中很难被发现。锁骨肩峰端干骺部通常不骨化。胸骨端骨骺和肩峰端骨骺可能一直保持到 30 岁也不封闭，特别是胸骨端干骺部，女性要到大约 25 岁时才封闭，男性要到大约 26 岁时才封闭。所以，青少年患者和年轻患者的肩锁关节脱位或胸锁关节脱位很可能是骨骺分离损伤。锁骨内侧弧度与外侧弧度的交界点位于锁骨距胸骨端大约 2/3 的地方，这一点位于喙锁韧带锁骨止点的内侧缘，也是锁骨主要营养血管的入口处。

锁骨是由非常致密的骨小梁构成的。在横断面上，锁骨外侧处的截面是扁平的，中部的截面是管状的，内侧截面是呈扩张的棱柱状的。

锁骨与躯干间的连接是由坚强的肋锁韧带和胸锁韧带来稳定的。锁骨下肌也可对锁骨提供部分的稳定。肩胛骨附近的锁骨外侧端的稳定性由喙锁韧带和肩锁韧带承担。斜方肌止点的上部和三角肌起点的前部分别通过与锁骨后方和前方的连接进一步稳定锁骨外侧端。只要在创伤性损伤中上述的韧带和肌肉关系不被破坏，在这些部位的锁骨骨折还是倾向于相对稳定的。

在骨折移位和骨折不愈合的患者中，最常见的畸形包括肩胛带短缩，肩下垂，肩内收和肩内旋。造成畸形的作用力包括通过喙锁韧带作用于锁骨远端骨折块的肩关节自身的重力和附着在锁骨上的肌肉和韧带的作用力。胸锁乳突肌锁骨头止于锁骨内侧部的后方，内侧骨折块由于胸锁乳突肌锁骨头的作用下被抬高，胸大肌可产生肩关节的内收活动和内旋活动（图 4 - 1）。

锁骨畸形的弧度是向上的。置于锁骨上方的钢板可以作为张力带，因此，它既可使结构稳定，又可抵抗作用于锁骨的力，有利于锁骨骨折的愈合。

（二）功能

锁骨有助于增强上肢过头顶的活动，尤其是需要力量和稳定性的动作。锁骨同时是许多肌肉附着的骨架，保护其下走行的神经血管结构，并传导辅助呼吸肌的作用力（如胸锁乳突肌）到胸廓上部。锁骨还使颈部基底部显得美观漂亮。

先天性锁骨缺如的儿童患者有显著的功能缺陷，有些研究已经提示：单独的畸形愈合（特别是短缩）能导致疼痛和功能受限。

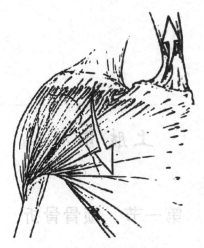

图 4 - 1　锁骨骨折移位机制

（三）分型

锁骨骨折分为锁骨中部骨折与锁骨内侧端或外侧端骨折，根据 Allman，Rowe 和 Neer 的描述，为了分型的需要，锁骨被分成 3 部分。

Neer 在对锁骨远端骨折的研究中，认为把发生在斜方韧带近侧止点外侧的锁骨骨折定义为锁骨远端骨折，并把它分成两种类型。Ⅰ型骨折表现为斜方韧带的锥状韧带保持完整，并附着于内侧骨折块，因此它提供了骨折的稳定复位。Ⅱ型骨折是指锥状韧带仍附着于远端骨折块而斜方韧带断裂，它不能维持内侧骨折块的复位。

Rockwood 将锁骨远端Ⅱ型骨折分成 2 个亚型。把锁骨远端骨折中斜方韧带和锥状韧带仍附着于远端骨折块的骨折称为ⅡA 型骨折，把喙锁韧带破裂造成内侧骨折块不稳定的骨折称为ⅡB 型骨折。

Neer 提出，锁骨远端骨折偶然也和肩锁关节外展有关，并且他把这种骨折称为Ⅲ型骨折（图 4 - 2）。

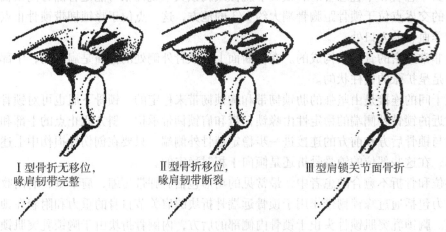

| Ⅰ型骨折无移位，喙肩韧带完整 | Ⅱ型骨折移位，喙肩韧带断裂 | Ⅲ型肩锁关节面骨折 |

图 4 - 2　锁骨骨折——远端 1/3 骨折

锁骨内侧端骨折不是很常见，几乎无一例外地都采用对症治疗。Craig 把锁骨内侧端骨折分成 5 型，即很少移位骨折（Ⅰ型），移位骨折（Ⅱ型），关节内骨折（Ⅲ型），骨骺分离骨折（Ⅳ型）和粉碎性骨折（Ⅴ型）。锁骨内侧端损伤类型的描述和研究报道很少，目前还不清楚不同类型对治疗和预后的影响。

（四）损伤机制

在青春期和成人患者中，锁骨骨折几乎都是中能量损伤或高能量损伤造成的，如高处重物坠落，机动车事故，运动损伤，对肩关节重击损伤。在儿童和老年患者中，锁骨骨折常常是由低能量创伤造成的。

（五）流行病学

1987 年，Malmo 报道在所有骨折中锁骨骨折占 4%，而在所有肩部骨折中它占 35%。发生在锁骨中 1/3 部位的骨折占 76%，这个数字与以前的研究报道相似。锁骨内侧端骨折只占锁骨骨折的 3%。虽然许多已发表的研究报道说发生率在 1% ~6%，这些骨折的大部分发生在青春期和年轻成年男性患者和老年患者中。在 75 岁后，锁骨外侧端骨折和锁骨内侧端骨折的发生率陡然增加，这些数据提示当出现骨质疏松时，这些部位更易发生骨折。

（六）损伤评估

低能量至中等能量的创伤造成的锁骨骨折很容易被诊断，少数伴有并发症。骨折并发畸形和肿胀常常很明显，虽然在影像学检查前锁骨内侧端骨折或外侧端骨折同锁骨从相邻的关节脱位之间的鉴别是困难的，但锁骨上的骨折部位通过视诊和触诊通常能被发现。

即使是高能量损伤所致，开放性锁骨骨折也是不多见的，开放性锁骨骨折是对锁骨的直接暴力打击造成的。经常可出现主要的骨折块或翻转的粉碎骨折块将局部皮肤顶起。

有报道称锁骨骨折可以伴发神经血管损伤，气胸和血胸。锁骨骨折导致的臂丛神经损伤，晚期功能障碍主要是内侧束受累，像这样的根性牵拉伤通常发生在高能量损伤患者中，而且相对来说预后不良。

血管损伤通常是不明显的。它们可以是隐蔽的损伤或是小的刺伤，受累的动脉或静脉可在几周内甚至几年内以动脉瘤、假性动脉瘤或栓塞的形式表现出来。

当高能量损伤造成锁骨骨折（例如机动车事故、高处摔下）时，必须首先对威胁生命的损害进行评估，锁骨骨折、胸锁关节脱位或肩锁关节脱位同时伴有肩胛骨外侧平移可表现为肩胛胸廓间分离，这种损伤常常联合伴有严重的神经血管损伤。

对锁骨下静脉的压迫，甚至是血栓形成可以出现在损伤后的早期阶段。有报道说在锁骨骨折后，锁骨下静脉的血栓形成会发生肺栓塞。

（七）放射学评价

锁骨的前后位摄片可以确诊大多数锁骨骨折，它应该能够区分移位骨折和无移位骨折或移位很小的骨折。为了进一步评估锁骨骨折移位的程度和方向，锁骨斜位 X 线片是有必要的。Quesada 推荐向头侧倾 45°X 线片和向尾侧倾 45°X 线片，这种 X 线片通过提供垂直相交的投影能方便进一步的评估。锁骨内侧端骨折的特点很难在这张片上反映出来，而常常需要做 CT 检查。

Neer 建议使用应力位 X 线片（X 线片时双手各施加 10 磅的重量）来评估喙锁韧带的完整性，使用 45°前斜位和 45°后斜位 X 线片来评估移位程度。

（八）锁骨骨折的处理

1. 锁骨中段骨折

（1）非手术治疗：为了达到闭合复位，在大多数病例中，当锁骨内侧骨折块向下压时，锁骨远端骨折块必须向上、向外和向后复位。血肿内阻滞（往骨折断端注射 10ml 1% 的利多卡因）就能提供足够的麻醉，但在一些患者中，需进行清醒时镇静或全身麻醉。Edwin Smith Papyrus 所描述的复位技术，一直沿用到现在，并指出当双肩向外和向上伸展时，在仰卧位患者的肩胛骨之间放置一只枕头。另一种骨折复位的方法是在患者取坐位时，医师在患者肩胛骨之间用膝盖或用握紧的拳头压住躯干并控制方向，将双肩向后和向上牵引。

为了维持锁骨骨折的复位和对患者进行制动，通常采用横"8"字绷带固定，伴或不伴有患肢悬吊；一些同意 Dupuytren 和 Malgaigne 观点的人，同 Mullick 一样认为使锁骨骨折达到准确复位和制动是"既不必须也不可能的"，所以，他们提倡为了舒适，可使用简单的上臂悬吊，并放弃复位的任何尝试。

横"8"字绷带的优点在于上臂可以在限制的范围内做自由活动。缺点包括增加了不舒适感，需要经常不断地调节绷带位置和反复的对患者进行随访，它也有潜在的并发症，包括腋窝处的压疮和其他一些皮肤问题，上肢水肿和静脉充血，臂丛神经瘫痪，畸形加重和可能增加骨折不愈合的风险。

（2）手术治疗：锁骨骨折传统上是不鼓励的。根据 Neer 的报道，2 235 例锁骨中段骨折并采用保守方法治疗的患者中只有 3 例（0.1%）出现骨折不愈合；然而，45 例锁骨骨折并立即采用切开复位内固定治疗的患者有 2 例（4.6%）发生骨折不愈合。Rowe 发现在闭合保守治疗中有 0.8% 的患者出现骨折不愈合，相比之下，手术治疗有 3.7% 的患者出现骨折不愈合。建议只有当锁骨骨折发生明显移位时切开复位内固定术才是必要的，这种情况在高能量损伤中较为典型。对较严重的锁骨骨折治疗的选择足以能解释手术和非手术治疗骨折愈合率是不同的。

随着内固定的发展，人们开始有兴趣在初次治疗时就采用手术治疗的方法。近期有报道称锁骨骨折不愈合采用切开复位内固定和骨移植治疗可取得良好效果，并指出如果操作得当，内固定治疗锁骨骨折应该不会妨碍骨折愈合。

许多学者报道了下列患者在采用钢板固定后已取得良好的治疗效果：开放性锁骨骨折；锁骨骨折严重成角畸形妨碍闭合复位；锁骨骨折患者并发多发性损伤。尤其是同侧上肢创伤或双侧锁骨骨折的患者。特别是肩胛胸廓分离和所谓的"浮肩损伤"，"浮肩损伤"表现为并发有移位的锁骨骨折和肩胛颈骨折，它们被公认为是锁骨骨折切开复位和钢板螺钉内固定的重要指征。

在出现神经血管问题时，行切开复位内固定术的优点尚不清楚。当然，如果血管修补需行切开暴露时，应进行锁骨的内固定治疗，但急性的神经血管损伤并发锁骨骨折是非常罕见的。最常见到的血管问题是上臂的静脉瘀血，它并不伴有深静脉血栓形成、动脉瘤或假性动脉瘤。

在锁骨骨折后产生的臂丛神经急性损伤也是极其罕见的。臂丛瘫痪则是手术干预的适应证，它的产生和骨折后一段时间内由于骨折对线不良而产生的过多骨痂有关。在这些情况下，应考虑行切开复位再对线，切除突出的骨痂并使用骨折内固定治疗。

在行锁骨切开复位内固定治疗时，建议使用钢板和螺钉固定。虽然锁骨的髓内固定技术取得了良好的效果，但由于锁骨自身存在的弧度、骨质密度大和髓腔不明显这些特点，使这种技术变得比较困难。为了防止固定针移位引起的并发症，髓内固定装置已进行了改良；然而即使这样，尤其是当固定针发生断裂的时候，固定针还是会移位。

在锁骨的上表面，我们运用 3.5mm 的有限接触动力加压钢板（LCDCP 钢板，Synthes，Paoli，PA）。在两侧主要骨折块上至少要分别固定 3 枚螺钉。如果骨折类型允许，骨折块间的加压螺钉能大大地增强结构的稳定性。

如果对固定的安全性有信心的话，在术后的 7~10 天，用吊带固定患肩，这样可使患者感到比较舒服。允许短时间的被动肩关节钟摆样操练，可去除吊带进行操练。过头顶无阻力的肘关节屈曲度的操练常在术后 6~8 周时进行，这种运动可一直持续到骨折愈合。因此，可以允许患者进行渐进性的力量训练，也可逐步地进行过顶的全范围活动。在手术治疗 3 个月后患者可恢复正常工作和生活。

大多数患者不需要取出钢板；然而，突出的内固定可导致皮肤问题。对于那些患者，最好还是取出钢板，但至少要在损伤后 12~18 个月，并且在腋顶后突位摄片上要看到钢板下骨皮质已获得重塑。

2. 锁骨远端骨折　轻度移位或无移位的锁骨远端骨折在对症治疗的同时，用吊带悬吊固定治疗。虽然有报道说一些锁骨远端骨折的患者发生骨折不愈合，但是不愈合发生的机会是极其低的。

Neer、Ldwards 等报道了移位锁骨远端骨折的患者采用手术治疗，在术后 6~10 周所有患者骨折都愈合了，相关的并发症也不多。这些患者中功能障碍的时间也缩短了，在相对较短的时间内恢复到了全范围的肩关节活动度和功能。

手术内固定治疗锁骨远端骨折的其他技术还包括喙突锁骨螺钉固定和将喙突移位固定到锁骨上。AO/ASIF 协会推荐使用张力带钢丝固定，即两根克氏针钻入锁骨上表面，避免干扰肩锁关节。

使用张力带钢丝技术来治疗锁骨骨折，沿 Langer's 皮纹切开皮肤后即形成一较厚皮瓣，这样可暴露锁骨远端和肩峰。经肩峰的克氏针可临时固定复位后的骨折。两根坚强，光滑的克氏针通过肩峰的外缘倾斜后穿过肩锁关节和骨折处到达锁骨中部坚实的锁骨背侧骨皮质。用 18 号钢丝穿过骨折内侧锁骨上的钻孔，环形绕过克氏针的针尾后打结，针尾需弯曲 180° 并转向下方后埋入肩峰。如果发现斜方韧带和锥形韧带都破裂了，那么就要努力缝合修补断裂的韧带。放置引流后缝合伤口。术后处理和锁骨中段骨折的处理不同，术后患者需吊带持续悬吊固定至少 4 ~ 6 周。

3. 锁骨近端骨折　关于锁骨内侧段骨折非常少见，大多数医生对此经验有限。大多数学者提倡开始时用非手术保守治疗，如果症状持续存在，可考虑行锁骨内侧切除术。考虑到在这区域内植物打入和移位所带来的风险，基本上很少考虑手术治疗。

（九）并发症

1. 骨折不愈合及畸形愈合　保守治疗锁骨骨折在损伤后 6 个月内的不愈合率是不同的，大多数是高能量损伤的结果。基于这些患者所表现出的骨折不愈合，人们提出的风险因素包括初始创伤的严重程度，骨折的粉碎程度和发生再次骨折。骨折块的移位程度是骨折不愈合最重要的风险因素。锁骨中段骨折不愈合比锁骨远端骨折不愈合要常见得多，这一事实可能归因于锁骨中段骨折总体上来说更常见的缘故。

锁骨骨折的一期手术治疗会伴有骨折不愈合的风险。虽然当代的一系列报道说新鲜锁骨骨折在内固定治疗后有很高的愈合率，但他们认为手术失败的原因是不正确的技术操作造成的，包括所使用的钢板太小或太短和过多的软组织剥离。

锁骨骨折不愈合可能伴有神经血管问题，包括胸廓出口综合征、锁骨下动静脉受压、锁骨下动静脉血栓形成和臂丛神经瘫痪。锁骨骨折不愈合的患者神经血管功能不良的发生率在不同的报道中差别比较大，从较少的 6% 到较多的 52% 不等。

在锁骨骨折不愈合的治疗中，我们要区别重建手术和补救手术。前者手术是通过对锁骨对线和完整性的恢复来达到以下目的，即缓解疼痛解除神经血管受压和增强功能。后者手术的目的是通过锁骨切除、成形或避免和其他结构相撞（如第 1 肋骨切除），来达到缓解症状。虽然，已尝试用电刺激治疗锁骨骨折不愈合，但这种技术应用的适应证还是很少。锁骨骨折不愈合的典型症状是伴有肩关节畸形的功能受限和神经血管并发症，这一点并没有被电刺激治疗所提及。

随着内固定技术的不断发展和改进，重建手术的效果也得到了改善，以至于补救手术现在很大程度上已成为历史。只有在以下情况下我们才考虑做锁骨部分切除，即患者有锁骨的慢性感染，或非常远端的锁骨骨折不愈合。小的锁骨远端骨折块可以被切除，并且喙锁韧带必须附着于近侧骨折块的外侧端且保持完好。

锁骨骨折不愈合的治疗包括用螺钉固定胫骨或髂嵴的植骨块，和用髓内固定法，这种方法仍有一些提倡者，目前所用的方法是采用坚强钢板和螺钉固定。有作者建议使用钢板固定，手术技术和康复方案也已在前文描述过。关于锁骨中段骨折不愈合治疗的几点意见值得大家进一步探讨。

在增生肥大型骨折不愈合中，丰富的骨痂可以在切除后留作植骨之用，在一些病例中，如果量够的话，就不需要髂骨移植。骨折不愈合的部位并不需要清创，因为在稳定的内固定后纤维软骨会进行愈合。如果骨折线是斜形的话，有时在上部放置钢板外还可以在骨折块间用拉力螺钉固定骨折。

萎缩型骨折不愈合表现为硬化的骨折断端，之间嵌有纤维组织，而假关节形成假的滑膜关节。在这时需要切除骨折块的两个断端和嵌入的组织。在这种情况下，小的分离常常不能帮助控制骨折块和维持所需的长度的对线。一块雕塑成形的三面皮质髂骨块需被植入分离处，以确保长度和对线的恢复并促进骨折愈合。

在传统上讲愈合不良主要被认为是影响到局部的美观。一些报道认为伴有锁骨骨折块骑跨的患者在肩关节功能方面存在着不小的困难。此外，对压迫臂丛神经或锁骨下动、静脉也有报道，原因是锁骨骨折对线不良造成肋锁间隙狭窄。在受伤后数周或数月内因为增生的骨痂使得愈合不良的骨折造成神经肌肉的受压症状。

2. 血管神经损伤　急性血管神经并发症是罕见的；它们通常发生在典型的肩胛胸廓分离损伤或发生在与锁骨骨折无关的损伤（如臂丛神经牵拉损伤）。神经血管功能失常是由胸廓出口处狭窄造成的，骨折对线不良时它发生在受伤后最初的 2 个月内，或由于骨折不愈合产生增生肥厚的骨痂而发生在几个月后甚至数年后。

当肋骨锁骨间隙狭窄时，真性锁骨下动脉瘤可作为狭窄后动脉瘤而发生。移位的锁骨骨折块导致的锁骨下动脉小的刺破损伤是十分罕见的。偶尔，在数月至数年后由于假性动脉瘤的压迫，它可产生臂丛神经功能失常。

在以前，由肥大型骨折不愈合造成的压迫而产生的神经血管症状被错误地认为是交感神经引起的持续疼痛（肩－手综合征）。锁骨上神经的损害会导致前胸壁疼痛。

3. 手术治疗的并发症　尽管在锁骨近端下方有重要的解剖结构，手术中的并发症还是罕见的。Eskola 和同事报道了 1 例锁骨骨折不愈合的患者在接受手术治疗时发生的并发症，包括锁骨下静脉撕裂，气胸，空气栓塞和臂丛神经瘫痪。另一方面，钢丝和固定针一旦插入移位行走，它可最终在腹主动脉、主动脉升部，主动脉和心包中导致致命的心脏压塞，肺动脉，纵隔，心脏，肺内被发现，甚至在椎管内被发现。

（徐文彦）

第二节　肱骨近端骨折

肱骨近端骨折是较常见的骨折之一，占全身骨折的 4%～5%。AO 组织根据骨折线的部位用 A、B、C 来表示骨折的分类（关节外或关节内），使用 1、2、3 来表示骨折的严重程度（图 4－3）。Codman 提出了肱骨近端 4 个部分骨折的概念。Neer 在其基础上，提出了肱骨骨折的四部分分型，是目前使用最广泛的临床分型系统。它是以骨折块的移位来进行划分的，而不是骨折线的数量。如图 4－3 中所示，Neer 把肱骨近端分为 4 个部分：肱骨头、大结节、小结节和肱骨干。采用超过 1cm 或成角 >45° 的标准，诊断几部分骨折。但要注意移位可能是一个持续的过程，临床上需要定期的复查。Neer 分型（图 4－4）对肱骨近端骨折的类型有相对严格的标准：如果骨折骨块或骨块所涉及的区域移位 <1cm 或成角 <45°，就定义为 1 部分骨折；两部分骨折的命名是根据移位骨块来认定的；在 3 部分的骨折和骨折脱位中，由于力学平衡的打破，外科颈骨折块会产生旋转移位，骨折类型的命名仍旧是依照移位结节的名称来确定；4 部分骨折分为外展嵌插型，典型的 4 部分骨折以及四部分骨折脱位。关节面的骨折分为头劈裂型和压缩型。

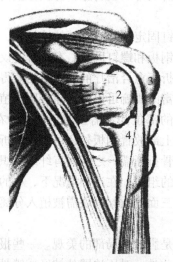

图 4－3　肱骨近端骨折的 4 部分

1 部分骨折（移位较小）没有骨块移位超过 1cm 或成角大于 45°，而非骨折线的数量决定。2 部分骨折是根据移位骨块来命名的，包括两部分解剖颈骨折、2 部分外科颈骨折（A 压缩，B 无压缩，C 粉碎）、2 部分大结节骨折、2 部分小结节骨折和 2 部分骨折脱位。3 部分骨折中有一个结节是产生移位的，头部的骨折块则会产生不同方向的旋转。分为 3 部分大结节骨折、3 部分小结节骨折和 3 部分骨折脱位。四部分骨折包括外展嵌插型四部分骨折、真正的 4 部分骨折和 4 部分骨折脱位。还有 2 种特殊类

型的涉及关节面的骨折，关节面压缩和关节面劈裂

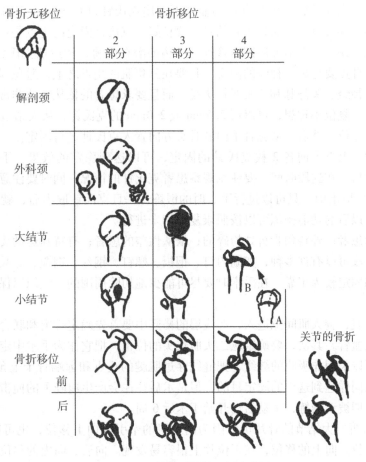

图4-4　肱骨近端骨折4部分分型

（一）一部分骨折

80%的肱骨近端骨折属于1部分骨折，骨折块有较好的软组织的包裹，可以允许早期的锻炼。1部分骨折中，肱骨头缺血坏死的发生率非常少见。有学者认为的缺血坏死就是由于结节间沟处的骨折造成了旋肱前动脉分支的损伤。

（二）两部分的肱骨近端骨折

1. 肱骨外科颈骨折　2部分外科颈骨折可以发生在任何的年龄段。胸大肌是引起畸形的主要肌肉组织，由于肩袖组织的作用，关节面的骨块处于中立位。对于外科颈骨折，还有3种临床亚型。压缩、无压缩以及粉碎。有压缩类型的骨折：其成角的尖端往往朝前方，而对侧的骨膜常常是完整的。对这种类型的治疗可以视患者的需要进行复位。无压缩类型的骨折：胸大肌牵拉肱骨干向前内侧移位，而肱骨头还是处于中立位的。这种类型常常会引起腋动脉和臂丛神经的损伤。因此，闭合复位后还需要进行评判。①骨折复位而且稳定；②骨折复位，但是不稳定；③骨折复位不成功。对于粉碎的类型，骨干部的碎片部分可能会被胸大肌牵向内侧，肱骨头和结节部分的骨块是处于中立位。一般这种类型的骨折对线尚可，但由于外科颈处粉碎，稳定性较差，多需要手术治疗。有些作者认为，移位不超过肱骨干直径的50%，成角小于45°，都可以采取非手术治疗。保守治疗是采用复位后颈腕悬吊的方法，固定肩关节7～10天。在固定期内，要求其恢复手、腕、肘的功能。在10天后的随访中，重点是判断骨折端是否有连接的迹象。若疼痛缓解让患者在悬吊保护下进行钟摆样运动。在3周或4周后，复查X线如果没有进一步移位迹象，可以开始进行辅助的练习，6周后开始主动的锻炼。

若骨折成角＞45°、移位＞1cm或超过肱骨干直径的50%的患者；或有神经血管损伤的患者；复位后不稳定或复位失败的患者；开放性的骨折的患者；多发性创伤的患者都需要采用手术治疗。

手术的方法大体包括闭合复位经皮固定和切开复位内固定两种。对于骨折可以通过手法复位，但是不稳定的患者，可以考虑复位后，在 C 臂机的监视下，用克氏针进行固定。它的适应证是：可以进行闭合复位的不稳定的两部分骨折，而且患者的骨质要良好。克氏针固定的优点是：创伤小，减少由于组织剥离而带来的坏死。缺点：会增加周围血管神经结构的潜在威胁，和后期克氏针的游走。在技术上，要求外侧克氏针的进针点要远离腋神经的前支，且要在三角肌的止点之上，避免损伤桡神经。前方的克氏针要避免损伤肌皮神经、头静脉和二头肌长头腱。而且要求患者的依从性要非常好，以便于手术之后的随访。如果在术中，复位不理想，可以用 2.5mm 或 2.0mm 的克氏针，从大结节处钻入至肱骨头，把它作为把持物来帮助复位。然后，从肱骨干向肱骨头方向置入克氏针进行固定。

文献的研究表明，上下方向各 2 枚克氏针的固定，可以达到稳定的效果。手术后，患者要制动 3 周，直到克氏针移除后。在这段时间，要注意观察患者克氏针的情况，同时要注意有无局部皮肤受压和坏死出现。3 周克氏针取出前，只可以进行手、肘的锻炼。一旦克氏针取出后，就可以进行吊带保护下的肩部钟摆样活动。以后的功能操练可以按照康复计划来进行。

存在骨质疏松的患者；外科颈骨折处粉碎的；依从性差的患者；有特殊运动要求的患者，可以直接切开复位。采用的手段可以有许多种，如髓内钉、钢板、螺钉、钢丝、钢缆、非吸收的缝线等。从固定的强度来说，钢板的固定较为牢靠。在手术时要尽可能少地切除周围的软组织以保护血供，这也是治疗的原则之一。

手术时通过三角肌、胸大肌间隙进入，在浅层的暴露中要首先确定喙突和联合肌腱的位置，因为在其内侧是重要的神经血管。其次，要确定肱二头肌长头的位置，把它作为手术中定位的标志。对于一些骨质疏松的患者，可以采用非吸收的缝线，把缝线穿过肌腱的止点和远端骨干上预先钻的孔进行固定。钢丝和钢缆虽然也能同样达到这样的固定目的，但是术后往往会产生肩峰下的撞击症。手术后，无不稳定的情况下，可以早期被动操练，主动活动开始于术后 6 周。

2. 肱骨大结节骨折　大结节的骨片可以因为冈上肌的牵引而向上移位，也可以因为冈下肌和小圆肌的牵引向后内侧移位。向上的移位，在正位片上很容易发现。向后、向内的移位则在腋路位上容易发现，有必要的时候，还可以做 CT 进一步检查。

大结节骨折移位超过 1cm 的患者，都留下了永久性的残疾，而移位在 0.5cm 或更少的患者，预后则较好。但现在观念认为对于年轻患者若移位 >0.5cm，需行手术复位。目前认为大结节复位位置的好坏会直接影响后期的外展肌力和肩峰下撞击症的发生概率。早期积极修复远比不愈合后再进行手术治疗的效果要来得好。

对于大结节骨折伴随有脱位的患者，我们常常把着重点放在盂肱关节的脱位上，有时会忽略大结节的骨折。有作者进行过统计，在盂肱关节脱位的患者中，有 7% ~15% 伴有大结节骨折。

大结节手术的方法有多种多样，可以使用克氏针、螺钉、钢丝、钢缆等。目前，有报道采用关节镜引导的经皮复位技术取得了早期良好的随访结果。也有作者报道采用关节镜技术治疗急性创伤性盂肱关节脱位并发大结节骨折的病例。虽然，关节镜技术已经今非昔比了。然而，许多作者认为对于骨折块比较小，有明显的移位，以及骨块有回缩的病例，还是需要进行切开复位手术的。当结节较粉碎或存在较小的撕脱骨折，螺钉固定相当困难时，可以使用 8 字缝合技术。Levy 的报道认为，大结节的骨块越小，所取得的治疗结果就越差。大结节骨折可以被看作是骨性肩袖的撕脱，采用一般的肩袖修补入口就可以。当带有骨干部分的骨折，就需要采用三角肌、胸大肌间隙的入口。

康复：大结节骨折术后，如果稳定性良好，则可以立即进行被动的前屈、钟摆样运动以及外旋训练。但是，主动的运动需要等到 6 周后或影像学上出现早期愈合的表现。

3. 小结节骨折　2 部分的小结节骨折较少见，它通常伴有 2 或 3 部分的肱骨近端骨折或作为骨折脱位后的一部分。

X 线和 CT 扫描可以帮助诊断小结节骨折的大小及移位方式。在分析 X 线结果时要和钙化性肌腱炎、骨性的 Bankart 进行鉴别。

小结节骨折的治疗包括手术和非手术治疗。Ogawa K 等报道了 35 例通过切开复位内固定方法治疗的急性小结节骨折，均取得良好的长期结果。对于影响结节间沟以及有二头肌脱位趋势的小结节骨折都可以进行切开复位的手术治疗。有些作者把 5 ~ 10mm 的移位作为标准，对 >1cm 的移位均应该进行手术固定。采用的切口为三角肌胸大肌切口，在处理肩胛下肌和小结节时要防止内侧的腋神经损伤或因手术引起的粘连。把骨块复位后，可以采用张力带、螺钉等的固定方法。如果，小结节骨片过小，导致无法确切固定的，则可以将之切除。但是，肩胛下肌需要与肱骨近端进行修复，保持肩袖组织的功能完整。

一般来说术后被动外旋最多至中立位为止。术后 6 周，如果 X 线显示骨折有愈合迹象，则可以进行外旋 45°，完全上举的动作。3 个月后，通过康复训练，力量可以完全恢复。

4. 解剖颈骨折 不伴有结节移位的孤立的解剖颈移位骨折非常罕见，但是这种骨折类型所引起的不连接和缺血性坏死的风险又非常高。临床上如果发现此类骨折，就需要进行手术。对于年轻患者，在术中能够达到解剖复位的，可以采用钉板系统进行固定，螺钉固定在中央部及软骨下骨是最牢固的；对于年龄较大的患者或术中不能达到解剖复位的年轻患者，则需要进行半肩关节置换术。

（三）3 部分的肱骨近端骨折

3 部分的骨折在肱骨近端骨折中占 10%，老年人、骨质疏松患者的发病率较高。男性：女性 = 1 ：2。3 部分骨折的缺血坏死率为 12% ~ 25%。在 3 部分大结节骨折中，肩胛下肌使肱骨头出现内旋；在 3 部分小结节骨折中，冈下肌使肱骨头外旋，胸大肌会使肱骨干内旋内收。有时，二头肌长头腱会嵌顿在骨折碎片间。对于 3 部分骨折无软组织嵌顿的可以进行闭合复位，采取保守治疗。特别在老年患者中，不主张进行反复的闭合复位。因为其骨量较差容易造成骨片更加粉碎。而且，反复的手法复位会增加神经损伤和骨化性肌炎的发病率。如果患者无法耐受麻醉或者对肩关节功能预期值要求不高的高龄患者，则可以进行保守治疗。Zyto 等对 9 例 3 部分骨折的患者进行 10 年的随访，平均年龄 66 岁，平均的 constant 评分为 59 分，其中，4 例没有遗留残疾，3 例留有轻度残疾，2 例留有中度残疾。所有的患者都能接受最终的结果。

3 部分不稳定的肱骨近端骨折，可选择手术治疗。切开复位内固定的优点在于相对保存了原有关节的结构。其与半肩置换相比，不存在后者的一些缺点，如大结节分离、假体松动、神经损伤、肩胛盂的磨损、异位骨化以及深部感染等。而其缺点在于软组织的剥离增加了缺血坏死和骨不连的概率及内固定术后的并发症。对于老年粉碎性的或骨质严重疏松的 3 部分骨折患者，可应用半肩关节置换术。

早期，Neer 所进行的半肩关节置换术取得了较好的疗效，然而，其后再也没有作者得出像他一样好的结果。有报道提出，随着患者年龄的增加，关节置换的效果就越差。由于钢板系统的不断改良，微创技术的提出，采用内固定技术治疗此类骨折也取得了令人满意的结局。

但是，在选择切开复位内固定治疗之前，需要注意两方面的问题：骨的质量；肱骨头的状态。骨的质量包括骨质疏松及骨折粉碎的程度。

（四）4 部分的肱骨近端骨折

老年人和骨质疏松患者的发病率相当高。Court - Brown 等对肱骨近端骨折的流行病学统计显示，70% 以上的 3，4 部分骨折患者年龄 >60 岁，50% 的 >70 岁。

在 Neer 的 4 部分骨折分型中，分为外展嵌插型、真正的 4 部分骨折和 4 部分骨折脱位。外展嵌插型骨折的特点是，骨折断端由于压缩，肱骨头嵌在大小结节骨折块内，由于胸大肌的牵引，骨干向内侧移位，使得肱骨头与骨干形成外展的状态。对于这种嵌插骨折特别要引起注意，因为，它常常会演变成真正的 4 部分骨折。所以，在对移位较小的外展嵌插型 4 部分骨折的保守治疗期间，早期的随访相当重要。

对外展嵌插型骨折的治疗，如果关节的骨折块没有向外侧移位，说明内侧的骨膜组织仍然是完整的，内侧的血供没有受到太大的破坏。对这种移位较小的骨折，可以采用保守治疗或切开复位内固定。

对肱骨近端真正 4 部分骨折的治疗则首选假体置换手术。而希望采用闭合复位的保守治疗是不明智的，除非患者不能耐受手术或不同意手术。

外展嵌插型的骨折缺血坏死率低于真正的4部分骨折，也未必要采用假体置换的治疗方式；即使发生了缺血坏死，只要达到解剖复位坚强固定后期的功能还是可以接受的。

（五）骨折 – 脱位

骨折脱位可以是2部分、3部分以及4部分的。在临床处理上，一般先处理脱位，再进行骨折的固定。对于2部分的骨折脱位，可以采用闭合或切开复位的方法。3部分的骨折脱位大多数情况下采用切开复位内固定，除非肱骨头周围没有或很少有软组织附着或老年骨质疏松患者，可以采用关节置换手术。4部分的骨折脱位首选关节置换手术。

（六）特殊类型的关节面骨折

这种类型的骨折包括关节面压缩和劈裂骨折。关节面压缩的骨折常常伴随有肩关节的后脱位，治疗主要依据肱骨头缺损的范围。对于年轻人，缺损范围 <40% 的尽量采用内固定的方法。关节面劈裂或压缩超过 40% 的骨折通常要采用关节置换手术来治疗。

（徐文彦）

第三节　肱骨干骨折

肱骨干骨折是一种常见的损伤，约占全身骨折的1%，常由典型的直接暴力所致，也可见于旋转暴力较大的体育运动，如投掷、摔跤等。尽管大多数肱骨干骨折可以采用非手术治疗，但仍然有很多关于手术治疗适应证的报道。最终患者能否获得满意的疗效，取决于是否能在骨折类型和患者的要求之间选择一个合适的治疗方案。

（一）解剖

肱骨干近端呈圆柱形，起于胸大肌止点的上缘，远端至肱骨髁上，近似于三棱柱形。3条边缘将肱骨干分成三个面：前缘，从肱骨大结节嵴到冠突窝；内侧缘，从小结节嵴到内上髁嵴；外侧缘，从大结节后部到外上髁嵴。前外侧面有三角肌粗隆和桡神经沟，桡神经和肱深动脉从此沟经过。前内侧面形成平坦的结节间沟。前外侧面和前内侧面远端相邻的部位为肱肌的附着点，后面形成一个螺旋形桡神经沟，其上方和下方分别为肱三头肌的外侧头和内侧头。

肱骨干的血液供应来自肱动脉的分支。从肱动脉发出的一支或多支营养血管、肱深动脉或旋肱后动脉提供肱骨干远端和髓内的血液供应。鼓膜周围的血液循环也是由这些血管和许多小的肌支以及肘部动脉吻合支构成的。在手术治疗骨折的时候必须小心避免同时破坏髓内和骨膜周围的血液供应。

（二）分型

肱骨干骨折通常是以骨折线的位置和形态、损伤暴力的大小以及并发软组织损伤的程度来分类。

根据解剖部位可将肱骨干骨折分为：胸大肌止点近端的骨折、胸大肌和三角肌止点之间的骨折以及三角肌止点以远的骨折。不同位置水平的骨折，由于肱骨干肌肉附着的不同而产生不同角度的移位。发生在胸大肌止点近端的骨折，近骨折段在肩袖肌的作用下外展外旋；发生在胸大肌和三角肌止点之间的骨折，三角肌牵拉远骨折端而向近端和外侧移位，近骨折端在胸大肌的作用下内收；发生在三角肌止点以远的骨折，近骨折段外展，远骨折段在肱三头肌和肱二头肌收缩的作用下向近端移位。

目前应用最为广泛的是 AO 分型，将其分为简单型（A 型）、楔形（B 型）和复杂型，每一种骨折类型又根据骨折线的位置和形态分为不同的亚型（表 4 – 1 ~ 表 4 – 3）。

表 4-1　肱骨干简单骨折（12-A）

	12-A1 螺旋骨折	12-A2 斜形骨折（≥30°）	12-A3 横形骨折（<30°）
12-A：肱骨干简单骨折	12-A1.1 近段螺旋骨折	12-A2.1 近段斜形骨折	12-A3.1 近段横形骨折
	12-A1.2 中段螺旋骨折	12-A2.2 中段斜形骨折	12-A3.2 中段横形骨折
	12-A1.3 远段螺旋骨折	12-A2.3 远段斜形骨折	12-A3.3 远段横形骨折

表 4-2　肱骨干楔形骨折（12-B）

	12-B1 螺旋楔形骨折	12-B2 折弯楔形骨折	12-B3 粉碎楔形骨折
12-B：肱骨干楔形骨折	12-B1.1 近段螺旋楔形骨折	12-B2.1 近段折弯楔形骨折	12-B3.1 近段粉碎楔形骨折
	12-B1.2 中段螺旋楔形骨折	12-B2.2 中段折弯楔形骨折	12-B3.2 中段粉碎楔形骨折
	12-B1.3 远段螺旋楔形骨折	12-B2.3 远段折弯楔形骨折	12-B3.3 远段粉碎楔形骨折

表 4-3　肱骨干复杂骨折（12-C）

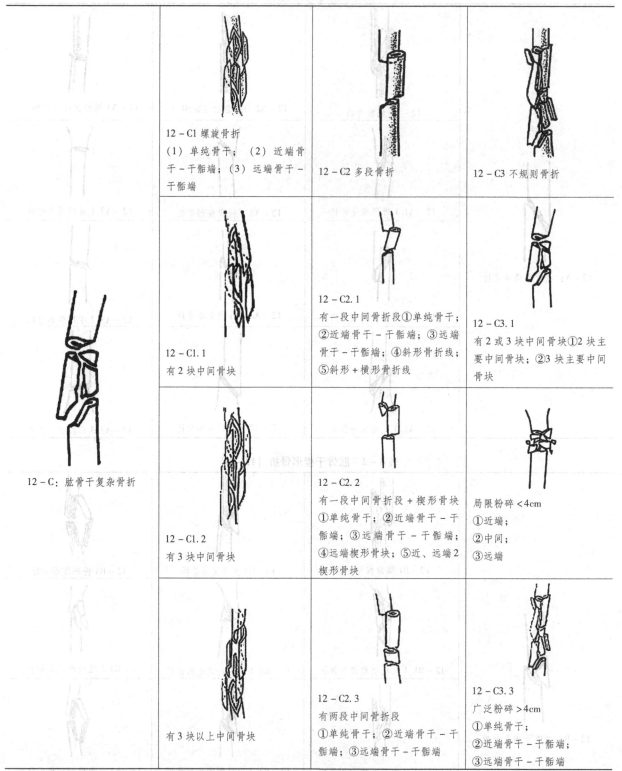

12-C1 螺旋骨折
（1）单纯骨干；（2）近端骨干-干骺端；（3）远端骨干-干骺端

12-C2 多段骨折

12-C3 不规则骨折

12-C：肱骨干复杂骨折

12-C1.1
有 2 块中间骨块

12-C1.2
有 3 块中间骨块

有 3 块以上中间骨块

12-C2.1
有一段中间骨折段①单纯骨干；②近端骨干-干骺端；③远端骨干-干骺端；④斜形骨折线；⑤斜形+横形骨折线

12-C2.2
有一段中间骨折段+楔形骨块①单纯骨干；②近端骨干-干骺端；③远端骨干-干骺端；④远端楔形骨块；⑤近、远端2楔形骨块

12-C2.3
有两段中间骨折段
①单纯骨干；②近端骨干-干骺端；③远端骨干-干骺端

12-C3.1
有 2 或 3 块中间骨块①2 块主要中间骨块；②3 块主要中间骨块

局限粉碎 <4cm
①近端；
②中间；
③远端

12-C3.3
广泛粉碎 >4cm
①单纯骨干；
②近端骨干-干骺端；
③远端骨干-干骺端

（三）诊断

1. **病史及体格检查**　首先要明确受伤机制，以便对患者病情的判断提供重要线索。对于多发伤患者，应该依据进展性创伤生命维持（ATLS）原则进行体格检查，观察患者的呼吸道是否通畅，评估呼吸、循环的复苏，控制出血，评估肢体的活动能力，在进行完这些基本的步骤之后，才可以将注意力集中于损伤的肢体上。仔细检查上臂肿胀、瘀血及畸形情况。应该在不同的水平对整个肢体的神经血管功

能分别进行评估。必须仔细检查桡神经、尺神经和正中神经的运动、感觉功能。

2. 影像学检查 肱骨的标准影像学检查应该包括正位像、侧位像，同时将肩、肘关节包括在内，必要时加拍斜位片。在病理性骨折中，还需要进行骨扫描、CT 和 MRI 等检查。

(四) 治疗

在制订治疗方案时，应当综合考虑患者的骨折类型、软组织损伤程度、相应的神经损伤、年龄和并发症等，以期取得良好的疗效，并降低并发症的风险。

1. 非手术治疗 绝大多数肱骨干骨折能采用非手术治疗。肱骨 20° 的向前成角和 30° 的向内成角畸形可由正常的肩、肘关节活动度代偿，肱骨也可以接受 15° 的旋转对位不良和 3cm 以内的短缩畸形而几乎不影响功能。

非手术治疗措施主要包括：悬垂石膏、接骨夹板、Velpeau 吊带、外展架、U 形石膏骨牵引以及功能性支具。表 4 - 4 列出了各种治疗措施的优缺点。目前，功能性支具已经基本上取代了其他的治疗措施，最常见的治疗是在骨折后的 3 ~ 7 天应用悬垂石膏或夹板，至疼痛减轻后换成功能性支具。

表 4 - 4　肱骨干骨折的非手术治疗

治疗方法	优点	缺点	适应证
悬垂石膏	可以复位	不适用于横形骨折	多用于短缩骨折早期治疗
接骨夹板	操作简便、允许腕手活动	无法限制骨折短缩	无移位或轻微移位骨折的早期治疗
Velpeau 吊带	在无法合作的儿童和老年患者中非常有用	限制了所有关节的活动	用于无法耐受其他治疗方式的儿童和老年人
外展架	无明显优点	很难耐受	极少应用
骨牵引	可以用于卧床患者；可以用于大面积软组织缺损	感染风险；需要严密观察；有尺神经操作可能	很少应用
功能性支具	允许各个关节活动；轻便，耐受性好；降低骨不连发生率	不适用于骨折早期复位或恢复长度	在早期使用悬垂石膏或接骨夹板后，功能性支具是大多数肱骨干骨折治疗的金标准

(1) 悬垂石膏：应用悬垂石膏的指征包括短缩移位，特别是斜形或者螺旋形的肱骨中段骨折，目前多用于早期治疗以获得复位。横形骨折由于存在骨折端分离和不愈合的风险，因此不宜使用悬垂石膏。

应用悬垂石膏应当遵循以下几个原则：应使用轻质的石膏；石膏的近端应该超过骨折断端 2cm，远端必须跨越肘关节和腕关节，屈肘 90°，前臂旋转中立位；尽量保持手臂处于下垂状态。

(2) 功能性支具：功能性支具是一种通过软组织的挤压达到骨折复位的矫形器具，通过前后两个夹板，分别和肱二头肌、肱三头肌相贴附，对骨折产生足够的压力和支撑，然后用有弹性的绷带将支具固定在合适的位置，支具套袖的远端应该露出肱骨内外髁。

应用悬垂石膏固定骨折的患者应该在 3 ~ 7d，也就是急性疼痛和肿胀消失后换用功能性支具，在患者能够耐受的前提下，鼓励活动和使用伤肢。支具通常要使用 8 周以上，在骨折初步愈合之前，外展活动不应超过 60° ~ 70°。

功能性支具的缺点在于仍有可能发生成角畸形，特别是乳房下垂、肥胖的女性，容易出现内翻成角。其禁忌证包括：软组织损伤严重或有骨缺损；无法获得或维持良好对线的骨折以及遵从性较差的患者。

2. 手术治疗 尽管非手术治疗在大多数肱骨干骨折的患者中可以取得很好的效果，但在某些情况下，仍然需要手术治疗。手术固定有绝对和相对的手术指征（表 4 - 5）。必须充分考虑患者的年龄、骨折类型、伴随损伤和疾病以及患者对手术的耐受程度。对于活动较多的患者，如果发生横形或短斜形骨折，非手术治疗又具有相对愈合延迟的倾向，也可以考虑手术治疗。

表4-5 肱骨干骨折的手术指征

相对指征	绝对指征
多发创伤	长螺旋骨折
开放性骨折	横形骨折
双侧肱骨干骨折、多段端骨折	臂丛神经损伤
病理性骨折	主要神经麻痹
漂浮肘	闭合复位不满意
并发血管损伤	神经缺损
闭合复位后桡神经麻痹	并发帕金森病
骨不连、畸形愈合	患者无法耐受非手术治疗或依从性不好
并发关节内骨折	肥胖、巨乳症

手术治疗的方式包括接骨钢板、髓内钉以及外固定支架。其中，钢板几乎可以应用于所有的肱骨骨折，特别是骨干的近、远端骨折以及累及关节的粉碎性骨折，通常可以取得良好的疗效，而且术后很少残留肩肘关节的僵硬，对于肱骨干畸形愈合或不愈合，钢板固定也是一个标准的治疗方法。

（1）接骨钢板

a. 手术入路：肱骨干骨折钢板内固定有几个手术入路可以使用，包括前外侧入路、外侧入路、后侧入路和前内侧入路。

前外侧入路通常用于肱骨干近、中1/3的骨折。切口从喙突远端5cm开始，沿胸肌三角肌间沟走行，沿肱二头肌外侧向远端延伸至肘关节上方7.5cm，将肱二头肌向内侧牵开，于中轴线偏外侧将肱肌纵行劈开显露肱骨干。由于肱肌的外侧部分受桡神经支配，内侧由肌皮神经支配，因此应用此入路时要保护好支配肱肌的神经。如果将该入路用于远端1/3的骨折，必须小心避免在远端将桡神经压在钢板下。

后侧入路通过劈开肱三头肌显露从鹰嘴窝到中上1/3的肱骨。该入路特别适用于肱骨干远端1/3骨折，同时也适用于需要对桡神经进行探查和修复的患者。该入路缺点在于桡神经和肱深动脉跨越切口和钢板，因此存在损伤的风险。

可延伸的外侧入路于肱三头肌和上臂屈肌群之间的肌肉平面显露远端2/3的肱骨。该入路的优点在于不仅可以显露肘关节，还可以根据手术需要进一步向近端或前外侧延长。

前内侧入路通过内侧肌间隔暴露肱骨干的前内侧面，术中需从三头肌内游离尺神经并牵向内侧。该入路有损伤正中神经和肱动脉的风险，在骨折的内固定中很少使用这种切口，但在治疗伴有神经血管损伤的骨折时非常有用。

b. 手术方法：术前应仔细分析骨折的特点及手术部位的软组织条件，并根据骨折部位采用相应的手术入路。通常肱骨干近端2/3的骨折采用前外侧入路。远端1/3的骨折建议采用后侧入路，并将钢板放在肱骨的后侧，因为肱骨后面比较平坦，而且钢板可以向远端放置而不影响肘关节功能。

通常选用宽4.5mm系列DCP，对于肱骨比较狭窄的患者也可用窄4.5mm系列DCP。肱骨干远端移行部位的骨折固定比较困难，可以通过使用两块3.5mm动力加压钢板获得有效的固定，其中，采用LC-DCP对骨皮质血液循环破坏小，更有利于新生骨的形成。对横形骨折，断端之间的加压主要依靠动力加压钢板，如果是斜形或螺旋形骨折，应尽可能可在骨折端使用拉力螺钉，并用钢板加以保护。对于粉碎严重的骨折，应采用间接复位技术和桥接接骨板技术，并使用锁定钢板。在所有肱骨干骨折的内固定手术中，骨折远近两端都必须至少要有6层皮质，最好是8层皮质被穿透固定，以获得足够的稳定性。需要特别注意的是，在放置钢板之前应确认没有将桡神经压在钢板远端下。

术后第1周，如果内固定可靠稳定，患者就可以开始肩关节和肘关节的功能锻炼，在患者能够耐受的前提下，逐渐增加活动量。4~6周通常禁止负重锻炼。

（2）髓内钉：在肱骨干多段骨折、骨质疏松性骨折以及病理性骨折的治疗中，髓内钉更为合适。

与钢板相比，髓内钉由于更接近肱骨干的中轴，因此比钢板承受更小的折弯应力，也大大减小了在钢板和螺钉上常见的应力遮挡。肱骨髓内钉可以分为膨胀钉（内稳定方式，例如 Seidel 钉和 Truflex 钉）和交锁钉（如 Russell - Taylor 钉）。当并发神经损伤、开放性骨折、伴有骨缺损或萎缩性骨不连时，如果选择该技术，应该进行切开复位置入髓内钉。

髓内钉可采用顺行入路或逆行入路。在肱骨干远端骨折中，和顺行髓内钉相比，逆行髓内钉可以显著增加早期的稳定性，提供更好的抗折弯性能和抗旋转强度。肱骨干近端骨折恰好相反，顺行髓内钉有更好的生物力学特性。

顺行入路用于治疗肱骨干中段和近端1/3骨折。近端呈弧形的髓内钉从大结节插入，要求骨折线距大结节至少5~6cm。直的髓内钉顺着髓腔插入，可用于治疗更偏近端的骨折，但这种髓内钉会影响到肩袖和肩关节外侧关节软骨。入钉点在肩关节伸30°时于肩峰前方平行于肱骨干做纵形切口，切开喙肩韧带即可达肱骨髓腔，选取该入钉点可以避免损伤肩袖。远端锁钉可以从后向前（对与周围神经来说是最安全）、从前向后或者从外向内置入，但对于多发伤患者，从后向前置入锁钉会有一定困难。当使用外侧入路置入锁钉时，必须小心使用钝性分离到达骨面，确保桡神经不会受到损伤。

肱骨逆行髓内钉适用于累及中段和远端1/3的肱骨干骨折。进钉点位于距鹰嘴窝上方1.5~2cm的后侧皮质，并将髓内钉顺肱骨干插到距离肱骨头1~1.5cm的地方。

使用肱骨髓内钉有损伤神经血管的可能，主要包括三部分：在开髓和插入髓内钉时可能损伤桡神经；近端锁定时损伤腋神经；远端锁定时损伤桡神经、肌皮神经、正中神经和肱动脉。此外，使用顺行髓内钉常会在进钉点引起一些症状，如肩关节疼痛和僵硬，而逆行髓内钉则有发生肘关节功能受限以及肱骨远端部位医源性骨折的风险。

（3）外固定架：外固定架很少使用，通常应用在其他现有治疗方法禁忌使用的时候，主要为严重的开放性骨折伴有大面积软组织和损伤骨缺损。外固定架采用单侧、半钉结构即可稳定骨折端，在骨折上下方各置入2枚螺钉，螺钉应该穿透两层皮质并在同一平面，并在直视下置入以防止神经血管损伤。其常见的并发症为钉道感染，部分患者会出现骨不连。

（五）小结

肱骨干骨折是较为常见的损伤。尽管大多数可以采用非手术治疗，但要取得良好的疗效仍需要根据骨折类型与患者需要来选择恰当的治疗方式。如果选择切开复位，对于有移位的肱骨干骨折采用钢板内固定仍然是金标准。

（徐文彦）

第四节　肱骨远端骨折

肱骨远端骨折发生率相对较低，约占所有骨折的2%以及肱骨骨折的1/3，最多见于12~19岁的男性以及80岁以上的老年女性。低能量损伤多由于摔倒时肘部受到直接撞击或伸直位受到轴向的间接暴力所致，高能量损伤多见于遭受车祸或高空坠落伤的年轻患者，常为开放性骨折，且伴有并发损伤。

肱骨远端骨折的治疗常较为困难，特别是那些粉碎严重的关节内骨折，而在伴有明显骨质疏松的老年人群中，这一类型骨折的发生率呈上升趋势，因此对其治疗方式的选择提出了新的挑战。无论成人或儿童患者，对骨折不正确的治疗皆可导致显著的疼痛、畸形以及关节僵硬。为避免这一问题就需要对骨折进行切开复位以重建正常的肘关节，并进行牢固的内固定，以利关节早期的主动活动，从而达到良好的功能恢复。

（一）解剖

肱骨远端呈Y形分开，形成两个支撑滑车的圆柱，可依此划分为内外侧柱，这些柱终止在与滑车相连的点上，其中内侧柱的终止点较滑车远端约近1cm，而外侧柱延伸到滑车的远侧面。滑车的功能就像肱骨远端的关节轴，位于两个骨柱之间，形成一个三角形。破坏这个三角形的任意一边，其整体结构的稳固性就明显减弱。

肱骨远端的三角形结构在后方形成一近似于三角形的凹陷，即鹰嘴窝，在肘关节完全伸直时容纳鹰嘴尖的近端。肱骨的髓腔在鹰嘴窝近侧 2~3cm 处逐渐变细，同时肱骨在内外侧柱间开始变得很薄。桡骨远端前方凹陷被一纵向骨嵴分开，分别为尺侧的冠状窝和桡侧的桡窝。这一纵嵴和滑车外侧唇缘构成内外侧柱的解剖分界线，冠状窝和滑车位于两柱之间，构成一对称的柱间弓。鹰嘴窝和冠状窝与柱间的滑车相联系，而桡窝及肱骨小头是外侧柱的一部分。

内侧柱始于此弓的内侧界，在肱骨远端以 45°角从肱骨干上分出。此柱的近侧 2/3 为骨皮质，远侧 1/3 为骨松质构成的内上髁，截面为椭圆形，内上髁的内侧面和上方是前臂屈肌群的起点，因此内上髁骨块的准确复位和固定有助于重建肘关节的稳定。尺神经从内上髁下方的尺神经沟通过，将尺神经前置后，可以将内固定物放于后内侧柱，而且内侧柱的前侧面没有关节面，螺钉不会影响关节功能。

外侧柱在肱骨干上和内侧柱同一水平的远端分出，但方向相反，与肱骨干长轴成 20°。此柱近侧半为骨皮质，后侧面宽阔平坦，是放置钢板的理想位置。外侧柱的远侧半为骨松质，起始于鹰嘴窝的中央，在向远侧延伸的过程中开始逐渐向前弯曲，在此弯曲的最远点出现肱骨小头软骨。肱骨小头向前突出，在矢状面呈 180°弓形，其旋转中心在肱骨干轴心线前方 12~15mm，但在滑车轴心的延长线上，此为尺桡骨同轴屈伸的解剖基础。肱骨远端的柱状概念在决定何处放置内固定物时很重要，因为术中不能从后面直接看到外侧柱的前面。

滑车是肱骨两柱间的"连接杆"，由内外侧唇缘和其间的沟组成。此沟与尺骨近端的半尺切迹相关节，两唇缘给肱尺关节提供内外侧稳定。

（二）分型

1. 肱骨远端骨折　AO 分型将其分为关节外骨折（A 型）、部分关节内骨折（B 型）和完全关节内骨折，每一种骨折类型又根据骨折线的位置和形态分为不同的亚型（表 4-6 至表 4-8）。

表 4-6　肱骨远端关节外骨折（13-A）

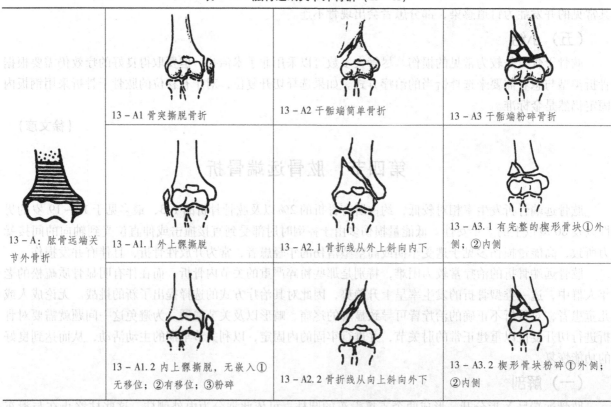

13-A1 骨突撕脱骨折	13-A2 干骺端简单骨折	13-A3 干骺端粉碎骨折
13-A：肱骨远端关节外骨折	13-A1.1 外上髁撕脱	13-A2.1 骨折线从外上斜向内下	13-A3.1 有完整的楔形骨块①外侧；②内侧
	13-A1.2 内上髁撕脱，无嵌入①无移位；②有移位；③粉碎	13-A2.2 骨折线从向上斜向外下	13-A3.2 楔形骨块粉碎①外侧；②内侧

13 - A2.3 横形骨折

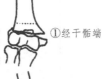

①经干骺端

②近骺部，向后移位（Kocher Ⅰ）

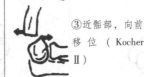

③近骺部，向前移位（Kocher Ⅱ）

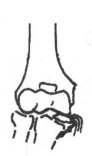

13 - A1.3 内上髁撕脱，有嵌入

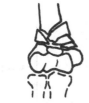

13 - A3.3 复杂骨折

表4-7 肱骨远端部分关节内骨折（13 - B）

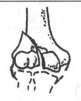

13 - B1 外侧矢状面骨折

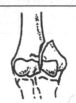

13 - B2 内侧矢状面骨折

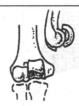

13 - B3 额状面骨折

13 - B：肱骨远端部分关节内骨折

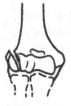

13 - B1.1 肱骨小头骨折①经肱骨小头；②肱骨小头和滑车之间

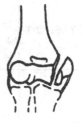

13 - B2.1 经滑车内侧简单骨折（Milch - Ⅰ）

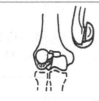

13 - B3.1 肱骨小头骨折①不全骨折（Kocher - Lorenz）；②完全骨折（Hahn - Steinthal 1）；③带部分滑车（Hahn - Steinthal 2）；④粉碎

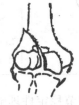

13 - B1.2 经滑车简单骨折①内侧副韧带完整；②内侧副韧带破裂；③干骺端简单的外侧髁骨折（典型Milch - Ⅱ）；④干骺端楔形骨折；⑤干骺端 - 骨干骨折

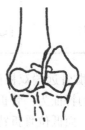

13 - B2.2 经滑车沟简单骨折

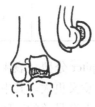

滑车骨折①简单；②粉碎

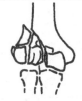

13 - B1.3 经滑车粉碎骨折①骨骺 - 干骺端骨折；②骨骺 - 干骺端 - 骨干骨折

13 - B2.3 经滑车粉碎骨折①骨骺 - 干骺端骨折；②骨骺 - 干骺端 - 骨干骨折

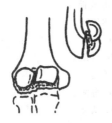

13 - B3.3 肱骨小头 + 滑车骨折

表4-8　肱骨远端完全关节内骨折（13-C）

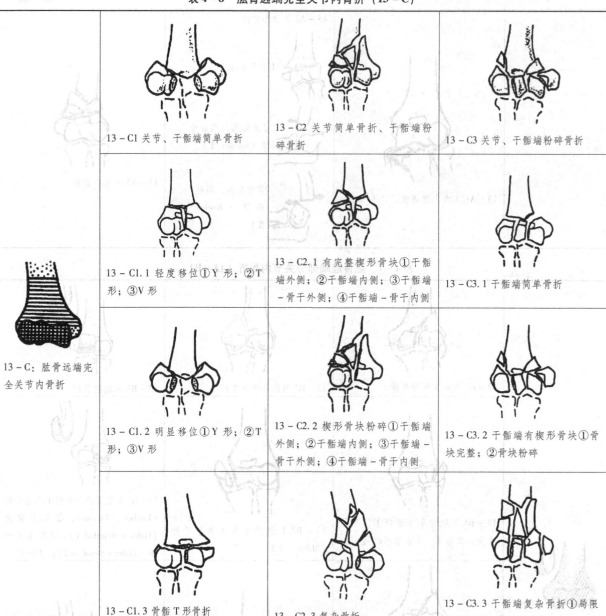

13-C：肱骨远端完全关节内骨折

13-C1 关节、干骺端简单骨折	13-C2 关节简单骨折、干骺端粉碎骨折	13-C3 关节、干骺端粉碎骨折
13-C1.1 轻度移位①Y形；②T形；③V形	13-C2.1 有完整楔形骨块①干骺端外侧；②干骺端内侧；③干骺端-骨干外侧；④干骺端-骨干内侧	13-C3.1 干骺端简单骨折
13-C1.2 明显移位①Y形；②T形；③V形	13-C2.2 楔形骨块粉碎①干骺端外侧；②干骺端内侧；③干骺端-骨干外侧；④干骺端-骨干内侧	13-C3.2 干骺端有楔形骨块①骨块完整；②骨块粉碎
13-C1.3 骨骺T形骨折	13-C2.3 复杂骨折	13-C3.3 干骺端复杂骨折①局限于干骺端；②累及骨干

Jupiter 分型（表4-9）建立在肱骨远端双柱概念以及对肘关节稳定性理解的基础上，对重建手术的指导意义更大。其中，高位骨折的特征为：骨折柱包括滑车的大部分；尺骨或桡骨髓骨折而移位；远侧骨块上有足够的空间放置内固定。而低位骨折特征与此相反（图4-5）。

表4-9　肱骨远端骨折的 Juoiter 分型

Ⅰ. 关节内骨折

A. 单柱骨折

　1. 内侧

　　a. 高位

　　b. 低位

　2. 外侧

　　a. 高位

　　b. 低位

　3. 分叉处

B. 双柱骨折
 1. T 形
  a. 高位
  b. 低位
 2. Y 形
 3. H 形
 4. λ 形
  a. 内侧
  b. 外侧
 5. 多平面型
C. 肱骨小头骨折
D. 滑车骨折
Ⅱ. 关节外囊内骨折
贯穿骨柱骨折
 1. 高位
  a. 伸展
  b. 屈曲
  c. 外展
  d. 内收
 2. 低位
  a. 伸展
  b. 屈曲
Ⅲ. 关节囊外骨折
A. 内上髁
B. 外上髁

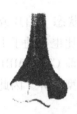 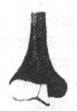 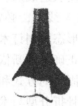 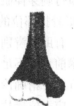 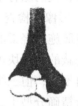

内侧柱高位骨折　　内侧柱地位骨折　　外侧柱高位骨折　　外侧柱低位骨折　　分叉单柱骨折

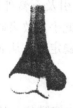 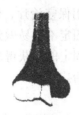 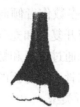 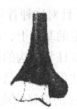 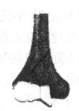

高位T形双柱骨折　　低位T形双柱骨折　　Y形双柱骨折　　H形双柱骨折

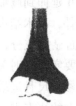 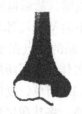 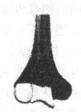 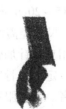

外侧λ形双柱骨折　　多平面双柱骨折　　关节面骨折(肱骨　　高位伸展型贯穿　　高位伸展型贯穿
　　　　　　　　　　　　　　　　　　小头或滑车)　　　骨柱骨折(正位)　　骨柱骨折(侧位)

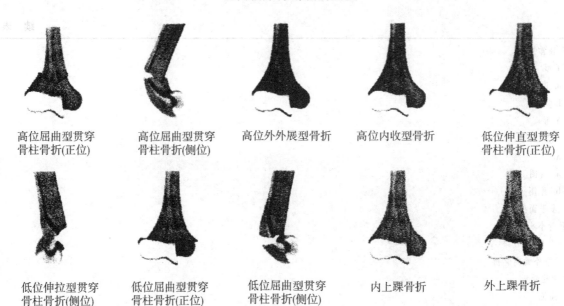

高位屈曲型贯穿　高位屈曲型贯穿　高位外外展型骨折　高位内收型骨折　低位伸直型贯穿
骨柱骨折(正位)　骨柱骨折(侧位)　　　　　　　　　　　　　　　　　　　骨柱骨折(正位)

低位伸拉型贯穿　低位屈曲型贯穿　低位屈曲型贯穿　　内上踝骨折　　　　外上踝骨折
骨柱骨折(侧位)　骨柱骨折(正位)　骨柱骨折(侧位)

图 4 - 5　肱骨远端骨折的 Jupiter 分型

（三）诊断

1. 病史及体格检查　仔细询问病史有助于分析损伤时组织受到外力的能量大小。患者骨质强度是关键因素，老年患者一次简单的摔倒即可造成粉碎性骨折。患者的总体病史同样十分重要，内固定手术要达到良好的效果需要患者对术后主动功能锻炼具有良好的合作性。

通常肘关节会出现肿胀，并可能有短缩畸形。查体时必须仔细检查肢体末端的血管神经状况。此外，还应注意有无开放性伤口，有 1/3 以上的病例会出现这种情况，一般在肘关节后侧或后外侧，由髁劈开后尖锐的肱骨干断端横行刺穿伸肌结构和皮肤造成的。

2. 影像学检查　应拍摄骨折部位的正侧位 X 线片，必要时加拍斜位片。在麻醉状态下拍片或透视时对患肢施加轻柔的牵引，有助于辨别骨折的形态以制订术前计划，投照健侧作为对比也有助于手术设计。隐蔽的骨折块可导致术前计划不足，对其正确的诊断依赖于丰富的临床经验。目前 CT 和 MRI 的应用价值不大，但三维重建有助于精确诊断。内固定的方式和手术入路因不同的骨折类型而异，因此对骨折进行精确分型十分关键。应力位摄片有助于骨折分型与术前计划的确定。

（四）治疗

20 世纪 70 年代以前，针对这种骨折绝大多数作者倾向于采用保守治疗，包括牵引及石膏外固定。手术也是建立在有限内固定的基础上，由于切开复位和充分的内固定不容易做到，因此手术效果通常不佳。然而随着对肱骨远端双柱状结构的认识，通过钢板和螺钉内固定能够获得足够的稳定性，从而可以在早期进行功能锻炼，因此手术治疗已成为肱骨远端骨折的常规治疗方法。

1. 手术入路　手术入路的选择取决于骨折类型。

（1）后侧入路：对于双柱骨折，最常采用鹰嘴旁肘后正中切口。患者取侧卧位或仰卧位，从鹰嘴尖近侧 15～20cm 向远端做纵向切口，在肘部向内侧弯曲以绕过鹰嘴，然后返回中线并延伸到鹰嘴尖远侧 5cm，尺神经需游离。要充分显露肱骨远端，通常需要尖端向下的 V 形尺骨鹰嘴截骨，手术结束时截骨处可用克氏针加张力带或 2 枚 6.5mm 的骨松质螺钉固定。该入路的优点在于关节面显露充分，缺点在于有一定的尺骨鹰嘴延迟愈合、不愈合的发生率，肱骨头显露欠佳，且不能用于需要实行全肘关节置换的患者。为克服这些缺点，可采用肱三头肌劈开入路，其操作相对简单，复位时可参照尺骨近端完整的滑车切迹，但肘关节面显露相对受限。也可采用三头肌翻转入路，将其在尺骨鹰嘴上的止点剥下并自内向外侧翻转，术毕于鹰嘴钻孔将三头肌止点缝回原处。该入路对外侧柱显露欠佳，一般不用于切开复位内固定术，主要用于肘关节置换。

（2）外侧入路：向近端延伸的 Kocher 入路沿肱三头肌和肱桡肌分离，并将前者自外侧肌间隔剥离，即可显露肱骨远端外侧柱。该入路可用于治疗部分外侧柱骨折，简单的高位贯穿骨折以及肱骨小头骨折。

（3）内侧入路：内侧入路可完全显露肱骨远端的内侧柱，可用于治疗单纯内侧柱、内上髁或肱骨滑车的骨折，也可与外侧入路联合治疗复杂的以及并发肱骨小头的滑车骨折。

（4）前侧入路：肘关节前侧入路在肱骨远端骨折的治疗中应用较少，因其对内外侧柱显露均有限，仅偶尔应用于伴有肱动脉损伤的患者。

2. 手术方法　应根据骨折类型仔细地进行术前计划，包括整个手术操作（抗生素应用、手术入路、植骨等）。如不能精确计划内固定方式，应对所有可能采用的方法做充分准备。

（1）复位：复位是手术过程中最困难的部分，必要时可采用牵开器，临时的克氏针固定可在复位过程中提供帮助，但一般不作为最终的固定。手术过程中应做出充分的计划，以保证临时内固定物不会妨碍最终内固定物的安放。标准的方法是复位和固定髁间骨块，但如果存在大骨折块与肱骨干对合关系明显，则无论涉及关节面的大小，均应先将其与肱骨干复位和固定。

（2）固定：这些骨折的固定原则是重建正常的解剖关系以及肱骨远端三角每个边的稳定性。但必须记住，由于解剖方面的原因，使某些骨折很难牢固固定，包括以下几个方面：远侧骨折块太小，限制了应用螺钉的数目；远侧骨块是骨松质，使得螺钉难以牢固固定；为保持最大的功能，内固定放置需避开关节面和三个窝（鹰嘴窝、冠状窝、桡窝）；该区域骨骼和关节面的复杂性导致钢板预弯困难。

对于累及双柱的骨折，一般采用两块接骨板才可达到牢固的固定，最常选用 3.5mm 重建接骨板或 DCP，两块接骨板垂直放置可增加固定强度。如果两块钢板位置均靠后，那样钢板较弱的一侧便处于肘关节运动平面上，容易造成骨折延迟愈合及钢板疲劳断裂。固定的顺序可有多种变化，并且必须与各骨折类型相适应。通常先固定较长的骨折平面，这个骨折通常累及集中的一个柱。此外，钢板塑形及螺钉固定应当从远到近，因为远侧钢板的放置位置对最大限度发挥远侧螺钉的作用极为重要。后外侧接骨板在屈肘时起到张力带的作用，远端要达到关节间隙水平，对于肱骨小头骨折，可通过外侧接骨板应用全螺纹骨松质螺钉进行固定，需根据骨骼外形进行预弯以重建肱骨小头的前倾，最远端的螺钉指向近端以避开肱骨小头并可提供机械的交锁结构。内侧接骨板要置于较窄的肱骨髁上嵴部位，内上髁可以作为"支点"把钢板远端弯曲90°，这样远侧的两个螺钉相互垂直，形成机械交锁结构，其力量大于两个螺钉螺纹的组合拔出力量。滑车骨折可以用加压螺钉进行牢固固定，但如果为粉碎骨折，必须小心，以防在滑车切迹上用力过度造成关节面不平整，这种情况下螺钉要在没有压力的模式下拧入。术中应尽可能保护骨块的软组织附丽。

固定完成后对肘关节进行全范围的关节活动，包括前臂的旋转。仔细检查是否存在螺钉或钢针穿出关节面而发生撞击的情况，并检查骨折块间是否存在活动。

对于骨质疏松明显、骨折严重粉碎以及骨折线非常靠近远端的老年患者，全肘关节置换也是一种选择。

（3）特殊类型骨折的固定

高位 T 形骨折：高位 T 形骨折是最简单的可以牢固固定的类型，因其远侧骨块相对较大。其垂直骨折线最长，因而通常先用贯穿拉力螺钉固定。

低位 T 形骨折：该型最为常见，一个特殊的难题是外侧骨块常难以固定。因此通常先固定内侧柱，用长的髁螺钉通过钢板远侧孔把内侧柱牢固固定于外侧柱，这样外侧柱上可以获得一个更近的支点。

Y 形骨折：斜行骨折平面可使用加压螺钉固定骨块。对 Y 形骨折，钢板只能起到中和钢板的功能。

H 形骨折：原则上讲，滑车碎块必须在远侧柱上重新对位。远侧骨块用点状复位钳复位到两个柱上。在用 4.0mm 或 6.5mm 螺钉固定骨块时，先用克氏针临时固定，以协助稳定滑车和防止碎块移位。

内侧入形骨折：该型骨折的困难之处在于外侧骨块上可利用的区域很小，内侧滑车碎块即使用螺钉固定也太小。外侧柱用 2 根 4.0mm 螺钉把肱骨小头固定到内侧柱，完成远端贯穿固定。然后用 2 根外侧 4.0mm 螺钉把同一碎骨块固定到外侧钢板，这样便可固定整个外侧柱。内侧柱用标准 3.5mm 重建钢板牢固固定。

外侧λ形骨折：在该型骨折中，滑车是一个游离碎块，但其内侧柱完整。因此，应先把滑车骨块固定于内侧柱上，用2枚4.0mm螺钉通过钢板钉孔直接拧入滑车和小头，可以确保钢板稳定并把远侧骨块拉到一起。

开放性骨折：常见于高能量创伤，如果伤口在前侧，肱动脉和正中神经有损伤的风险，应仔细检查神经血管。如果伤口在后侧，在设计手术入路时可利用肱三头肌的伤口，在这种情况下肱骨末端可能有大量的污物和碎片存在，因此需要仔细清创。

（4）术后处理：对骨折进行有效的固定后不需要石膏的辅助外固定。术后肿胀十分常见，绷带或石膏过紧可增加发生骨筋膜室综合征的风险。术后24小时拔出引流管后开始肘关节主动活动，但禁止对肘关节进行间断性的被动牵拉。抗阻锻炼需延迟至术后4周开始。

（五）并发症

肱骨远端骨折常见并发症包括关节僵硬、骨不连和畸形愈合、感染以及尺神经麻痹。鹰嘴截骨的患者还有可能出现截骨部位的骨不连，应用尖端指向远侧的"V"形截骨可增加截骨面的接触面积以降低该并发症的发生率。骨质疏松严重的老年患者还容易出现内固定失败。

（李双庆）

第五节　尺骨鹰嘴骨折

尺骨鹰嘴位于皮下，很容易在受到直接暴力而骨折。单独的尺骨鹰嘴骨折约占肘关节骨折的10%。肱三头肌止于尺骨鹰嘴，其筋膜由内外侧向尺骨远端延伸止于尺骨近段骨膜。因此，在没有移位的尺骨鹰嘴骨折时，完整的肱三头肌筋膜能维持骨折不进一步移位。

（一）损伤机制

直接暴力是尺骨鹰嘴骨折最常见的原因。肘关节屈曲、前臂伸展位撑地以及高能量损伤都可以造成鹰嘴骨折，有时可并发桡骨头骨折以及肘关节脱位。

（二）骨折分型

鹰嘴骨折除了撕脱骨折都是关节内骨折，常见的分型有Colton分型、Schatzker分型、AO分型以及Mayo分型等。

Colton把鹰嘴骨折分成两个大类：无移位骨折（Type Ⅰ）和有移位骨折（Type Ⅱ）。骨折移位小于2mm且屈肘90°时骨折仍无移位的称为Ⅰ型，患肢能对抗重力伸肘。Type Ⅱ分四个亚型——撕脱骨折：ⅡA；斜形和横形骨折：ⅡB；粉碎骨折：ⅡC；骨折脱位：ⅡD（图4-6）。

Horne和Tanzer根据他们对100例尺骨鹰嘴骨折的病例总结得出一种分型，并根据分型提出了相应的治疗方案。在这一分型体系里，Type Ⅰ型骨折包括鹰嘴近端1/3的横形骨折和尖端撕脱骨折。Type Ⅱ型骨折指累及鹰嘴窝中1/3部分的横形或斜形骨折，其中ⅡA型为简单骨折，ⅡB型存在第二条向远端和后方延伸的骨折线。Type Ⅲ指累及远端1/3鹰嘴窝的骨折。根据他们的经验，Ⅰ型和Ⅱ型骨折宜采用切开复位张力带内固定治疗，关节外的撕脱骨折宜采取骨块切除的治疗方法。对于ⅡB型骨折，他们建议抬起压缩的关节面并植骨，然后用张力带钢丝固定。对Ⅲ型骨折应该采用钢板而不适宜张力带钢丝固定，因为张力带钢丝对这个部位的骨折固定效果较差。

Mayo分型简单实用，有助于手术方案的确立。它主要基于以下3个要素：①有无骨折移位；②关节的稳定性；③骨折粉碎的程度（图4-7）。

Type Ⅰ：无移位骨折通常是简单骨折，移位<2mm，约占鹰嘴骨折的5%。

Type Ⅱ：有移位但肘关节稳定的骨折。分两个亚型：简单型和粉碎性。该类骨折的一个基本特点是内侧副韧带前束仍保持完整。

Type Ⅲ：有移位且肘关节不稳定的骨折。也分两个亚型：简单型和粉碎型。这类骨折常并发桡骨头骨折，有时会因肘关节自动复位而使骨科医生误认为是稳定型骨折，容易造成误治。所幸这类骨折也仅占鹰嘴骨折的5%左右。

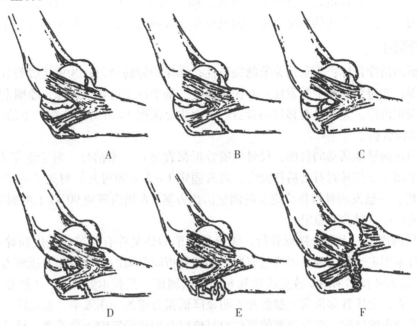

图4-6　尺骨鹰嘴骨折的Colton分型（Ⅱ型）
A. 撕脱骨折；B. 斜形骨折；C. 横形骨折；D. 斜形粉碎骨折；E. 粉碎型骨折；F. 骨折-脱位型

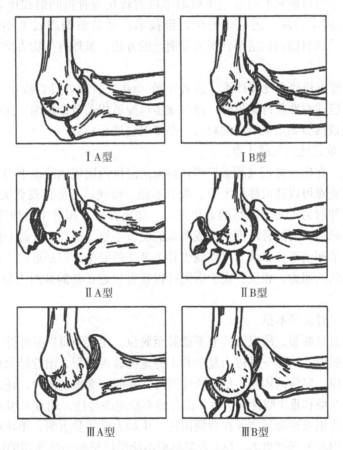

ⅠA型　　　　　　　　　　　ⅠB型

ⅡA型　　　　　　　　　　　ⅡB型

ⅢA型　　　　　　　　　　　ⅢB型

图4-7　尺骨鹰嘴骨折的Mayo分型
ⅠA型. 无移位简单骨折；ⅠB型. 无移位粉碎骨折；ⅡA型. 简单骨折伴移位，肘关节稳定；ⅡB型. 粉碎骨折伴移位，肘关节稳定；ⅢA型. 简单骨折，肘关节不稳定；ⅢB型. 粉碎骨折，肘关节不稳定

（三）临床表现及诊断

鹰嘴全长均位于皮下，骨折后往往疼痛、肿胀、畸形明显，可以扪及骨折线。正、侧位 X 线多可以清楚显示骨折的类型和关节面的情况，标准的侧位片非常重要，有助于判断有无肘关节脱位的存在。

（四）治疗原则

尺骨鹰嘴骨折的治疗目标：①重建关节的完整性；②保护伸肘动力；③重建肘关节稳定性；④恢复肘关节的活动范围；⑤避免和减少并发症；⑥快速康复。基于以上这几个目标，原则上所有的尺骨鹰嘴骨折都应进行内固定治疗，尤其是有移位的骨折。下面主要依据 Mayo 分型介绍一下治疗方案。

Type Ⅰ：无移位骨折。

严格来讲，为达到早期活动的目的，尺骨鹰嘴骨折都宜进行手术治疗。对于老年人的无移位骨折，也可以行肘关节半屈中立位长臂石膏后托固定。通常固定 1~2 周即可开始肘关节屈伸锻炼，治疗时应严密跟踪 X 线表现，一旦发现骨折移位应及时调整治疗方案。6 周内避免 90°以上的屈肘活动。

Type Ⅱ：移位骨折，肘关节稳定。

（1）切开复位内固定：大部分横形骨折，无论是简单的还是伴有关节面轻度粉碎或压缩的，都可采用张力带钢丝技术固定。张力带技术通过屈肘活动将骨折间分离的力量转化为压缩力，从而使骨折块间得到加压。AO 张力带技术采用 2 枚克氏针和 8 字钢丝固定，其技术要点为：2 枚克氏针平行由近端背侧向远端前方置入，克氏针如果贯入髓腔并不明显降低张力带的加压效率，但克氏针穿过前方皮质可以防止针尾向近端滑出的风险。钢丝放置的部位对复位以及加压的影响十分关键：钻孔部位应位于距尺骨中轴偏背侧的部位，距离骨折线的位置应至少等于骨折线到鹰嘴尖的距离，不应 < 2.5~3cm。钢丝在肘关节伸直位抽紧，才可以使屈肘时肱三头肌的牵拉力转化为骨折间的加压力。当有较大的碎骨块时，可以加用螺钉单独固定骨块。还有一种张力带技术，就是根据髓腔大小的情况采用 6.5mm 或 7.3mm 直径的 AO 骨松质螺钉髓内固定结合张力带钢丝的方法，虽然有生物力学实验的支持，但临床结果报道较少。

ⅡB 型骨折，如果骨折粉碎程度较严重，患者年龄 < 60 岁，或者骨折线位于冠状突以远的，宜用塑形钢板固定。复位时应注意在粉碎骨折时，过分加压可能造成关节面短缩。这时可以参考尺骨背侧皮质的对位情况，而不应该盲目相信关节面的对合，必要时应进行植骨。

（2）切除骨折块，重建肱三头肌止点。

切除鹰嘴重建止点，在撕脱骨折或严重粉碎骨折无法复位内固定的情况下仍然是一种选择。需要注意的是，重建肱三头肌止点可以造成伸肘无力、关节不稳、僵硬、可能出现骨关节炎等并发症。因此，这种治疗方案多限于对伸肘力量要求不高的老年患者。如果骨折不超过半月切迹近端 50% 的范围，尺骨近端附着的韧带没有断裂，切除骨块不会造成明显的关节不稳。另外，大部分作者都建议将肱三头肌止点前移至靠近鹰嘴关节面的部位，认为可以减少骨关节炎的发生，但最近的生物力学实验证明，止于前方大大地减弱肱三头肌的肌力，相反，止于后侧可以获得接近正常的伸肘力量，只在屈肘 90°位时伸肘力量才有明显减弱。

Type Ⅲ：移位骨折，肘关节不稳。

因为同时存在侧副韧带断裂，所以肘关节不稳甚至脱位。尤其是ⅢB 型骨折，往往同时并发冠状突或桡骨头骨折或桡骨头脱位，这是一种极为复杂和不稳定的骨折类型，治疗结果也最难预料。手术的目的仍然是关节面解剖复位，坚强内固定，早期功能锻炼。在固定鹰嘴的同时，还需要处理相应的桡骨头或冠状突骨折等。对ⅢA 型和ⅢB 型骨折，因其固有的不稳定的特性，均宜采用钢板固定。O'Driscoll 等提出采用后正中入路，将钢板塑形后放置在背侧固定。生物力学实验表明，单块后置钢板的抗弯强度比在内外侧同时放置两块钢板的强度更大。1/3 管型钢板不能提供早期操练所需的固定强度，且有早期松动或疲劳折断的风险，因此应选用 LC-DCP 或重建钢板。如果在后侧钢板的近端螺孔加一枚长螺钉行髓内固定，可以有效增强抗弯强度。在并发大的尺骨冠突骨块的情况下，可先通过鹰嘴部的骨折线暴露和固定冠突，然后再完成尺骨鹰嘴的固定。这样可以防止因尺骨冠突骨折而肘关节后方不稳的情况发生。另外，如果骨折太碎，钢板和螺钉仍不足以牢固固定骨折，可以在近端加用张力带钢丝。对于部分ⅢB型骨折也可以切除骨折块，这包括老年病例、皮肤软组织活力较差，以及近端骨块严重粉碎等情况。

行后侧钢板及张力带钢丝加强固定，桡骨头假体置换后肘关节稳定。该病例没有固定尺骨冠突

内固定选择：张力带钢丝 vs 钢板螺钉系统张力带钢丝技术被广泛应用于尺骨鹰嘴骨折的治疗。张力带钢丝将牵张力转化为骨折端的压应力，起到复位和促进骨折愈合的作用。但由于尺骨鹰嘴位于皮下部分，内固定物对软组织和皮肤的刺激较大。一项调查表明约24%的患者主诉与内置物有关的疼痛，32%的人因为内置物的刺激而影响关节功能恢复。当然，其中约有一半的患者在去除内置物后症状得到改善。

钢板固定同时兼有张力带和支撑的作用，材料的发展使钢板比以前更薄但强度并不减弱，所以内置物的刺激相对张力带钢丝系统为小。Bailey 等随访 25 例用钢板固定的 Mayo Ⅱ型和Ⅲ型的患者，结果除了旋后活动与健肢相比有统计学差异，其他方向的活动及肘关节力量都没有统计学差异。

Hume 等做过一个前瞻性研究，他们分别采用钢板和张力带钢丝固定移位的尺骨鹰嘴骨折，结果发现钢板与张力带相比，在维持骨折复位（没有台阶或分离）方面（95% vs47%）、影像学结果（优 86% vs47%）、临床结果（优 63% vs37%）均优于后者。6 个月后两者的活动度相等，张力带固定组有 42%的患者存在内置物刺激症状。在一项比较各种固定方法力学强度的实验中，人们发现双侧打结的张力带钢丝对横形骨折最为稳定，钢板和张力带对斜形骨折的固定同样有效，而对粉碎骨折宜采用钢板固定，因为其固定稳定性最好。

（五）术后处理

如果骨折固定稳定，应在术后第二天开始肘关节屈伸活动。有条件的话可以在术后 3 天内，在臂丛神经持续阻滞下进行肘关节锻炼。罗比卡因对运动的阻滞作用较弱，适合术后镇痛使用。早期肘关节屈伸以主动活动为主、被动活动为辅，练习应缓慢到位，到达屈、伸极限位时维持 3~5 秒，每次练习重复 5 组，每天重复 3 次。4 周内应避免过度屈肘，8 周后可以适当增加力量训练，但要避免强力被动活动以防止异位骨化的发生。操练的强度控制在练习后患部不出现明显的发热、肿胀、疼痛情况下。一旦出现这种现象，应减少运动强度，局部冷敷和服用非甾体消炎类药治疗。如果骨折固定的强度不太可靠，或仍然存在肘关节不稳定的因素，可以石膏固定 2~3 周逐渐开始功能操练。肘关节对长期固定的耐受要弱于膝关节和腕关节，早期活动对恢复关节功能意义重大。

（六）并发症

鹰嘴骨折的并发症包括肘关节屈伸活动受限，畸形愈合、骨不连、尺神经症状以及创伤性关节炎等。前臂伸直受限 10°~15°十分常见，这常常与关节制动和内置物刺激疼痛影响操练有关。克氏针置入对侧皮质可以有效地防止克氏针尾部退出对三头肌及皮肤软组织的刺激，有利减少内置物刺激引发的并发症。另外，15~25 年后肱尺关节骨关节炎的发生率高达 20%~50%。

（李双庆）

第六节　桡骨头骨折

桡骨头骨折占全身骨折的 1.7%~5.4%，占肘部骨折的约 33%，其中 1/3 并发其他损伤。

（一）损伤机制

常见于手掌向下，前臂伸展、旋前撑地，力量由掌心传递至肱桡关节，多引起桡骨头前外侧部分骨折。骨折的严重程度取决于肱桡关节承受的应力，最大可达身体重量的 90%。内侧副韧带可因受到强大的外翻应力而撕裂，造成更严重的外翻不稳；或因上臂的内旋，外侧副韧带、关节囊相继撕裂，肱骨滑车撞击尺骨冠状突造成尺骨冠状突骨折，造成肘关节骨折脱位，即所谓"恐怖三联症"（Terribletriad）；当受到以纵向应力为主的外力时，下尺桡关节的韧带、骨间韧带相继断裂，形成典型的桡骨轴向

不稳定（Essex – Lopresti 损伤）。

（二）骨折分型

桡骨头骨折的分型众多，目前常用 Mason – Hotchkiss 分型（图 4 – 8）。

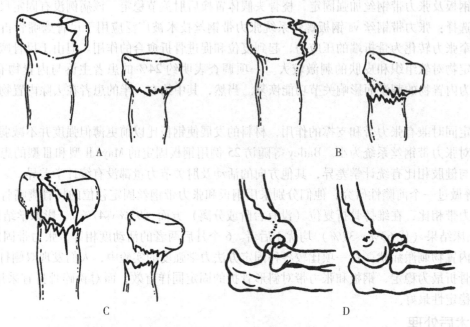

图 4 – 8 Mason – Hotchkiss 分型

A（Mason Ⅰ型）．骨折无移位或移位＜2mm；B（Mason Ⅱ型）．骨折移位＞2mm 或
骨折块面积＞1/3 关节面；C（MasonⅢ型）．粉碎性骨折，无法通过内固定加以重建；
D（MasonⅣ型）．桡骨头骨折并发肘关节脱位

Type Ⅰ 型：没有移位的骨折，桡骨头或桡骨颈骨折没有移位或移位＜2mm，无须手术治疗。

Type Ⅱ 型：有移位的桡骨头骨折或桡骨颈骨折，包括以下几种情况：①关节面骨折移位＞2mm，关节活动受到机械性阻挡；②骨折粉碎程度不严重，允许内固定治疗；③有移位的简单骨折，骨折块较大（＞30% 关节面）。

Type Ⅲ 型：严重的桡骨头粉碎骨折或桡骨颈骨折，无法重建，需要行桡骨头切除。

Type Ⅳ 型：桡骨头骨折并发肘关节周围其他损伤，包括：尺骨鹰嘴骨折、尺骨冠状突骨折、内、外侧副韧带损伤、肘关节脱位、骨间膜损伤联合下尺、桡关节脱位（Essex – Lopresti lesion）等。

（三）临床表现及诊断

患者往往有明确的撑地外伤史，肘关节外侧肿胀、压痛明显。前臂旋转和屈伸受限，如果并发肘关节脱位或侧副韧带损伤，肘关节可明显畸形。对桡骨头骨折的患者还要重点检查前臂和腕关节，在 Essex – Lopresti 损伤的病例中，患者的远端尺桡关节有压痛，旋转时疼痛加重，前臂有胀痛感，此时需对比拍摄双侧的腕关节中立位正位片，以判断有无桡骨的上移。MRI 可有助于判断骨间膜的撕裂。X 线片包括常规的肘关节前后位和侧位片，如果患者桡骨头处压痛明显而 X 线平片无法看到明确的骨折线，可以加拍肘关节的外斜 45°位片。另外，拍摄前后位时球管投照方向略向近端倾斜，投射中心仍位于肘关节处（肘关节斜正位片），可以清楚地看到桡骨头的关节面以及在关节面上的骨折线情况。标准侧位片上的脂肪垫阴影，特别是在桡骨头前方和肱骨髁后方的阴影表明有关节腔内血肿存在，是桡骨头隐匿性骨折的一个线索，是加拍桡骨头特殊位 X 线片的指征，必要时也可以拍摄 CT 以明确诊断。

（四）治疗原则

1. 功能治疗 对 Ⅰ 型骨折采用短暂固定后早期进行屈伸和旋转功能操练（功能治疗）可以获得更好的肘关节功能，操练以主动活动为主，辅以适当的被动活动。操练方法：以屈肘为例，患肘达到屈曲

极限时在健肢或理疗师帮助下维持 5 秒左右为一组，重复 5 组，每天 3 次。如患肢出现明显肿胀、发热等现象，则需减少运动量并适当辅以局部冷敷。治疗过程中可每周随访 X 线表现，防止操练中出现骨折移位。

2. 内固定治疗

（1）内固定治疗的指征：关节面塌陷或分离超过 2mm、骨折类型不太复杂的 Mason Ⅱ 型骨折是切开复位内固定的最佳适应证。对于大部分 Mason Ⅳ 型骨折，固定桡骨头更可以改善肘关节的稳定性并允许肘关节早期操练。但是采取内固定治疗方法的前提是手术能够提供足够强度的固定，允许早期活动而不用担心骨折移位或坏死。这取决于骨折粉碎的情况以及手术医生的手术能力，也取决于采用的内固定方式。

（2）手术入路：最常用的是 Kocher 入路，由肘肌和尺侧腕伸肌之间进入，在关节囊的浅面锐性分离尺侧腕伸肌和指总伸肌、桡侧腕伸肌。由于神经界面位于肘肌（桡神经）与尺侧腕伸肌（骨间后神经）之间，不会干扰相关肌肉的神经支配，分离软组织时注意保持前臂旋前以使骨间背侧神经向前方移位，防止神经损伤。关节囊切口应位于外侧副韧带尺骨束（LUCL）的前方，这样可以防止切断 LUCL 造成肘关节不稳，并能在术后缝合环状韧带后保证外侧副韧带复合体的完整性。骨折通常位于桡骨头的前外侧，这通常就是所谓的桡骨头固定的安全区（非关节面区），手术中一个简易的判断方法是找到桡骨茎突和 Lister 结节组成的 90°区域，在桡骨头平面与之相对应的 90°范围即是桡骨头骨折内固定的安全区。在安全区内放置钢板不会引起术后撞击和前臂旋转受限。螺钉即使在安全区内置入时也应做埋头处理，以防前臂旋转时刺激环状韧带。

（3）内固定选择：克氏针没有螺纹，固定不牢且有滑出的风险，如果尾部留得过长会因刺激软组织而难以保证术后早期活动。因此，如果有条件，应尽可能选择有螺纹的内固定材料。空心螺钉、Herbert 钉、骨片钉、微型钢板等都是不错的选择。现在已经有专为桡骨头骨折设计的钢板，这是一种 2.0mm 的 π 型锁定钢板，其生物力学强度要大于普通的 2.4mm 系统的 T 型钢板和 2.0mm 的 T 型 LCP 钢板，能对完全移位的桡骨颈骨折提供较高强度的固定，相信随着这种钢板的普及，更多的桡骨头骨折可以通过内固定治疗而非切除或假体置换。

3. 桡骨头切除和桡骨头假体置换　对于无法进行内固定重建的桡骨头骨折，或者无法可靠固定的骨折，切除桡骨头是明智的决定。对单纯的桡骨头骨折进行桡骨头切除，远期效果的优良率为 78% ~ 95%。不过，Mason Ⅱ 型和 Ⅲ 型骨折并发内侧副韧带损伤的比例可能高达 50%，如果在内侧副韧带断裂的情况下切除桡骨头会造成肘关节的严重外翻，继而带来肘关节的无力和疼痛。EsseX – Lopresti 损伤对整个前臂稳定性的危害极大，尤其是腕关节的活动和力量都会受到严重影响。桡骨头切除后桡骨向近端移位的发生率高达 20% ~ 90% 说明这种损伤的漏诊率极高，假体置换可以防止这些并发症的发生。不过，是否假体置换还取决于患者的年龄、经济条件、对肘部及腕关节力量的要求等因素，对于 Mason Ⅲ 型骨折，如果并存有内侧副韧带损伤或骨间膜损伤，且患者年龄较轻，患肢是优势肘，应该考虑假体置换。

Mason Ⅳ 型骨折的治疗原则是尽可能地复位固定桡骨头以恢复肘关节的稳定。因为即使是现有的金属假体，仍不能完全模拟自然桡骨头的形态，生物力学实验证实自体桡骨头能够提供更有效的稳定作用。桡骨头假体安放不当会造成肱骨小头前方关节面磨损并限制屈曲活动。当然，如果内固定不足以允许肘关节早期活动，肘关节的功能不佳。此时应切除桡骨头，并可通过以下两种选择获得肘关节的即刻稳定性。

（1）使用带轴的外固定支架：使内、外侧副韧带在支架的保护下获得愈合，但这种方法不能确保不出现晚期的肘关节的外翻、不稳定以及桡骨上移、腕关节尺侧嵌入综合征等的发生。外固定支架的螺钉有损伤桡神经的风险，另外，如果支架的旋转中心不能正确地对准肘关节的旋转中心，肘关节的活动会受到影响。

（2）桡骨头假体置换：置入金属假体可以提供肘关节较好的外侧柱稳定性，目前为止，采用金属假体置换治疗复杂桡骨头骨折已经在临床上取得了较好的中短期疗效。

（李双庆）

标准应在髋关节和种植体下肢的 5 cm 和 10 cm。椎间盘 5 分钟，应及 5 分钟，每及 5 钟，……技术
● 骨折愈。髓部将连合位置肝及正方应从骨中，……分钟，引起中和活髓部中和技能中能有……整…
……固折。

（1）向侧股骨面面折症：关节面底股骨不锁部组骨约 2mm，行间定部部不锁……

第五章

下肢骨折

髋部损伤是创伤骨科中常遇到的问题。近年来发生率有上升的趋势，其原因之一是社会人口年龄提高。

髋部骨折多发生于老年人，女性发病率高于男性，并与骨质疏松有一定的关系。由于髋部骨折后肢体活动严重受限，会继发很多并发症。有人统计髋部骨折的死亡率为 15% ~ 20%。年轻患者的髋部骨折常由高能量损伤所致。随着机动车意外的增加，年轻人中髋部骨折的发生率也不断上升。

髋部骨折根据解剖部位分为股骨头骨折、股骨颈骨折、粗隆间骨折、大粗隆骨折、小粗隆骨折及股骨粗隆下骨折。髋臼骨折由于其解剖特点，创伤机制、专门的分类及治疗方法等原因，划分为另一专题。股骨头骨折常由高能量直接暴力所致。有些同时合并髋关节脱位，损伤严重。单纯股骨大小粗隆骨折较为少见，部分由病理因素引起。在小儿单纯小粗隆骨折常由髂腰肌牵拉造成，多可行保守治疗。单纯大粗隆骨折则由直接暴力所致，骨折常常移位不大，保守治疗及保护下部分负重即可奏效。股骨颈骨折及股骨粗隆间骨折一般需要手术治疗并予内固定。二者均高发于老年人，女性多于男性。有人解释其原因在于女性骨盆较男性宽大而相对髋内翻；女性平均年龄高于男性；女性活动较少，骨质疏松发生年龄较早。股骨粗隆下骨折发生年龄有两个分布组：20 ~ 40 岁及 60 岁以上。前者多为高能量创伤所致。

股骨颈骨折、股骨粗隆间骨折及股骨粗隆下骨折三者预后有很大差别。股骨粗隆间骨折由于骨折端宽大而且均为松质骨，血运良好，一旦获得很满意复位及固定，大多数均可愈合而且并发症很少。股骨颈骨折多属关节囊内骨折。骨折端血供少及股骨头营养血管常被损伤，故晚期股骨头缺血坏死发生率较高。股骨粗隆下骨折由于局部应力分布特点，有较高的骨折不愈合及内固定失效的发生率。

第一节　股骨颈骨折

股骨颈骨折多发生于老年人，随着社会人口年龄的增长，股骨颈骨折的发生率不断上升。年轻人中股骨颈骨折的发生主要由于高能量创伤所至，常合并有其他骨折。股骨颈骨折存在两个主要问题：①骨折不愈合。②晚期股骨头缺血坏死。因此一直是创伤骨科领域中重点研究的对象之一。

（一）临床解剖

髋关节囊是由非常致密的纤维组织构成，包绕股骨头及大部分股骨颈，其前后方起自粗隆间线。股骨颈外侧约一半的部分位于关节囊外。位于关节囊内的股骨颈部分没有骨膜覆盖。因此在骨折愈合过程中，如同其他部位的关节内骨折一样，没有外骨痂生成，因而使骨内愈合。

1. 股骨头颈血供　许多学者对于股骨头颈部的血供进行了大量的研究工作。目前公认的观点是 Crock 所描述的股骨近端有三组动脉系统提供血供：①位于股骨颈基底部的关节囊外动脉环。由关节囊外动脉环发出的，走行于股骨颈表面的颈升动脉。②圆韧带动脉。③骨内动脉系统。

关节囊外动脉环后部主要由旋股内侧动脉分支构成，而前部主要由旋股外侧动脉分支构成。臀上动脉及臀下动脉也少量参与该动脉环的构成。颈升动脉起自关节囊外动脉环，在前方自粗隆间线水平穿入髋关节囊。在后方穿过关节囊环形纤维向近端走行。颈升动脉在滑膜返折处继续向近端走向股骨头颈交

界处的关节软骨部分，该段动脉 Weitbrecht 称之为支持带动脉。

颈升动脉走行于股骨颈表面时随发出许多小分支进入股骨颈。颈升动脉分为四组（前、内、后、外），外侧颈升动脉供应股骨头颈大部分血供，在股骨头颈交界处关节软骨下方，颈升动脉构成另一个动脉环——滑膜下关节囊内动脉环。该动脉环具有较大的解剖变异，可以是完整的，也可以是不全的。由滑膜下关节囊内动脉环发出的动脉支进入股骨头。高位股骨颈骨折（头下型）常损伤滑膜下关节囊内动脉环。滑膜下关节囊内动脉环发出的动脉进入股骨头后称为骺动脉。骺动脉在股骨头中有两组：①外侧骺动脉。②下方干骺动脉。Crock 认为这两组动脉都发自一个动脉环，因此均可以称为骺动脉。

圆韧带动脉来自旋股内侧动脉分支。多数学者认为圆韧带动脉功能有限。部分成年人圆韧带动脉已没有血供，而圆韧带动脉即便有血供也仅供应很少部分的股骨头及滑膜。如果骨折损伤了其他血供系统，圆韧带动脉血供远不足以供应整个股骨头。

股骨头血供主要有 3 个来源：①骨内动脉系统。②圆韧带动脉系统。③起自关节囊外动脉环的颈升动脉系统。其中颈升动脉系统占主要地位。一旦股骨颈发生骨折，骨内动脉系统必然损伤，股骨头血供便依靠残留的部分颈升动脉系统及尚存在血供的圆韧带动脉系统。Trueta 等人曾对各动脉系统之间的吻合情况进行了研究，认为即使存在吻合，其吻合的程度也难以营养全部股骨头。换言之，一旦主要血供系统损伤后，其他血供系统则难以代偿（图 5 - 1）。

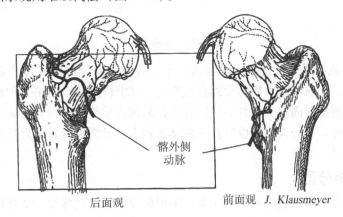

后面观　　　　　前面观　J. Klausmeyer

图 5 - 1　股骨头颈血供系统

2. **骨骼解剖**　股骨近端骨骼内的解剖结构形态与其所受到的生理应力情况完全适应。骨小梁的分布及走行与股骨近端所受到的不同应力相一致。1838 年，Ward 首先研究并描述了股骨近端骨小梁的分布情况，股骨头颈部在正常生理状态下主要承受压力。一组起自股骨距，向上行至股骨头负重区的骨小梁承受大部分压力，称之为主要压力骨小梁。另一组骨小梁起股骨矩下方，向外上止于大粗隆，称之为次要压力骨小梁。股骨颈上部主要承受张力，有一组小梁自圆韧带窝后下方经股骨颈上部行至大粗隆下方及外侧骨皮质，称之为主要张力骨小梁。在大粗隆部位还有一组自上向下的大粗隆骨小梁。主要压力骨小梁、主要张力骨小梁及次要压力骨小梁之间形成一个三角区，称之为 "ward 三角"。该区域较为薄弱。以上几组骨小梁在股骨颈中的分布形成了一个完整的抗应力结构。Singh 根据骨小梁系统来判断骨质疏松情况，并提出了 SinghIndex，对其分级定量。在临床上，患者的骨质疏松与否对于内固定物置入后的稳定程度有直接影响。因此常常需要根据 Singh Index 来选择不同的治疗方法（图 5 - 2）。

（二）股骨颈骨折的病因学因素

1. **骨骼质量**　股骨颈骨折多发生于老年人，女性发生率高于男性。由于老年人多有不同程度的骨质疏松，而女性活动相对较男性少，由于生理代谢的原因骨质疏松发生较早，故即便所受暴力很小，也会发生骨折。Atkin 在 1984 年的研究结果显示，84% 的股骨颈骨折的患者有不同程度的骨质疏松。Barth 等人对股骨颈骨折的患者在人工关节置换术时取下的股骨内侧皮质进行组织学观察，发现与对照组相比，骨单位明显减少，哈佛管变宽。Frangakis 研究了老年女性股骨颈骨折与骨质疏松的关系，认为在65 岁女性中，50% 的骨骼矿物质含量低于骨折临界值。在 85 岁女性中，100% 的骨骼矿物质含量低于骨折临界值。目前普遍认为，尽管不是唯一的因素，骨质疏松是引起股骨颈骨折的重要因素，甚至于有些学者认为可以将老年人股骨颈骨折看作为病理骨折。骨质疏松的程度对于骨折的粉碎情况（特别是股骨颈后外侧粉碎）及内固定后的牢固与否有直接影响。

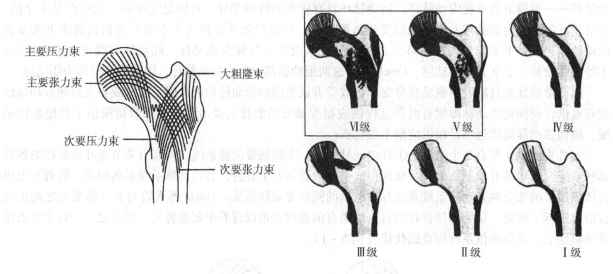

图 5 - 2　Singh Index

2. 创伤机制　大多数股骨颈骨折创伤较轻微，年轻人股骨颈骨折则多为严重创伤所致。Kocher 认为创伤机制可分为两种：①跌倒时大粗隆受到直接撞击。②肢体外旋。在第二种机制中，股骨头由于前关节囊及髂股韧带牵拉而相对固定，股骨头向后旋转，后侧皮质撞击髋臼而造成颈部骨折。此种情况下常发生后外侧骨皮质粉碎。年轻人中造成股骨颈的暴力较大，暴力沿股骨干直接向上传导，常伴软组织损伤，骨折也常发生粉碎。

（三）股骨颈骨折分型

股骨颈骨折分型很多，概括起来可分为 3 类：①根据骨折的解剖部位。②骨折线的方向。③骨折移位程度。

1. 解剖部位分型　许多作者曾根据骨折的解剖部位将股骨颈骨折分为 3 型：头下型、经颈型和基底型（图 5 - 3）。其中头下型和经颈型属于关节囊内骨折，而基底型则属于关节囊外骨折。头下型是指位于股骨颈上部的骨折；经颈型是指位于股骨颈中部的骨折；基底型是指位于股骨颈基底部与粗隆间的骨折。Klenerman，Garden 等人认为在 X 线片上由于投照角度不同，很难区分头下型与经颈型。Klenerman、Marcuson 及 Banks 均研究发现，实际上单纯的经颈型骨折极为罕见。由于经颈型骨折发生率很低，各型的 X 线表现受投照角度影响很大，目前此类分型已很少应用。

2. 骨折线方向分型（Pauwels 分型）　1935 年，Pauwels 根据股骨颈骨折线的方向将股骨颈骨折分为 3 型（图 5 - 4）。Ⅰ型：骨折线与水平线夹角为 30°。Ⅱ型：骨折线与水平线夹角为 60°。Ⅲ型：骨折线与水平线夹角为 70°。Pauwels 认为，夹角度数越大，即骨折线越垂直，骨折端所受到的剪式应力愈合，骨折越不稳定。不愈合率随之增加。但该分型存在两个问题，第一，投照 X 线时股骨颈与 X 线片必须平行，这在临床上难以做到。患者由于疼痛等原因，在拍 X 线片时骨盆常发生倾斜，而骨折线方向便会改变。同一股骨颈骨折，由于骨盆倾斜程度的不同，在 X 线片上可以表现出自 Pauwels Ⅰ 型至 Pauwels Ⅲ 型的不同结果。第二，Pauwels 分型与股骨颈骨折不愈合及股骨头缺血坏死无明显对应关系。Boyd、George、Salvatore 等人发现在 140 例 Pauwels Ⅰ 型患者中不愈合率为 0%，股骨头缺血坏死率为 13%。29 例 Pauwels Ⅱ 型的患者中不愈合率为 12%，股骨头缺血坏死率为 33%。在 92 例 Pauwels Ⅲ 型的患者中，不愈合率仅为 8%，股骨头缺血坏死率为 30%。由于 Pauwels 分型受 X 线投照影响较大，与骨折不愈合率及股骨头缺血坏死率缺乏对应关系，目前也较少应用。

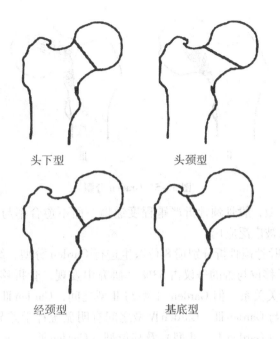

头下型 头颈型

经颈型 基底型

图 5 - 3 解剖学分型

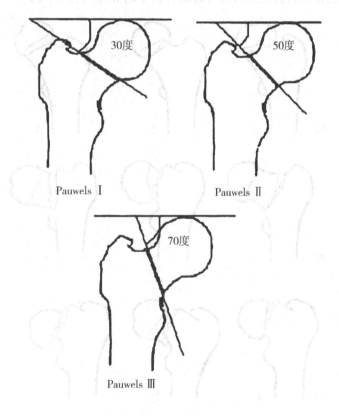

Pauwels Ⅰ Pauwels Ⅱ

Pauwels Ⅲ

图 5 - 4 骨折线走向分型 Pauwels 分型

3. 骨折移位程度分型（Garden 分型） Garden 根据骨折移位程度将股骨颈骨折分为 4 型（图 5 - 5）。Ⅰ型：不全骨折，股骨颈下方骨小梁部分完整，该型包括所谓"外展嵌插型"骨折。Ⅱ型：完全骨折，但无移位。Ⅲ型：完全骨折，部分移位，该型骨折 X 线片上可以看到骨折近端上移、外旋，股骨头常后倾，骨折端尚有部分接触。Ⅳ型：完全骨折，完全移位。该型骨折 X 线片上表现为骨折端完全失去接触，而股骨头与髋臼相对关系正常。

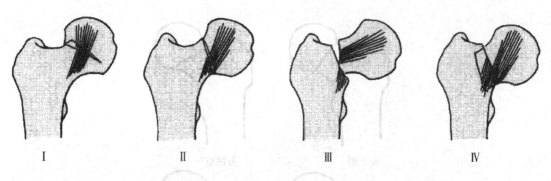

图 5 - 5　Graden 分型

Garden 分型中自Ⅰ～Ⅳ型，股骨颈骨折严重程度递增，而不愈合率与股骨头缺血坏死率也随之增加。Garden 分型在国际上已被广泛应用。

Frandsen 等人对 100 例股骨颈骨折分别请 8 位医生进行 Garden 分型，结果发现，8 位医生分型后的相互符合率只有 22%。对于移位与否的争议占 33%。研究中发现，骨折移位程度与股骨头缺血坏死及股骨头晚期塌陷有极大的相关关系。但 Garden Ⅰ 型与Ⅱ型之间，Garden Ⅲ型与 Garden Ⅳ型之间没有统计学差异。Garden Ⅰ、Ⅱ型与 Garden Ⅲ、Garden Ⅳ型之间有明显统计学差异。Eliasson 等人建议将股骨颈骨折简单地分为无移位型（Garden Ⅰ、Ⅱ型）及移位型（Garden Ⅲ、Garden Ⅳ型）。

4. AO 分型　AO 将股骨颈骨折归类为股骨近端骨折中的 B 型（图 5 - 6）。

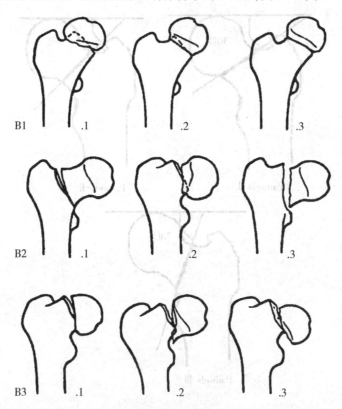

图 5 - 6　AO 分型

B1 型：头上型，轻度移位。①嵌插，外翻≥15°；②嵌插，外翻 < 15°；③无嵌插。

B2 型：经颈型。①经颈部基底；②颈中部，内收；③颈中部，剪切。

B3 型：头下型，移位。①中度移位，内收外旋；②中度移位，垂直外旋；③明显移位。

（四）治疗

无移位及嵌插型股骨颈骨折（Garden Ⅰ、Ⅱ型）占所有股骨颈骨折的 15% ～ 20%。无移位的股骨颈骨折虽然对位关系正常，但稳定性较差。嵌插型股骨颈骨折端相互嵌插，常有轻度内翻。由于骨折端嵌入骨松质中，其内在的稳定性也不可靠。Lowell 认为嵌插型股骨颈骨折只要存在内翻畸形或股骨头后倾超过 30°便失去了稳定性（图 5－7）。由于嵌插型股骨颈骨折的患者症状轻微，肢体外旋、内收、短缩等畸形不明显，骨折端具有一定的稳定性，因此，对此是采取保守治疗还是手术治疗存在争议。一些作者主张保守治疗。保守治疗具有避免手术风险，降低治疗费用等优点。主要缺点是骨折会发生再移位。其发生率各作者报道从 8%～20%。Roaymakers 和 Madi 报道 15%。MacAusland，Moore，Fielding 等许多作者认为对于嵌插型股骨颈骨折应该同移位型股骨颈骨折同样行手术治疗。Bentley 应用内固定治疗嵌插型股骨颈骨折，愈合率 100%。3 年后随诊，股骨头缺血坏死率 18%，而保守治疗组缺血坏死率 14%。由此可见，手术治疗具有很高的骨折愈合率，而且并未明显增加股骨头缺血坏死率。目前认为，对于无移位或嵌插型股骨颈骨折，除非患者有明显的手术禁忌证，均应考虑手术治疗。以防止骨折再移位。并减少患者卧床时间，减少骨折并发症的发生。

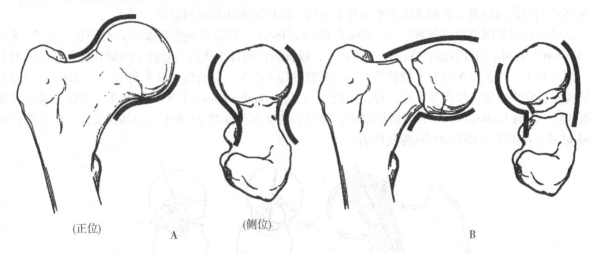

（正位）　　　　　　　　A　　　　　　　　（侧位）　　　　　　　　B

图 5－7　Lowell 曲线

移位型股骨颈骨折（Garde Ⅱ，Ⅳ型）的治疗原则：①解剖复位。②骨折端加压。③坚强内固定。

移位型股骨颈骨折如患者无手术禁忌证均应采取手术治疗。目前多数作者主张应予以急诊手术。由于股骨颈骨折的患者多为老年人，尽快手术可以大大减少骨折并发症发生及原有心肺疾病的恶化。Bredhal 发现 12 小时之内进行手术治疗的患者死亡率明显低于迟延手术对照组。另外，急诊手术尽快恢复骨折端的正常关系，对于缓解对股骨头颈血运的进一步损害有一定的益处。Ma5sie 统计的一组患者中，12 小时之内手术者，股骨头缺血坏死率 25%，13～24 小时手术者，股骨头缺血坏死率 30%，24～48 小时手术者，股骨头缺血坏死率 40%。目前多数作者主张应在 6～12 小时急诊手术。

对于手术之前是否需要牵引争议较大。Needbof，Finsen 等人观察到术前皮牵引对于患者肢体疼痛的缓解、术中骨折复位以及手术难易程度均无影响。因此认为术前的牵引价值不大，反而增加皮肤压疮的危险及护理困难。另有些作者从恢复血供的角度上考虑，提出应予以术前牵引。Manninger 应用动脉造影研究指出，中立位或轻度内旋位肢体牵引后，股骨头血供较牵引前明显增加。Clevelard，Boswoth 也认为中立位牵引后股骨头血供改善。因此，对于移位型股骨颈骨折，首先应尽早施行手术（6～12 小时）。如由于某种缘由无法急诊手术，可考虑术前皮肤或骨骼牵引，但牵引一定要保持肢体处于中立位或轻度内旋位，以避免肢体处于外旋位对于血供的继续损害。

1. 骨折复位　骨折的解剖复位是股骨颈骨折治疗的关键因素。直接影响骨折愈合及股骨头缺血坏死的发生。Moore 指出，X 线显示复位不满意者，实际上股骨颈骨折端接触面积只有 1/2。由于骨折端接触面积减少，自股骨颈基底向近端生升的骨内血管减少或生长受阻，因而降低了股骨头颈血供。

复位的方法有两种，闭合复位和切开复位。应尽可能采取闭合复位，只有在闭合复位失败，无法达到解剖复位时才考虑切开复位。

（1）闭合复位

1）McElvenny 法：将患者置于牵引床上，对双下肢一同施行牵引；患肢外旋并加大牵引；助手将足把持住后与术者把持住膝部一同内旋；肢体内旋后将髋关节内收。McElvenny 认为解剖复位及外展复位均不稳定，主张使股骨颈骨折远端内侧骨皮质略内移，使其位于股骨头下方，以使其稳定性增加。因此提出在复位完成以后自大粗隆向内侧用力推骨折远端，至远端内移。

2）Leadbetter 氏法：Leadbener 采用髋关节屈曲位复位方法：首先，屈髋 90° 后行轴向牵引，髋关节内旋并内收。然后轻轻将肢体置于床上，髋关节逐渐伸直。放松牵引，如肢体无外旋畸形即达到复位。

（2）复位的评价

X 线评价：闭合复位后，应用高质量的 X 线影像对复位的满意程度进行认定。Simon 和 Wyman 曾在股骨颈骨折闭合复位之后进行不同角度 X 线拍片，发现仅正侧位 X 线片显示解剖复位并未真正达到解剖复位。Lowell 提出：股骨头的凸面与股骨颈的凹面在正常解剖情况下可以连成一条 S 形曲线，一旦在 X 线正侧位任何位置上 S 形曲线不平滑甚至相切，都提示未达到解剖复位。

Garden 提出利用"对位指数"（后被称为 Garden Index）对股骨颈骨折复位进行评价（图 5 - 8）。Garden Index 有两个角度数值：在正位 X 线片上，股骨颈内侧骨小梁束与股骨干内侧骨皮质延长线的夹角正常为 160°，在侧位 X 线片上股骨头中心线与股骨颈中心为一条直线，其夹角为 18°。Garden 研究了大量病例后发现股骨颈骨折复位后，在正侧位 X 线片上 GardenIndex ＜ 155° 病例组中。股骨头缺血坏死率近为 7%，而 GardenIndex ＞ 180° 病例组中，股骨头缺血坏死率达 53.8%。Garden 认为，如果复位后 GardenIndex 在 155° ～ 180° 即可认为复位满意。

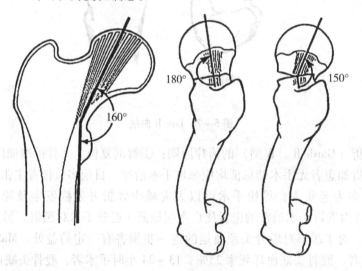

图 5 - 8　Garden Index

尽管有些作者认为外展位复位可以增加骨折端的稳定性，但目前大多数作者均提出应力求达到解剖复位。只有解剖复位，才可以最大限度地获得股骨头血供重建的可能性。

（3）复位后的稳定性：股骨颈骨折复位后稳定与否很大程度上取决于股骨颈后外侧是否存在粉碎。如果后外侧粉碎则失于后外侧有效的骨性支撑，随后常发生复位失败以至骨折不愈合。Banks 发现在股骨颈骨折术后骨折不愈合的患者中有 60% 原始骨折有后外侧粉碎。Scheck 等人认为即使内固定物置放位置正确也无法抵消股骨颈后外侧骨缺损造成的不稳定。因此，有人主张，对于伴有后外侧粉碎的股骨颈骨折，可考虑一期植骨。

（4）切开复位：一旦闭合复位失败，应该考虑切开复位，即直视下解剖复位。以往认为切开复位会进一步损害股骨头颈血供。近年来，许多作者都证实切开复位对血供影响不大。Banks 的结论甚至认为切开复位后不愈合率及股骨头缺血坏死率均有下降。其理由是，首先切开复位时关节囊切口很小，而解剖复位对血供恢复起到了良好的作用。切开复位可采用前侧切口或前外侧切口（Watson - Jones 切口）。有人提出，如存在股骨颈后外侧粉碎，则应选择后方切口以便同时植骨。但大多数作者认为后方切口有可能损害股骨颈后外侧残留的血供，故应尽量避免。

2. 内固定 应用于股骨颈骨折治疗的内固定物种类很多。合格的内固定原则是坚强固定和骨折端加压。应再次强调，解剖复位在治疗中至关重要，因为不论何种内固定材料都无法补偿不良复位所产生的问题。各种内固定材料均有自身的特点和不足。医生应该对其技术问题及适应证非常熟悉以便选择应用。

三翼钉作为治疗股骨颈骨折的代表性内固定物曾被应用多年，由于其本身存在许多问题而无法满足内固定原则的要求，在国际上早已废用。目前经常应用的内固定材料可分为多针、螺钉、钩钉、滑动螺钉加侧方钢板等。

（1）多针：多针固定股骨颈骨折为许多作者所提倡。多针的种类很多：主要有 Knowles，Moore-Neufeld 等。多针固定的优点主要是可在局麻下经皮操作，从而减少出血、手术死亡及感染的危险。其缺点：①固定强度不足。②在老年骨质疏松的病人中，有在股骨粗隆下进针入点处造成骨折的报道。③存在固定针穿出股骨头的可能。多针固定时如进针过深，此针道应该废弃，否则如再次经此针道穿针，容易穿出股骨头。

多针固定时，每根针应相互平行，许多作者的试验结果证明，多针平行打入股骨颈（不论何种形式排布：三角形、四边形等）可有效地防止骨折端旋转，并且增加骨折端的稳定性。Moore 发现多针集中排布，股骨颈骨折不愈合率增加。

Swiontkowski、Hansen 及 Holmer 等人的试验均显示 3 根针固定后的强度与 4 根针固定没有差别，因此提出 3 根针平行排列固定足以获得良好的稳定性。而针数目增加，只会增加固定针穿出股骨头的危险。多针固定总的牢固强度较弱，因此主要适用于年轻患者中无移位的股骨颈骨折（Garden Ⅰ、Ⅱ型）。

（2）钩钉：Stromgqvist 及 Hansen 等人设计了一种钩钉治疗股骨颈骨折，该钉插入预先钻孔的孔道后在其顶端伸出一个小钩，可以有效地防止钉杆穿出股骨头及向外退出，手术操作简便，损伤小，Stromqvist 认为可降低股骨头缺血的坏死率。

（3）加压螺钉：多根加压螺钉固定股骨颈骨折是目前主要提倡的方法，其中常用的有 AO 中空加压螺钉、Asnis 钉等。中空加压螺钉的优点有：骨折端可获得良好的加压力；三枚螺钉固定具有很高的强度及抗扭转能力；手术操作简便，手术创伤小等。由于骨折端获得加压及坚强固定，骨折愈合率提高。Rehnberg，Asnis 报道中空加压螺钉治疗股骨颈骨折骨折愈合率分别为 100% 和 96%。北京积水潭医院对于 212 例应用 AO 中空加压螺钉治疗股骨颈骨折患者进行了回顾性研究，骨折愈合率为 95.8%。术后患者可以早期活动肢体，有效地防止骨折并发症发生。但对于严重的粉碎骨折，单纯螺钉固定的支持作用较差，有继发骨折移位及髋内翻的可能。

（4）滑动螺钉加侧方钢板：滑动螺钉加侧方钢板主要有 AO 的 DHS 及 Richards 钉，其特点是对于股骨颈后外侧粉碎，骨折端缺乏复位后骨性支持者提供可靠的支持。其头钉可延套管滑动，对于骨折端产生加压作用，许多作者指出，单独应用时抗扭转能力较差，因此建议在头钉的上方再拧入一颗加压螺钉以防止旋转。

（5）内固定物在股骨头中的位置：对于内固定物在股骨头中的合理位置存在较大的争议。Cleceland、Bailey、McElvenny 等人均主张在正侧位 X 线片上，内固定物都应位于股骨头中心。任何偏心位置的固定在打入时有可能造成股骨头旋转。另外股骨头中心为关节下致密的骨质较多，有利于稳定固定。Fielding、Pugh、Hunfer 等人则主张内固定物在 X 线片正位上偏下，侧位上略偏后置放。主要是为了避免髋关节内收，外旋时内固定物切割股骨头。Lindequist 等人认为远端内固定物应尽量靠近股骨颈内侧，以利用致密的股骨距来增加其稳定性。尽管存在争议，目前一致的看法是由于血供的原因，内固定物不应置于股骨头上方。关于内固定物进入股骨头的深度，目前一致认为应距离股骨头关节面至少5mm 为宜。

（五）人工关节置换术

1940 年，Moore 与 Bohlman 首先应用金属人工假体置换术治疗股骨近端骨肿瘤。随后人工关节技术不断发展。在对于新鲜股骨颈骨折治疗方面，人工关节置换术曾被广泛应用于老年人移位型骨折。应用人工关节置换术治疗老年人股骨颈骨折主要基于两点考虑：①术后患者可以尽快肢体活动及部分负重，以利于迅速恢复功能，防止骨折并发症，特别是全身并发症的发生，使老年人股骨颈骨折的死亡率降低。这一点曾被认为是应用人工关节置换术的主要理由。近年来，内固定材料及技术不断发展提高。当代的内固定材料完全可以满足上述要求。因此，人工关节置换术的这一优点便不再突出。②人工关节置换术对于股骨颈骨折后骨折不愈合及晚期股骨头缺血坏死是一次性治疗。关于这一点有许多不同意见。首先，目前无论采用何种技术方法，对于新鲜骨折不愈合及晚期股骨头缺血坏死都无法预测。其次应用当代内固定材料后，多数作者报道股骨颈骨折不愈合率低于5%。

另外晚期股骨头缺血坏死的患者中只有不到50%因症状而需进一步治疗。总体而论，股骨颈骨折的患者内固定治疗之后，如骨折愈合而未发生股骨头缺血坏死者，其关节功能评分大大高于人工关节置换者。同时，人工关节置换有其本身的缺点：①手术创伤大，出血量大，软组织破坏广泛。②存在假体松动等危险而补救措施十分复杂。因此，目前的趋势是对于新鲜股骨颈骨折，首先应争取内固定。对于人工关节置换术的应用，不是简单根据年龄及移位程度来定，而制定了明确的适应证的标准。Thomas. A. Russell 在凯氏手术学中对于人工关节置换应用于新鲜股骨颈骨折的治疗提供了相对适应证和绝对适应证。国际上对此予以承认。

相对适应证：

（1）患者生理年龄在65岁以上。由于其他病患，预期寿命不超过10～15年。

（2）髋关节骨折脱位，主要是指髋关节脱位合并股骨头骨折。特别是股骨头严重粉碎骨折者。

（3）股骨近端严重骨质疏松。难以对骨折端牢固固定。这一点十分相对。因为严重疏松的骨质不但难以支撑内固定物，同样也难以支撑人工假体。如应用人工假体，常需同时应用骨水泥。

（4）预期无法离床行走的患者。其目的主要是缓解疼痛并有助于护理。

绝对适应证：

（1）无法满意复位及牢固固定的骨折。

（2）股骨颈骨折内固定术后数周内固定物失用。

（3）髋关节原有疾患已适应人工关节置换。如原来已有股骨头无菌坏死、类风湿、先天性髋脱位、髋关节骨性关节炎等，并曾被建议行人工关节置换。

（4）恶性肿瘤。

（5）陈旧性股骨颈骨折，特别是已明确发生股骨头坏死塌陷者。

（6）失控性发作的疾病患者。如癫痫、帕金森病等。

（7）股骨颈骨折合并髋关节完全脱位。

（8）估计无法耐受再次手术的患者。

（9）患有精神疾患无法配合的患者。

总之，对于绝大多数新鲜股骨颈骨折，首先考虑解剖复位，坚强内固定。人工关节置换术则应根据患者的具体情况，按照其适应证慎重选用。

（六）陈旧性股骨颈骨折及股骨颈骨折不愈合

对于陈旧性股骨颈骨折在诊断时间上分歧很大。King 认为股骨颈骨折由于任何原因而未经治疗超过3周即可诊断为"陈旧性骨折"或"骨折不愈合"。Reich 认为诊断陈旧性股骨颈骨折的时间标准应为伤后6周。Delee 将诊断时间定为3个月。究竟股骨颈骨折未经诊治多长时间后仍可行内固定抑或人工关节置换术尚无定论。一般认为，可将陈旧性股骨颈骨折分为两类：

①根据适应证可行人工关节置换术者。②不需或无法行人工关节置换术者。对于后者，根据不同情况，可考虑闭合式切开复位、坚强内固定。由于陈旧性股骨颈骨折不愈合率较高，常需在切开复位的同时行植骨术。常用的有肌骨瓣植骨、游离腓骨植骨等。Meyer 报道其一组30例陈旧性股骨颈骨折病例（30～90天）采取内固定加肌瓣植骨方法治疗，骨折愈合率为72%。Nagi 报道一组16例6～62周陈旧性股骨颈骨折的病例，应用螺钉固定加腓骨移植，愈合率达100%。目前认为，植骨术对于骨折愈合有

肯定的作用，但对于股骨头缺血坏死及晚期塌陷则无影响。截骨术曾被用来治疗股骨颈骨折不愈合，但由于截骨术后肢体短缩，股骨头与髋臼正常生理关系改变，晚期并发症较多，目前很少提倡应用。

股骨颈骨折不愈合在无移位型骨折中很少发生。在移位型股骨颈骨折中的发生率曾普遍被认为20%~30%。近20年来，由于内固定材料的改进及手术技术的改进，骨折愈合率大为提高。目前多数文献报道股骨颈骨折术后愈合率为85%~95%。关于不愈合的诊断标准多数作者认为6~12个月仍不愈合者即可诊断。影响骨折愈合的因素有：骨折复位质量，固定牢固程度，骨折粉碎情况等。Cleveland的研究证明骨折复位，固定与骨折愈合有明确的相关关系。Banks的一组病例中股骨颈后外侧皮质粉碎者不愈合率为60%。另外患者年龄，骨质疏松等因素也对愈合有一定影响。Phemister认为尽管存在不愈合，但股骨头形态及关节间隙会在很长时间内保持完好。一旦经过治疗骨折愈合，关节功能可以恢复。在治疗方面应注意以下3点：股骨头血供，股骨颈长度，骨质疏松情况。在治疗方面也可分为人工关节置换和保留股骨头两类。如股骨头完整，股骨颈长度缺损不大，颈干角基本正常可行单纯植骨。股骨头外形正常，股骨颈有一定短缩合并髋内翻者可酌情考虑截骨术，植骨术或二者结合应用。对于股骨头血供丧失，股骨头变形，股骨颈严重缺损，骨质疏松难以固定的患者则应选择人工关节置换术。

（七）年轻人股骨颈骨折

年轻人中股骨颈骨折发生率较低。由于年轻人（20~40岁）骨骼最为致密，造成骨折的暴力必然很大，因此损伤更为严重。有人认为，年轻人股骨颈骨折与老年人股骨颈骨折应区分开来，而作为一个专门的问题来研究。Bray、Templeman、Swiont-kowski等人甚至认为年轻人股骨颈骨折不适用于Garden分型或Pauwels分型。

年轻人股骨颈骨折有以下特点：①骨髓密度正常。②创伤机制多为高能量暴力。③骨折不愈合率及股骨头缺血坏死率均高于老年人股骨颈骨折。④股骨头缺血坏死改变后多伴有明显症状。⑤人工关节置换术效果不佳。

年轻人股骨颈骨折后骨折不愈合率及股骨颈缺血坏死率各作者报道不同，分别为25%（Kuslich）至62%（Protzman和Burkhalter）及45%（Kuslich）至90%（Protzman和Burkhalter），多数人认为愈合后较差的原因在于创伤暴力较大、损伤严重、难以解剖复位及坚强固定。

Cave指出，对于所有股骨颈骨折均应解剖复位，在年轻人股骨颈骨折中解剖复位尤为重要，一旦闭合复位难以奏效，应积极采取切开复位。

由于较高的股骨头缺血坏死发生率，许多人认为应尽早（6~12小时）实施手术。常规在术中切开前关节囊进行关节内减压。Swiontkowski等人治疗了27例12~49岁的股骨颈骨折的患者，均可在手术达到解剖复位。以AO 6.5mm螺钉坚强固定，均行前关节囊切开，所有患者手术时间均在伤后8小时之内。结果显示，无骨折不愈合病例，缺血坏死率只有20%，他们建议12~24个月去除内固定物。

目前多数作者认为Bray及Templeman所提出的原则是成功治疗年轻人股骨颈骨折的关键：①急诊手术（伤后12小时之内）。②一定要解剖复位，必要时切开复位。③多枚螺钉坚强固定。有人补充提出前关节囊切开减压的必要。

（八）股骨头缺血坏死

股骨颈骨折后股骨头缺血坏死的发生率不同作者报道差异很大。其差异的原因可能在于各组病例骨折移位程度不同。

移位型股骨颈骨折发生后，股骨头便可以被认为已部分或全部失去血供。Phemister，Cano等人认为，血供的重建主要靠残留血供的爬行替代。血供重建主要有3个来源：①圆韧带动脉供血区域与其他部分的吻合。②骨折端骨内血管的生长，这一过程较为缓慢。骨折端的移位及纤维组织生成都将阻碍骨内血管的生长。因此，良好的骨折复位，牢固的固定极为重要。③股骨头未被关节软骨覆盖部分血管的长入。

关节囊内股骨颈骨折发生后，关节囊内的出血及凝血块将增加关节囊内的压力，产生所谓"填塞效应"（temponade effect）。许多作者认为填塞效应对于股骨头的血供有一定影响，甚至是股骨头晚期塌陷的原因之一。实验表明，当关节囊内压力大于舒张压时，股骨头内血流明显减慢，甚至可造成骨细胞坏死。因此，很多作者主张在内固定手术时应行关节内穿刺或关节囊部分切除，以减小关节囊内压力，对降低股骨头坏死的发生率有一定作用。

骨折端的复位情况对于股骨头血供有很大影响，骨折端复位不良、股骨头旋转及内外翻都将使圆韧带动脉及其他残留的动脉扭曲，从而影响股骨头血供。Garden 指出，任何不良复位都会使股骨头缺血坏死及晚期股骨头塌陷的发生率增加。

内固定物也是股骨头血循的影响因素之一。Linton、Stromqvist 等人均指出，内固定物的体积增大对股骨头的血循是有害的。另外内固定物的位置也对股骨头的血供产生影响。许多作者认为，内固定物置于股骨头外上方时将会损伤外侧骺动脉（股骨头主要血供动脉）。因此，应避免将内固定物置于股骨头上方。内固定物（如三翼钉）会使骨折端产生一定分离，同时反复地捶击振动，会造成不同程度的骨损伤。目前认为，应选择对股骨头颈损伤较小的内固定物置入。

在此应明确一个概念：股骨颈骨折后股骨头的缺血改变或股骨头缺血坏死与晚期股骨头塌陷是不同的两种病理变化。股骨头缺血坏死是指在股骨颈骨折的早期，继发于骨折、复位及固定之后股骨头发生的缺血改变。实际上，骨折一旦发生，股骨头血循即部分或全部受到破坏。而晚期股骨头塌陷是在股骨颈骨折愈合之后，股骨头血循重建过程中，关节软骨下骨在尚未修复的坏死区域发生骨折，从而造成股骨头的变形。股骨颈骨折后股骨头血供均不可避免发生缺血改变，而由于不同的损伤程度，不同的治疗方法等因素使得血供重建的时间与范围不同。部分患者股骨头血供未获得重建，而股骨头受到应力作用而发生软骨下骨折，即造成股骨头晚期塌陷。股骨头晚期塌陷的发生率低于股骨头缺血坏死率。

综上所述，股骨颈骨折后股骨头是否成活取决于两个因素：①残留的血供系统是否足够营养股骨头；②能否在股骨头晚期塌陷之前重建股骨头血供。对于新鲜股骨颈骨折的治疗原则是解剖复位、骨折端加压、坚强固定，以保护残留血运及血运重建过程。

股骨颈骨折后继发的股骨头缺血坏死尚无单独的诊断标准。目前仍然普遍借用股骨头无菌性坏死的Ficat – Arlet 分期：Ⅰ期股骨头正常；Ⅱ期股骨头内出现骨硬化及囊变；Ⅲ期股骨头软骨下塌陷；Ⅳ期关节间隙窄、关节塌陷及骨性关节炎。Ficat – Arlet 分期系统是基于 X 线的诊断系统。X 线诊断的优点：一是应用普及，二是价格低廉。其缺点是无法早期发现病变及无法对于病变的位置和范围进行描述。

近年来，由于磁共振技术的广泛应用，逐渐磁共振是目前唯一可以早期诊断股骨头缺血坏死并了解其病变范围和位置的方法。其中具有代表性的是宾夕法尼亚大学系统，它是依据磁共振影像对股骨头缺血坏死进行分期的系统。

0 期：正常 X 线、骨扫描及 MRI

Ⅰ期：X 线（－），骨扫描（＋）或 MRI（＋）

A 轻度 <15%（波及股骨头）

B 中度 15%～30%

C 重度 >30%

Ⅱ期：股骨头出现透亮区、硬化区

A 轻度 <15% 股骨头

B 中度 15%～30%

C 重度 <30%

Ⅲ期：软骨下塌陷（新月征），未变扁平

A 轻度 <15% 关节面

B 中度 15%～30%

C 重度 >30%

Ⅳ期：股骨头变扁平

A 轻度 <15% 关节面和 <2mm 的下陷

B 中度 15%～30% 关节面或 2～4mm 凹陷

C 重度 >30% 关节面或 >4mm 凹陷

Ⅴ期：关节间隙变窄和（或）髋臼病变

A 轻度

B 中度

C 重度

Ⅵ期：进行性退行性变

股骨颈骨折后股骨头缺血坏死在伤后 1 年即可出现（X 线诊断），2~3 年出现率最高，5 年后明显下降。其早期临床表现：①疼痛；②跛行；③髋关节内旋外展受限。因此，股骨颈骨折治疗后，应该至少随访 5 年，同时要重视临床检查。

股骨头缺血坏死的治疗要根据患者的症状，体征及放射学表现而综合考虑。在临床工作中经常可以见到有些患者虽然 X 线表现很重，但症状轻微，体征并不明显。此时应以保守治疗为主。手术治疗方法很多。大致可分为两类：保留股骨头手术和人工关节置换术。保留股骨头手术主要有髓芯减压术和植骨术。主要应用于 Ficat – Arlet Ⅰ、Ⅱ期。其效果并不肯定。国际文献报道有效率 10%~47%。人工关节置换术应用于 Ficat – Arlet Ⅲ、Ⅳ期。可根据患者的不同情况选择半髋或全髋置换。一般情况下，全髋置换术效果优于半髋置换。半髋置换术由于手术创伤较小而主要应用于高龄患者。

另外，在欧美有些医生采用一种介于保留股骨头和人工关节置换之间的手术——股骨头表面置换。主要应用于年轻患者。股骨头表面置换来源于双杯置换术。其优点在于：①保留股骨头；②保留股骨近端髓腔；③更加符合生物力学；④延缓人工股骨头置换时间。

1948 年，Smith – Peterson 发明双杯置换术。Charnley 对其进行了改进。传统的双杯置换术经过临床应用证明效果很差。由于当时假体的材料均为聚乙烯，聚乙烯及骨水泥的磨削是引起假体松动的主要原因。Muller 首次应用金属材料双杯假体。Amstutz 总结了应用股骨头表面置换术治疗的 322 例股骨头缺血坏死患者，共 586 个髋。其优良率：91%（5 年），66%（10 年），43%（15 年）。手术适应证选择非常严格。均为年轻患者，估计需要 2 次人工关节置换者。

股骨头表面置换在国内尚未见报道。对于年轻股骨头缺血坏死的患者可以作为一种治疗选择。

（李双庆）

第二节　股骨粗隆间骨折

（一）发生学

随着社会人口老龄化，髋部骨折的发生率不断增高。美国目前每年髋部骨折发生率高达 25 万人。专家预测到 2040 年该数字将达到 50 万人。90% 的髋部骨折发生于 65 岁以上的老年人。其中 3/4 发生于女性。Griffin 和 Boyd 对 300 例股骨粗隆间骨折病例的研究显示：伤后 3 个月内的患者病死率为 16.7%，大约是股骨颈骨折患者病死率的 2 倍。如此高的病死率有以下原因：患者年龄较大；造成骨折的创伤较重；骨折后失血量大；治疗手术相对较大。由此可见，股骨粗隆间骨折是较为严重的骨折。

美国、英国和北欧的调查结果显示，在骨密度低于 0.6g/cm 的女性中，髋部骨折发生率达 16.6%。Zain – Elabdien 等人的研究表明，年龄与髋部骨折的发生率以及骨折不稳定及粉碎程度具有明显的相关关系。目前对于骨质疏松诊断的主要方法有 X 线，双光子骨密度仪，定量 CT 等。其中双光子骨密度仪应用较为普遍。文良元等通过对 742 例老年髋部骨折患者骨密度测定的研究指出，男性测定的敏感部位在 ward 三角区，而女性则在大粗隆。骨密度降低与髋部骨折相关阈值男性为 2.5s，女性为 4.5s。

（二）创伤机制

多数患者的股骨粗隆间骨折为跌倒所致，并主述粗隆部受到直接撞击。由于患者多为老年人。其跌倒的原因与其原有疾病所引起的步态异常有关。如心脑疾病，视力听觉障碍，骨关节疾病等。此类患者中合并其他部位骨折的发生率为 7%~15%。常见有腕部，脊柱，肱骨近端及肋骨骨折。

高能量所致的股骨粗隆间骨折较为少见。多为机动车伤和高处坠落伤。其骨折类型多为逆粗隆间骨折或粗隆下骨折。Barquet 发现在此类患者中合并同侧股骨干骨折的发生率为 15%。如不注意则容易漏诊。

（三）放射学诊断

标准的正侧位 X 线片对于正确诊断尤为重要。正位 X 线片应包括双侧髋关节。对于患侧应施以轻度内旋牵引，以消除患肢外旋所造成的重叠影像。从而对于骨折线方向，小粗隆是否累及，骨折粉碎和移位的程度做出正确判断。标准侧位 X 线片可以显示后侧骨折块及其移位程度。健侧 X 线片可以帮助医生了解正常的股骨颈干角及骨质疏松情况，以便正确选择治疗方法。多数情况下普通 X 线足以诊断。极个别患者由于骨折无移位而 X 线显示阴性，但主述髋部疼痛并体检高度怀疑时需行 CT 或 MIR 检查。

（四）分型

股骨粗隆间骨折的分型很多，目前公认并得以应用的有以下 10 种：

Evans' classification

Boyd and Griffin's classification

Ramadier's classification

Decoulx &Lavarde's classification

Endefs classification

Tronzo's classification

Jensen's classification

Deburge's classification

Briot's classification

AO classification

所有分型可归为两类：①解剖学描述（Evans；Ramadier；Decoulx and Lavarde）。②提示预后（Tronzo；Ender；J ensen's modification of the Evans grading；Muller et al.）。任何骨折分型必须应用简便并能指导治疗，同时提示预后才能具有临床意义。就股骨粗隆间骨折分型而言，能够对于骨折的稳定性及复位，固定之后骨折部位能否耐受生理应力作出判断尤为重要。Evans 分型，Jensen 型，Boyd and Griffin 分型，Tronzo 分型和 AO 分型为大家熟知并得以广泛应用。

1. Boyd – Griffin 分型　Boyd 和 Griffin 将股骨粗隆周围的所有骨折分为 4 型，其范围包括股骨颈关节囊外部分至小粗隆远端 5cm（图 5 – 9）。

Ⅰ型：骨折线自大粗隆沿粗隆间线至小粗隆。此型复位简单并容易维持。

Ⅱ型：粉碎骨折。主要骨折线位于粗隆间线，但骨皮质多发骨折。此型复位困难，因为骨折粉碎并存在冠状面骨折。

Ⅲ型：此型基本上可以认为是粗隆下骨折。骨折线自股骨干近端延至小粗隆，可伴不同程度粉碎。此型骨折往往更难复位。

Ⅳ型：骨折自粗隆部至股骨近端，至少有两个平面的骨折。

Evans 分型根据骨折线方向，大小粗隆是否累及和骨折是否移位而将股骨粗隆间骨折分为 6 型。其中 1、2 型为稳定型。其余均为不稳定型。Evan 的结论基于保守治疗的结果。

Jensen 对于 Evans 分型进行了改进。基于大小粗隆是否受累及复位后骨折是否稳定而分为 5 型。其研究发现ⅠA（2 部分骨折无移位），ⅠB（2 部分骨折有移位）94% 骨折复位后稳定。ⅡA（3 部分骨折，大粗隆骨折）33% 骨折复位后稳定。ⅡB（3 部分骨折，小粗隆骨折）21% 骨折复位后稳定。Ⅲ（4 部分骨折，大粗隆骨折，小粗隆骨折）8% 骨折复位后稳定。Jensen 指出大小粗隆的粉碎程度与复位后骨折的稳定性成反比。

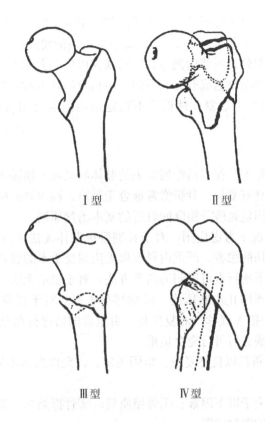

Ⅰ型　Ⅱ型

Ⅲ型　Ⅳ型

图 5 - 9　Boyd - Griffin 分型

2. 改良 Evan's 分型　如下所述。

Ⅰ型：无移位顺粗隆骨折。

Ⅱ型：移位型顺粗隆骨折。

Ⅲ型：移位型顺粗隆骨折合并大粗隆骨折。

Ⅳ型：移位型顺粗隆骨折合并小粗隆骨折。

Ⅴ型：移位型顺粗隆骨折大，小粗隆骨折。

Ⅵ型：反粗隆骨折。

AO 将股骨粗隆间骨折纳入其整体骨折分型系统中。归为 A 类骨折。A1 为简单骨折。A2 为粉碎骨折。A3 为粗隆下骨折。每型中根据骨折形态又分为 3 个亚型。AO 分型便于进行统计学分析。既对于股骨粗隆间骨折具有形态学描述，又可对于预后做出判断。同时在内固定物的选择方面也可提出建议。

3. AO 分型　AO 将股骨粗隆间骨折划分至股骨近端骨折 A 型。

A1：股骨粗隆部简单骨折

Ⅰ. 沿粗隆间线骨折。

Ⅱ. 骨折线通过大粗隆。

Ⅲ. 骨折线向下至小粗隆。

A2：股骨粗隆部粉碎骨折。

Ⅰ. 有一块内侧骨块。

Ⅱ. 有数块内侧骨块。

Ⅲ. 骨折线向下至小粗隆远端1cm。

A3：股骨粗隆中部骨折。

Ⅰ. 简单骨折，斜形。

Ⅱ. 简单骨折，横形。

Ⅲ. 粉碎骨折。

无论选择哪种分型，在术前对于骨折的稳定性做出判断十分重要。股骨粗隆间骨折稳定与否取决于两个因素：①内侧弓的完整性（小粗隆是否累及）。②后侧皮质的粉碎程度（大粗隆粉碎程度）。另外，逆粗隆间骨折非常不稳定。小粗隆骨折使内侧弓骨皮质缺损而失去力学支持，造成髋内翻。大粗隆骨折则进一步加重矢状面不稳定。其结果造成股骨头后倾。逆粗隆间骨折常发生骨折远端向内侧移位，如复位不良则会造成内固定在股骨头中切割。骨折的不稳定是内固定失用（弯曲，断裂，切割）的因素之一。

（五）治疗

股骨粗隆间骨折多见于老年人，保守治疗所带来的肢体制动和长期卧床使骨折并发症的发生难以避免。牵引治疗无法使骨折获得良好复位，骨折常常愈合于短缩，髋内翻的畸形状态，从而造成患者步态异常。因此，手术治疗，牢固固定是股骨粗隆间骨折的基本治疗原则。

1. 保守治疗　只在某些情况下考虑应用。对于长期卧床肢体无法活动的患者，患有全身感染疾患的患者，手术切口部位皮肤损伤的患者，严重内科疾患无法耐受手术的患者，保守治疗更为安全。保守治疗根据患者治疗后有无可能下地行走可以归为两类方法。对于根本无法行走的患者无须牵引或短期皮牵引。止痛对症治疗。积极护理防止皮肤压疮。鼓励尽早坐起。对于有希望下地行走的患者，骨牵引8~12周。力求骨折复位。定期拍 X 线片，对复位和牵引重量酌情进行调整。去除牵引后尽快嘱患者功能练习及部分负重。骨折愈合满意后可行完全负重。

2. 手术治疗　目的是使骨折得以良好复位，牢固固定，以允许患者术后早期肢体活动及部分负重。从而尽快恢复功能。

骨折能否获得牢固固定取决于以下因素：①骨骼质量。②骨折类型。③骨折复位质量。④内固定物的设计。⑤内固定物在骨骼中的置放位置。

3. 手术时机　Kenrora 等人的研究显示，24 小时内急诊手术患者病死率明显增加。Sexsen，White 等人指出，24 小时后立即手术病死率有所增加。目前多数作者认为伤后 72 小时手术较为安全。在最初 12 ~ 24 小时应该对于患者进行全面检查，对于异常情况予以纠正。其中包括血容量的补充，吸氧及原有疾患的相关药物治疗。与此同时，进行充分的术前计划和麻醉准备。

骨折复位：骨折的良好复位是下一步治疗的关键。如果复位不佳，不论选择哪种内固定材料都难以获得满意的固定。

对于稳定型骨折，轴向牵引，轻度外展内旋即可获得解剖复位。由于骨折端扣锁后完整的内侧弓可以提供稳定的力学支持，任何内固定物置入后均可得到牢固固定。

对于不稳定型骨折，难以达到完全解剖复位。强行将大，小粗隆解剖复位使手术创伤增加。另外术后的解剖复位往往不易维持。Rao，Banzon 等人的一组 162 例不稳定型股骨粗隆间骨折均行解剖复位，滑动髋螺钉固定的患者随访显示，98% 的病例发生继发移位。目前多数作者主张对于不稳定型骨折恢复股骨颈干的解剖关系即可，而无须追求解剖复位。

近年来治疗股骨粗隆间骨折的内固定材料不断发展更新，其中常用的标准内固定物可分为两类：①滑动加压螺钉加侧方钢板，如 Richards 钉板，DHS（图 5 - 10）。②髓内固定，如 Ender 针，带锁髓内针，Gamma 钉等。

（1）滑动加压螺钉加侧方钢板固定。

20 世纪 70 年代，滑动加压螺钉加侧方钢板应用于股骨粗隆间骨折的治疗。其基本原理是将加压螺钉插入股骨头颈部以固定骨折近端，在其尾部套入一侧方钢板以固定骨折远端。Sanstegard 等人对 Richards 钉板固定的研究表明，骨折固定后，大部分负荷由 Richards 钉板承担，而骨折部位所承受负荷很小。另外，加压螺钉穿出股骨头、加压螺钉切割股骨头等情况极少发生。Gudler 等人对不稳定型股骨粗隆间骨折应用 Enders 针及加压螺钉加侧方钢板固定后的比较研究，发现后者的固定强度较前者高 5 倍。由于滑动加压螺钉加侧方钢板系统固定后承受大部分负荷直至骨折愈合；固定后股骨颈干角自然恢复、骨折端特别是骨距部分可产生加压力、目前已成为股骨粗隆间骨折的常用标准固定方法。

滑动加压螺钉加侧方钢板根据加压螺钉与加侧方钢板之间的角度不同，分为低位（130°、135°、

140°）和高位（145°、150°）。低位钉板应用与大多数股骨粗隆间骨折，特别是稳定型骨折。术前应根据健侧 X 线片确定正常颈干角后选择相应角度的钉板。由于钉板置入后骨折端可沿加压螺钉滑动而产生动力加压，如钉板角度与解剖复位后的颈干角不一致，加压螺钉则会对骨折端滑动产生阻力而减弱动力加压作用。某种情况下需行外展截骨以增加骨折端稳定性，此时应用高位钉板。

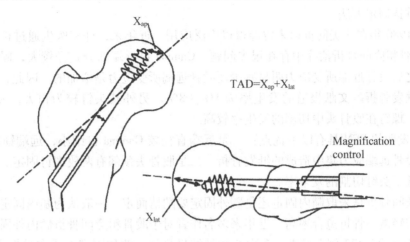

$$TAD = X_{ap} + X_{lat}$$

图 5 – 10　DHS

关于头钉置放的合理位置存在争议。Baum - gaertner 认为头钉置放与股骨头颈中心最为牢固，不易发生头钉切割。并提出 TAD 值的概念。TAD（Tip Apex Distance）值是指正常解剖状态下股骨头颈中轴线在正侧位与股骨头关节面交点与头钉顶点的距离之和。Baum - gaertner 和 Solberg 的研究发现，在 118 例滑动加压螺钉加侧方钢板固定的股骨粗隆间骨折中，TAD 值 < 20mm 组无一例发生切割。而 TAD 值 > 50mm 组中，切割率高达 60%。

有人主张头钉的位置位于股骨头颈中下 1/3（正位），偏后（侧位）。股骨头中下 1/3 偏后部位骨质较密，头钉置入后不易发生切割。Hartog 等人的尸体标本实验结果认为，偏心位固定抗旋转力较差。主张以中心位固定为佳。

内上方固定应该避免。其原因：①股骨头内上方骨质薄弱，内固定难以牢固。切割发生率较高。②外侧骺动脉位于股骨头上方偏后，该动脉供应股骨头大部分血供。头钉内上方置放极易损伤外侧骺动脉而引起股骨头缺血坏死。

头钉进入的深度应位于股骨头关节面下方 5～12mm。此区域骨质致密，螺钉拧入后具有良好的把持作用。头钉进入的深度如果距离股骨头关节面 12mm 以上则把持作用明显减弱。螺钉松动及切割的发生率增加。

头钉的长度应为位于股骨头关节面下方 5mm 为宜。考虑动力加压因素，可将实测距离再减去 5mm。

（2）髓内固定：目前常用的髓内固定可分为两类：股骨髁 – 股骨头髓内针和股骨头 – 髓腔髓内针。

1）股骨髁 – 股骨头髓内针：1950 年 Leizius 首先应用髓内针自股骨中段向股骨头穿入，以固定股骨粗隆间骨折。1964 年 Kuntcher 将其入点移至股骨内下侧。由于股骨内下侧皮质较薄，软组织覆盖少，因此更容易插入髓内针。1970 年 Enders 等人首先报道应用 3 根较细而且更有弹性的髓内针治疗股骨粗隆间骨折。与 Kuntcher 髓内针相比，Enders 针更容易插入。在股骨粗隆部可分别放置于压力、张力骨小梁处，提高了固定的稳定性。在 20 世纪 70—80 年代曾得以广泛应用。

Enders 针固定的优点：手术时间短，创伤小，出血量少；患者肢体功能恢复快；感染率低；骨折延缓愈合及不愈合率低。

Enders 针由于以上优点，20 世纪 70 年代至 80 年代曾得以广泛应用，与此同时也暴露出一些缺点，其中有：术后膝关节疼痛；髓内针脱出；髓内针穿出股骨头；术后外旋畸形愈合等。近年来，Enders 针的应用逐渐减少。

2）股骨头 – 髓腔髓内针：股骨头髓腔髓内针固定股骨粗隆间骨折在近年来有很大发展，主要有

Gamma 钉，Russell - Tayler 重建钉、PFN 等。其特点是通过髓内针插入一螺栓至股骨头颈（Inter-locklng）。其优点：①有固定角度的螺栓可使股骨颈干角完全恢复；②有效地防止旋转畸形；③骨折闭合复位，髓内固定使骨折端干扰减少，提高骨折愈合率；④中心位髓内固定，内固定物所受弯曲应力较钢板减少，内固定物断裂发生率降低。目前股骨头髓腔髓内针已逐渐成为股骨粗隆间骨折，特别是粉碎、不稳定型的首选固定方法。

Gamma 钉自 1980 年在北美问世以来曾经得以广泛应用。近年来，许多医生通过长期随访观察，发现 Gamma 钉在股骨粗隆间骨折治疗中存在很多问题。Gamma 钉近端部分直径较大，固定牢固。生物力学结果发现固定之后股骨近端所受应力明显减少而股骨远端所受应力是增加的。因此，在靠近钉尾部的股骨远端常发生继发骨折。文献报道的发生率为 1% ~ 8%。另外其头钉较为粗大，又只是单枚螺钉。抗旋转能力较差，螺钉在股骨头中切割的发生率较高。

AO 近年来所发明的 PFN 具有以下优点：一是近端直径较 Gamma 钉细小，远端锁定螺栓距钉尾较远，从而避免因股骨远端应力集中造成的继发骨折。二是股骨头颈部有两枚螺钉固定。有效地防止了旋转应力。大大降低了头钉切割的发生率。

对于股骨粗隆间骨折是采取髓内固定还是髓外固定要酌情而定。一般认为髓内固定对于骨折端血供干扰小，手术创伤轻微。骨折愈合率高。近年来多名作者对于股骨粗隆间骨折髓内外固定进行了回顾性研究。特别是 Parker 的 2 472 例大样本，多中心统计结果显示，两种固定方式在骨折愈合、手术时间、术中出血量及并发症等方面没有显著差异。髓内固定手术操作要求较高。固定之前骨折需获得良好复位。在某种情况下只有外展位才能获得复位而在此位置髓内针则无法打入。另外髓内针操作技术的学习曲线较长。目前普遍认为，对于稳定型股骨粗隆间骨折髓外固定即可。而对于不稳定型股骨粗隆间骨折，特别是反粗隆间骨折，由于髓内针属中心位固定而具有很好的抗弯能力，应视为首选。

（3）外固定支架：外固定支架治疗股骨粗隆间骨折时有报道。其优点是手术操作简便，创伤轻微。缺点是术后活动不方便，需严格进行针道护理。主要应用于严重多发创伤及老年体弱多病，无法耐受内固定手术的患者。

（4）人工关节置换：主要应用于严重粉碎股骨粗隆间骨折并伴有严重骨质疏松的患者。其目的在于减少卧床时间，早期下地部分或全部负重。Green 报道的一组双极骨水泥伴髋关节置换的病人平均手术后 5 天可下地负重。有人认为患有类风湿疾患的患者内固定失用以至骨折不愈合的发生率较高。Bogoch 报道为 24%。主张行一期人工关节置换。由于股骨粗隆间骨折常累及股骨矩，使得人工关节置换后的稳定性降低。因此适应证的选择非常严格。

（李双庆）

第三节　股骨大粗隆骨折，小粗隆骨折

单纯的股骨大粗隆骨折非常少见。其发生率分布于两个年龄组：其一，也是相对多发生于小儿及 7 ~ 17 岁少年人的大粗隆骨骺分离。此类多为撕脱骨折，骨折块分离较明显，最多可达 6cm。其二是成年人的大粗隆粉碎骨折，常由直接暴力所致。大粗隆一部分骨折，骨折块常向后上方移位。

股骨大粗隆骨折后患者表现为局部疼痛及屈髋畸形，X 线即可确诊。

由于粗隆部骨折绝大多数可很好地愈合，因此，治疗的目的是恢复骨折愈合后髋关节的功能。

有 3 种治疗方法：①患髋外展牵引 6 周；②无牵引，卧床休息至局部症状消失 4 ~ 6 周后开始练习负重；③Armstrong 及 Watson - Jones 主张切开复位内固定，主要是针对明显移位的骨折。

由于绝大多数股骨大粗隆骨折预后良好，较多采取保守治疗。某些情况下，年轻患者中大粗隆移位较大者，可考虑切开复位内固定，以恢复外展肌功能。内固定多采用松质骨螺钉或钢丝。术后在扶拐保护下可部分负重 3 ~ 4 周，之后视愈合情况完全负重。

单纯股骨小粗隆撕脱骨折主要见于儿童及少年。85% 的患者 < 20 岁，12 ~ 16 岁为发生率高发年龄。老年人中的单纯股骨小粗隆骨折常继发于骨质疏松。由于小粗隆骨矩部疏松，无法抵抗髂腰肌牵拉力而

至撕脱骨折。患者常表现为股三角部疼痛及屈髋畸形。Ludloffs 征阳性——即患者坐位时不能主动屈髋。大多数情况下采取卧床休息，对症处理。数周后症状消失即可负重。只有在骨折块分离十分明显时可酌情考虑切开复位。

（李双庆）

第四节　股骨粗隆下骨折

股骨粗隆下骨折是指自股骨小粗隆至股骨干中段与近端交界处——即骨髓腔最狭窄处之间部位的骨折。股骨粗隆下骨折发生率占髋部骨折的 10% ~ 34%。其年龄分布有两组：20 岁 ~ 40 岁及 60 岁以上。老年组骨折多由低能量创伤所致。年轻组骨折多由高能量损伤造成，常合并其他骨折和损伤。股骨粗隆间骨折的死亡率各作者报道不同，从 8.3% ~ 20.9%。由于股骨粗隆下生理应力分布特点，手术治疗有较高的骨折不愈合及内固定物失用率。骨折发生后，在肌肉的牵拉下，股骨干发生短缩，外旋畸形，股骨头颈外展，后倾。因此，股骨粗隆下骨折的治疗目的，是要恢复股骨干的内收短缩，外旋，纠正股骨头颈外展及后倾外旋，恢复髋关节内收肌的张力，从而恢复机体功能。因此，对于股骨粗隆下部位生物力学特点的了解，对于骨折类型的分析，以及各类内固定物的应用及适应证的认识，将直接影响治疗效果。

（一）生物力学特点

股骨粗隆下部分在负重的情况下除承受轴向负荷外，还受到来自偏心位置的股骨头颈所传导的弯曲应力。在弯曲应力作用下，股骨粗隆下内侧承受压力而外侧承受张力，压力大于张力。Koch 等人的实验显示：在负重情况下在股骨小粗隆远端 1 ~ 3cm 部分，内侧承受 1 200 磅/英寸的压力。外侧承受的张力比压力约小 20%。这种应力分布的不均衡状态直接影响骨折复位后的稳定性以及内固定物上所承受的负荷。如果骨折端内侧粉碎或缺损，复位后稳定程度下降，内固定物所承受的弯曲负荷加大，常会造成骨折不愈合并导致内固定物断裂。因此，在骨折复位时，应尽可能恢复内侧骨皮质的完整性。在骨折端内侧粉碎缺损情况下，应考虑一期植骨，尽快恢复内侧的完整。因此，对于股骨粗隆下部位应力分布的认识，结合骨折类型的分析，直接影响内固定物的选择，术中及术后处理。其基本原则是获得骨折复位及固定的稳定。

影响骨折复位及固定稳定性有 3 个主要因素：①骨折粉碎程度；②骨折部位；③骨折类型。

1. 骨折粉碎程度　对于简单骨折，如横断形骨折或短斜形骨折，较易解剖复位，通过加压钢板的轴向加压作用，骨折端易获得牢固固定。在生理负荷下，骨折端之间几乎没有活动，内固定物所承受的应力相对较小。在粉碎骨折或内侧缺损情况下，难以达到解剖复位。因此，骨骼结构的稳定性无法获得，生理应力几乎全部被内固定物所承担。因此，常会发生内固定失败。过大的负荷会使内固定物脱出或断裂，继而发生骨折不愈合或畸形愈合。

2. 骨折部位　可分为所谓"高位"骨折即小粗隆水平的骨折，及"低位"骨折即股骨干近端与中段交界处附近的骨折。越靠近小粗隆的骨折，其近端弯曲应力力臂越短，骨折处的弯曲力矩越小。

3. 骨折类型　内固定物的选择取决于不同类型的骨折。对于横断或短斜形骨折，常选用加压钢板或传统髓内针。对于长斜形骨折，可考虑应用拉力螺钉行骨折块间加压并以中和钢板保护。对于粉碎骨折则应选择髓内固定。

（二）骨折分型

1. Fieldling 分型　Fieldling 根据骨折发生的部位将股骨粗隆下骨折分为三型（图 5 - 11）。

1 型：位于小粗隆水平。

2 型：位于小粗隆下 2.5 ~ 5cm。

3 型：位于小粗隆下 5 ~ 7.5cm。

该分型主要适用于横断骨折。而对于斜形或粉碎骨折则要根据主要骨折部位的位置来确定分型。一般来说，高位的骨折愈合率及预后优于低位骨折。

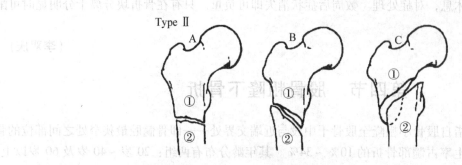

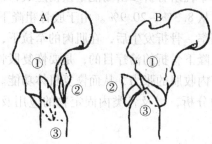

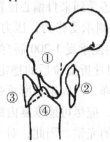

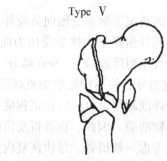

图 5-11　Fieldling 分型

2. Seinsheimer 分型　Seinsheimer 根据骨折块的数目、骨折线的形态和位置，将股骨粗隆下骨折分为5 型。

Ⅰ型：无移位骨折或移位 <2mm。

Ⅱ型：2 部分骨折。

Ⅱa 型：横断骨折。

Ⅱb 型：螺旋骨折，小粗隆与近端骨折块连续。

Ⅱc 型：螺旋骨折，小粗隆与远端骨折块连续。

Ⅲ型：3 部分骨折

Ⅲa 型：3 部分螺旋骨折，小粗隆为单独的一部分。

Ⅲb 型：3 部分螺旋骨折，其中一部分为一单独的蝶形骨块。

Ⅳ型：4 部分以上粉碎骨折。

Ⅴ型：粗隆下合并粗隆间骨折。

3. AO 分型（图 5-12）　如下所述。

A 型：简单骨折，横断或短斜形。

B 型：粉碎骨折、内侧或外侧有一蝶形骨块。

C 型：严重粉碎骨折，骨皮质缺损。

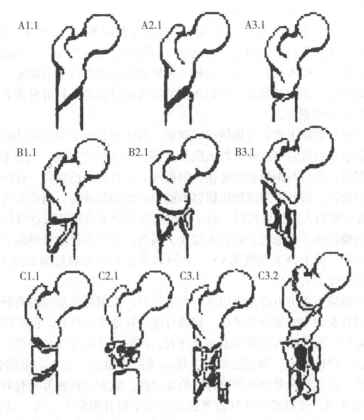

图 5-12　AO 分型

（三）治疗

股骨粗隆下骨折的治疗可分为保守治疗和手术治疗。常用的保守治疗方法是对患肢施行股骨髁上牵引。股骨近端均为强大的肌群包绕，骨折发生后骨折端受肌肉牵引而明显畸形。骨折近端在内收肌、外旋肌及髂腰肌作用下呈屈曲、内收、外旋。骨折远端在外展肌作用下呈外展、在重力作用下轻度外旋。在所有肌肉收缩作用下骨折端明显短缩畸形。牵引治疗可以控制短缩，但对于其他畸形则难以纠正。另外，牵引时患肢需置于 90°/90° 体位（屈髋 90° 屈膝 90°）。这在成人很不易维持。牵引治疗对于明显移位的骨折无法减小骨折间隙，因而延长愈合时间。由于留有畸形，骨折愈合后病人常存在一定症状。主要是臀肌步态和大腿前侧疼痛。骨折近端外展畸形使得大粗隆顶点上移，髋关节外展肌松弛，即可造成臀肌步态。骨折近端的屈曲则是大腿前侧疼痛的主要原因。Waddell 报道非手术治疗股骨粗隆下骨折满意率只有 36%。因此，目前认为手术治疗股骨粗隆下骨折已成为主要方法。

手术治疗的目的：①解剖复位或纠正所有畸形。②牢固内固定。

应用于股骨粗隆下骨折的内固定材料很多。可归纳为两类：①髓内固定。②钢板螺钉固定。髓内固定主要有 Enders 钉、传统髓内针、Ziclcel 钉、Russell - Taylor 重建钉等。钢板螺钉类主要有角钢板、髋关节加压螺钉（Rlchard 钉板，DHS）、髁加压螺钉（DCS）等。各内固定材料均有其特点和适应证。

1. Enders 钉　20 世纪 70—80 年代，许多医师应用 Enders 钉治疗股骨粗隆下骨折，由于 Enders 钉固定强度较弱，其结果不甚满意。Pankovich 等人应用 Enders 钉的结果显示：愈合率 100%，但由于畸形需要再手术者达 30%。对于稳定型骨折（横断及蝶形型）Enders 钉则不足以控制旋转、成角及短缩。术后需加牵引维持 3～6 周，很大地限制了肢体活动，从而减慢了肢体的功能恢复。目前，除特殊情况外，Enders 钉很少被提倡应用。

2. 传统髓内针　髓内针固定的牢固程度主要取决于髓内针与骨髓腔之间接触的长度。股骨粗隆下骨折的近端髓腔宽大，至髓腔狭窄部逐渐变窄，再向远端又逐渐增宽。只有髓腔最窄处与髓内针相接触。在年轻的患者，由于骨松质密度较大，传统髓内针在股骨髓腔内尚可有较强的把持作用。而在老年人，由于骨密度下降，髓内针在较宽的髓腔内把执作用减小，常造成骨折端内翻及复发短缩。因此，传统髓内针固定仅适用于年轻患者中的稳定型骨折。

3. 钢板螺钉　应用一般直钢板来固定股骨粗隆下骨折非常困难。由于螺钉只能横行穿过钢板，骨折近端的固定力臂太短，无法施行牢固固定。解决这一问题的方法是另设计一种钢板螺钉材料。其特点是螺钉或钢板的一端经股骨颈插入股骨头中，这样变可使骨折近端得以充分固定。此类内固定物在钢板与股骨头颈固定螺钉之间有一固定的角度。目前常用的钢板螺钉固定材料可分为 2 类：①滑动加压螺钉（Richards 钉、DHS 等）；②角钢板。

滑动加压螺钉对于股骨粗隆下骨折可提供牢固固定。其优点是由于加压滑动螺钉为中空结构，术中先用导针定位，位置满意后将螺钉穿过导针拧入股骨头颈。手术操作简易。对于粉碎骨折不易复位者，可先行拧入滑动加压螺钉，之后与钢板套管连接，钢板固定后骨折即已复位。骨折远端至少需要 4 枚螺钉固定。对于不稳定型骨折，股骨头颈部加压螺钉不能很好地控制旋转，因此常需再加一枚拉力螺钉来加强固定。130°滑动加压螺钉入点位置较低，对于高位股骨粗隆下骨折其入点与骨折部位较近，其稳定性降低。另外附加拉力螺钉也不易选定合适行入位置。因此，对于高位股骨粗隆下骨折，近年来多应用髁加压螺钉（DCS）固定。由于 DCS 角度为 95°，入点较高，另外可通过钢板拧入 1～2 枚拉力螺钉至骨矩部位，其固定牢固程度大大提高。

角度钢板对于股骨粗隆下骨折也曾是常用的内固定材料。根据骨折部位的高低，可选 90°或 130°角度钢板。角度钢板在股骨头颈中的部分呈铲状，较螺钉能较好地控制旋转。但铲状部分插入股骨头颈的操作较复杂，需准确定位。另外插入前骨窗需充分开大，否则入点部分将会劈裂。由于角度钢板为偏心位固定，与 Richards 钉、DHS 相比，固定后钢板上所承受的弯曲应力更大。根据骨折复位后的稳定程度常需在钢板对侧植骨，以尽快恢复钢板对侧骨骼的连续性，减少钢板疲劳断裂的发生。

4. 带锁髓内针　近年来，带锁髓内针日益普遍地应用于股骨粗隆下骨折。其优点在于：闭合复位下操作手术创伤小，对骨折端环境干扰小，由于中心位固定，具有良好的抗弯曲应力强度。

常用的标准带锁髓内针有 Zickel 钉、Russell - Taylor 重建钉等。Zickel 钉插入股骨头颈部位为三叶状，通过钉杆近端孔插入并与钉杆锁定。由于三叶钉与钉杆之间角度固定，故可有效地防止内翻畸形的发生。但 Zickel 钉只有近端锁定，对于严重粉碎的股骨粗隆下骨折则无法防止短缩。

Russell - Taylor 重建钉在近端及远端均可锁定。通过近端锁定孔可向股骨头颈拧入 2 枚拉力螺钉，通过远端锁定孔可行入 1～2 枚全螺纹螺钉。有效地防止短缩并可很好地控制旋转。改进型 Russell - Taylor 重建钉（R - T Delta 钉）直径较小，可用于髓腔较小或严重粉碎骨折的患者。Klemm 等人曾提出根据不同骨折类型应用带锁髓内针的基本原则：对于稳定型骨折，可用非锁式髓内针，即远近端均不锁定。对于位于髓腔狭窄处近端的骨折，可仅在近端锁定。对于位于髓腔狭窄处远端的骨折，需行远端锁定。用于在某些情况下存在无移位的骨折块而不易发现，有报道仅在近端锁定，术后常发生不同程度的短缩。因此，远近端同时锁定更为可靠。

目前认为影响骨折愈合的因素有：早期骨折端血肿，骨膜血供，周围软组织血运，稳定的力学环境，骨折端微动。过去一味强调切开复位以求解剖复位，坚强内固定的代价是破坏周围软组织血运，丢失早期骨折端血肿。其结果往往是骨折不愈合。股骨粗隆下骨折不愈合率较高进而发生内固定失效。因此保护血运以保证骨折愈合是治疗的关键。对于股骨粗隆下骨折，间接复位，髓内固定目前被认为是治疗的首选。

（四）术后处理

不论应用以上何种内固定材料进行固定，原则上术后第 2 天可容许患者进行患肢练习并离床扶拐活动。术后数日内患者应尽量不采取坐位，因此时髋部及腹股沟部分软组织肿胀，坐位影响静脉回流，有可能造成静脉血栓。患者离床后患肢可否部分负重要根据骨折类型及内固定情况而定。稳定型骨折并予牢固固定者可准许 10～15kg 部分负重。不稳定型骨折应在 X 线显示骨折端有骨痂连接后开始部分负重。对于应用带锁髓内针固定的不稳定型骨折，有人主张在连续骨痂出现后应将髓内针取出，以恢复骨骼的负重。否则锁定螺钉在长期负荷下会发生疲劳断裂。

（王海涛）

第五节 股骨干骨折

（一）概述

股骨是体内最大的管状骨，周围有丰厚的肌肉包围。发育过程中股骨形成前凸，内侧承受压力，外侧承受张力。股骨干骨折包括发生在小转子远端5cm至内收肌结节近端5cm范围内的骨折。

大腿部肌群可分前、内、后为3个间室，前间室包含股四头肌、髂腰肌、缝匠肌及耻骨肌、股动脉及股静脉、股神经及股外侧皮神经；内侧间室包含股薄肌、长收肌、短收肌、大收肌、闭孔外肌、闭孔动静脉、闭孔神经及股深动脉；后侧间室包含股二头肌、半腱肌、半膜肌、部分大收肌、坐骨神经、股深动脉分支及股后皮神经。与小腿相比，大腿部筋膜间室容积大，筋膜间室综合征的发生率低，但间室内出血可造成压力升高，深部血管供血减少。

股骨干骨折后骨折端受到不同肌群的作用发生移位，这些肌群包括外展肌、内收肌、髂腰肌、腓肠肌及阔筋膜张肌。外展肌包括臀中、小肌，止于大转子，转子下骨折或近端股骨干骨折时可牵拉骨折近端外展；髂腰肌止于小转子，其作用使骨折近端屈曲外旋；内收肌通过牵拉骨折远端造成内翻短缩畸形；腓肠肌作用于骨折远端使其向后方旋转屈曲；阔筋膜张肌作用于股骨外侧对抗内收肌的内翻应力。

供应股骨干的血管来自股深动脉，从近端后侧骨嵴进入髓腔分支供应皮质内2/3，骨膜血管同样自后侧骨嵴进入，供应皮质外1/3。股骨干骨折造成髓内血管损伤，骨膜血管增生，成为骨折愈合主要营养血管，骨折愈合后髓内血管重建恢复供血。股骨血管不过度损伤则股骨干骨折一般能顺利愈合，手术时应避免过度分离骨膜，特别是后侧骨嵴及肌间隔附着处。

（二）损伤机制

发生在成年人的骨折多是高能创伤，多继发于交通事故、高处坠落、重物砸伤及枪击伤。此外骨质发生改变时轻微外伤可造成病理骨折；军人或长跑运动员可发生应力骨折，多发生于股骨近端或中段。

（三）临床表现

股骨干骨折多由严重的暴力引起，骨折后出现局部剧烈疼痛、肿胀、畸形及肢体活动受限，结合X线检查，诊断多不困难。对于清醒的患者，疼痛和畸形通常很明显，在早期外科医生会注意到软组织肿胀。对于意识不清的患者，股骨骨折也会出现局部畸形和肿胀。这些发现通常比较明显，但是对于所有意识不清的患者必须考虑股骨干骨折的可能性，尤其对于车祸伤或者高处坠落伤。对于所有意识不清患者按照常规进行系统检查，应该仔细检查股骨。由于其受伤机制及局部解剖特点，在诊断时要进行全面的考虑。

（1）由于股骨干周围有丰富的肌肉，在其后侧有股深动脉穿支通过，骨折后会大量出血，最多可达2 000ml，检查时肿胀可能会不明显，这样会使医生对失血量估计不足，加之骨折的剧痛，容易出现休克。对于股骨干骨折患者在急诊室应进行血压、脉搏检测，并常规进行输液处理，血压稳定后方可进行手术或住院治疗。

（2）骨折常由高能暴力引起尤其是交通事故伤，在检查股骨干骨折的同时，应注意身体其他部位是否合并有损伤。首先排除头颅、胸、腹可危及生命的重要内脏器官的损伤，然后排除其他肢体的损伤。诊断股骨干骨折的X线片需包括髋关节及膝关节。股骨干骨折常合并其他损伤，据统计合并其他部位损伤的病例可达到全部病例的5%～15%，合并伤包括全身多系统创伤、脊柱骨盆及同侧肢体损伤。文献中报道股骨干骨折合并股骨颈骨折漏诊率可高达30%，闭合股骨干骨折同侧膝关节韧带及半月板损伤的概率高达50%。

（3）股骨干骨折后，局部形成血肿，髓腔开放，周围静脉破裂。在搬运过程中不能很好制动，髓内脂肪很容易进入破裂的静脉，因而股骨干骨折后出现脂肪栓塞综合征的可能性很大。在骨折的早期，要进行血气监测，血氧分压进行性下降应高度警惕脂肪栓塞综合征的发生。骨股骨干骨折的患者，血气分析应作为常规的检测指标。

（4）合并神经血管损伤并不多见，但应认真仔细地对末梢的血供、感觉、运动进行检查，并做详细记录。在极少数病例中，股骨干骨折后当时足背动脉搏动好，但在24h内搏动减弱至消失，手术探查发现由于血管内膜损伤，形成动脉血栓。

（四）骨折分类（AO分类）（图5-13）

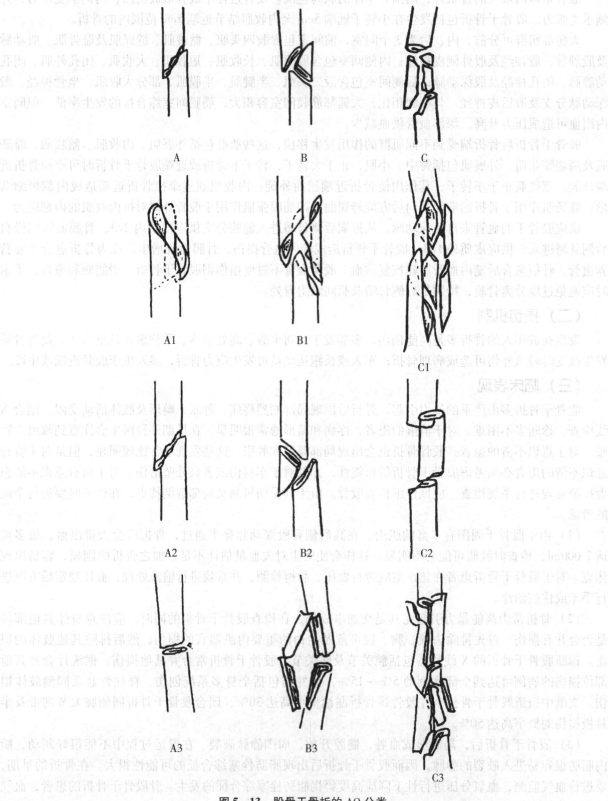

图5-13 股骨干骨折的AO分类

A 型：简单骨折

A1：螺旋形。

A2：斜形（>30°）。

A3：横形（30°）。

B 型：楔形骨折

B1：螺旋形。

B2：折弯楔形。

B3：碎裂楔形。

C 型：复杂骨折

C1：螺旋形。

C2：节段骨折。

C3：不规则骨折。

（五）治疗

股骨干骨折是危及生命及肢体的严重损伤，因此，在治疗股骨干骨折时，首先要处理危及生命的严重损伤，然后再考虑肢体的损伤。应根据患者的年龄、全身健康状况、骨折的类型、医院的设备、医师的技术水平等综合因素做出适当的选择，治疗方法有牵引、外固定及内固定 3 种方法。

1. 牵引　是一种传统的治疗方法，可分为皮牵引和骨牵引，配合使用各种支架。牵引可将下肢在大体上恢复肢体轴线，但不能有效的控制旋转及成角畸形，另外需要长时间卧床，并可由其带来多种并发症。目前，除儿童及部分患者的全身情况不允许手术治疗外，较少采用牵引治疗，牵引仅作为手术前的准备。

（1）悬吊皮牵引：一般 3~4 岁以下儿童采用，将双下肢用皮肤牵引，双腿同时向上通过滑轮进行牵引，调节牵引重量至臀部稍稍离开床面，以身体重量作为对抗牵引。3~4 周时 X 线检查见有骨痂生长后，可去除牵引。由于儿童骨骼的愈合及塑形能力强，牵引维持股骨干的骨折对线即可，即使有 1~2cm 的重叠和轻度的与股骨干弧度一致的向前向外成角畸形，在生长过程中也可纠正，但要严格的控制旋转畸形。

（2）骨牵引：目前主要应用于骨折固定手术前的临时制动，也适用于身体虚弱不能耐受手术的患者。牵引的目的是恢复股骨长度，限制旋转和成角。牵引部位可通过股骨髁上或胫骨结节，股骨髁上牵引容易造成膝关节僵硬，膝关节韧带损伤则不能行胫骨结节牵引。文献报道骨牵引的骨折愈合率可达 97%~100%，但可引发膝关节僵硬、肢体短缩、住院时间长呼吸系统及皮肤疾患，还会发生畸形愈合。

2. 外固定　股骨干骨折应用外固定器治疗的适应证有广泛污染的严重开放骨折、感染后骨不连、部分合并有血管损伤的骨折及在患者全身情况不允许固定时，对骨折进行临时固定。安装时固定针尽可能接近骨折端，连接杆尽可能接近股骨，根据骨折类型固定杆可安装在外侧或前侧。使用外固定架治疗股骨干骨折最主要的并发症是固定不坚强及出现与针道有关的并发症。因此外固定器不作为常规使用。

3. 内固定　如下所述。

（1）髓内针固定：最理想的治疗方法是闭合复位髓内钉固定。内置物位于股骨中央，承受的张力和剪力小；手术创伤小，感染率低，股四头肌瘢痕少，患者可早期活动，骨折愈合快，再骨折发生率低。扩髓的交锁髓内针固定是目前最好的方法，愈合率达 98%，感染率低于 1%。股骨干骨折合并肺损伤时使用扩髓交锁髓内针固定还存在争论，理论上扩髓可造成脂肪栓塞。非扩髓交锁髓内针可用于Ⅰ度Ⅱ度ⅢA 开放性骨折。交锁螺钉的强度不足以承受全部体重，因此完全负重要等到骨折端至少 3 面骨皮质出现连续骨痂。

常用于股骨干骨折的交锁髓内针为顺行交锁髓内针，进针点为梨状肌窝或大粗隆尖部，适用于成年人小转子下方到膝关节面上方 6~8cm 的股骨干骨折；对于肥胖患者顺行进针较困难时可选用逆行交锁髓内针。

尽管髓内钉固定可广泛地用于绝大部分股骨干骨折，但是对于特殊的、粉碎的特别是波及远近侧干骺端骨折及严重污染的开放性骨折建议采用其他方法。

（2）钢板内固定：与髓内钉固定相比，钢板在治疗股骨干骨折时有明显的缺点：钢板为偏心固定，与负重轴之间距离比髓内钉固定要长1~2cm；在负重时，钢板要承受比髓内钉更大的弯曲负荷。因此钢板固定骨折，不能早期负重。在负重时，骨骼的近端负荷通过近段螺钉到钢板，再经远段螺钉到远段骨骼，形成了钢板固定下骨折部的应力遮挡。采用钢板固定骨折时，需要切开复位，这样会剥离骨膜，同时也要清理骨折端的血肿，骨膜的剥离及血肿清理均会使骨折延迟愈合。

在应用动力加压钢板固定时，应遵循AO技术原则，尽量减少剥离骨膜，将骨折解剖复位。对于大的蝶形骨块，以拉力螺钉进行固定，将钢板置于张力侧，即股骨干的后外侧。骨折的两侧应以8~10层骨皮质被螺钉贯穿（即骨折远近端各有4~5枚螺钉），以达到足够的稳定。在钢板对侧有骨缺损时，必须植骨。

钢板内固定适应证：①生长发育中儿童股骨干骨折，钢板内固定不通过骨骺线，不会影响骨的生长发育。②合并有血管损伤需要修复的骨折，在局部骨折采用钢板固定后，进行血管的修复。③多发骨折，尤其是合并有头颅和胸部损伤患者，患者体位难以进行髓内钉固定。④髓腔过度狭窄及骨干发育畸形不适合髓内钉固定。

（六）特殊类型股骨干骨折

1. 股骨干骨折合并同侧髋部损伤　股骨干骨折合并股骨颈骨折的发生率为1.5%~5%，比合并粗隆间骨折更常见，比例大约是7：1。1/4到1/3的股骨颈骨折初诊时被漏诊。典型的股骨颈骨折表现为从下方股骨颈基底延伸到上方的股骨颈头下部分，因为大部分能量分散到股骨干骨折，股骨颈骨折移位很小和不粉碎。最常用的方法是用顺行髓内钉固定股骨干骨折和用多枚针或螺丝钉固定股骨颈骨折，精确安放3枚空心钉又防止髓内钉的扩髓和插入是重要的问题，建议在髓内钉插入前至少用1枚螺钉固定股骨颈骨折以防止其移位。重建髓内钉固定股骨颈骨折比空心钉的力量大，通过髓内钉的锁定来防止股骨颈骨折内翻塌陷。

股骨干骨折合并髋关节脱位有50%患者在初诊时漏诊髋脱位，对股骨干骨折进行常规骨盆X线片检查是避免漏诊的最好方法。此种损伤需急诊复位髋脱位，以预防发生股骨头缺血坏死，并应尽可能同时治疗股骨干骨折。

2. 股骨干骨折合并同侧股骨髁间骨折　股骨干骨折很少合并股骨髁间骨折，分为两种情况：①股骨髁间骨折近端骨折线与股骨干骨折不连续；②股骨髁间骨折是股骨干骨折远端的延伸。股骨髁间骨折的关节面解剖复位非常重要。可以采用切开复位钢板螺钉固定或拉力螺钉结合带锁髓内钉治疗这些少见的骨折。

3. 儿童股骨干骨折的特点　儿童股骨干骨折由于愈合迅速，自行塑形能力较强，牵引和外固定治疗不易引起关节僵硬。因而儿童股骨干骨折理应行保守治疗。若儿童年龄越小，骨折部位越近于干骺端，并其畸形方向与关节轴活动一致，自行塑形能力为最强，而旋转畸形因难以塑形应尽力避免。儿童股骨干骨折的另一个重要特点是，常因骨折的刺激可引起肢体生长过速，其可能的原因是由于在骨折后邻近骨骺的血液供应增加之故。至伤后2年，骨折愈合，骨骺重新吸收，血管刺激停止，生长即恢复正常。在手术内固定后，尤为髓内定固定，患肢生长也可加速，因此在骨骺发育终止前，应尽可能避免内固定。

根据以上儿童股骨干骨折的特点，骨折在维持对线情况下，短缩不超过2cm，无旋转畸形，均可被认为达到功能要求，避免采用手术治疗。手术适应证严格限制在下列范围：①有明显移位和软组织损伤的开放骨折；②合并同侧股骨颈骨折或髋关节脱位；③骨折端间有软组织嵌入；④伴有其他疾病，如痉挛性偏瘫或全身性骨疾病；⑤多发性损伤，为便于护理。儿童股骨干骨折的治疗方式，应根据其年龄、骨折部位和类型，采用不同的治疗方式。

4. 髋关节置换术后假体周围骨折　随着接受髋关节置换术的老年患者数量增加，假体周围骨折的发生不可避免地会明显增加。通常发生于高龄患者，经常存在数个合并疾病，因为其他关节炎症而活动能力受限。存在骨质疏松，内置物可能会发生松动，骨干骨皮质很少，已经不能承受金属内置物。假体周围股骨干骨折给骨科创伤医生和重建医生提出了挑战。

髋关节置换术后假体周围股骨骨折的病因包括：①骨皮质缺陷，造成这些缺陷的原因包括原有内固定物和骨水泥的取出、假体松动、髓腔开口定位及扩髓技术不正确。手术所致的皮质缺损与术后1年内假体周围骨质高度相关。②关节翻修术，关节翻修术特有的危险因素包括清除骨水泥时骨皮质穿孔、开窗去除骨水泥、在尝试脱位原人工关节时由于表面瘢痕组织粘连而骨折以及感染等。以前手术的损伤造成血液供应中断或者骨质疏松症也可能使股骨近端骨质易于骨折。以前的关节成形术、截骨术和骨折等均可改变股骨近端的几何形状，从而增加骨折的风险。③置入物失配，尺寸过大的股骨髓腔锉和关节假体可引起股骨环状应力增加，从而导致骨折。④假体松动，1/4～1/3的假体周围骨折都与股骨假体松动有关。⑤骨质疏松症。

与髋关节置换术相关的假体周围骨折分类有数种。随着时间推进，Vancouver 分类是现代分类的典范，充分考虑了影响治疗的因素。不仅考虑骨折的部位，也包括骨量储备和股骨内置物稳定的状态。Vancouver 分类根据骨折部位，将股骨假体周围骨折分为3个基本类型。A 型骨折为大转子（Ac）和小转子骨折（AL）。B 型骨折位于假体柄周围或刚好在其水平以下，根据股骨内置物稳定的状态和骨量储备又分为3个亚型。B1 型骨折假体稳定，而 B2 型骨折假体柄松动。B3 型骨折假体周围骨量丢失。C 型骨折发生于股骨内置物水平以下。Duncan 和 Masri 复习了10年间治疗的75例假体周围股骨干骨折。他们发现4%属于 Vancouver A 型，86.7%为 B 型，其余9.3%是 C 型骨折。对 B 型骨折进一步研究发现：B1 型占18.5%，44.6%属于 B2 型，B3 型是36.9%。因此71%股骨假体周围骨折发生于股骨内置物周围或稍偏下，与内置物松动和骨量丢失有关。这种分类反映了这些骨折的复杂性（图5－14）。

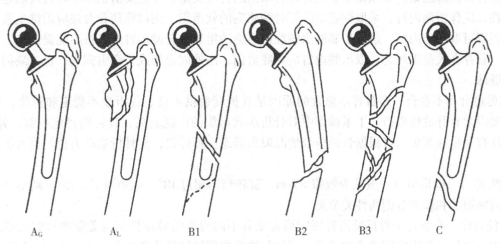

AG　　　AL　　　B1　　　B2　　　B3　　　C

图5－14　假体周围骨折 Vancouver 分类

4种基本治疗方法用于处理假体周围股骨骨折：非手术治疗、钢丝或钢缆、钢板和利用加长柄进行髋关节翻修术。治疗的3个目的是治愈骨折、患者早期活动以及提供稳定结构，使内置物获得最长使用寿命。像创伤后股骨干骨折的处理一样，假体周围骨折的治疗近30年来也发生了明显变化，近几年，医生逐渐倾向于积极的手术治疗。

（1）非手术治疗：因为患者早期活动是处理任何股骨假体周围骨折的主要目标，所以牵引或石膏很少采用。支具可以应用于 AL 型骨折或很少见的无移位稳定性骨折或近端移位很小的 B1 型骨折，需要严密随访，确保不会发生骨折晚期移位。对大多数患者而言，牵引不会维持对线，而且会引起一系列已知的内科和外科问题。基本上，牵引和支具疗只适用于全身情况不宜手术的患者，然而，对于这些患者而言，非手术治疗的预后亦不好。

（2）手术治疗

1）A 型骨折：移位的大转子骨折通常需要固定，否则会减弱髋部外展力量，可能对患者活动能力产生不良影响。应该采取钢缆系统或钩板系统固定。

2）B 型骨折：股骨假体骨水泥无松动的稳定性 B1 型骨折最好采取钢板固定，联合应用螺钉和钢缆。B2 和 B3 型骨折采取加长柄股骨内置物治疗，存在骨质丢失的 B3 型骨折需要进行骨移植手术。

3）C 型骨折：C 型骨折应该根据骨折部位和形态采取合适的治疗方法，通常采用钢板或逆行髁上髓内钉治疗。

（七）并发症

1. 神经损伤　股神经和坐骨神经在大腿全程包裹在肌肉之间，骨折很少累及神经，骨牵引治疗股骨干骨折时小腿处于外旋状态，腓骨近端受到压迫，腓总神经有可能损伤，特别在熟睡和意识不清的患者容易发生，可通过调整牵引方向、在腓骨颈部位加用棉垫、鼓励患者自由活动牵引装置来避免。术中神经损伤多发生在手术中的牵拉和挤压，特别应避免会阴神经损伤，仔细包裹会阴部减少骨牵引的时间和力量、避免髋内收时间太长，能够减少这种并发症的发生。

2. 血管损伤　在内收肌裂孔处血管固定，容易因骨折移位继发损伤。筋膜间室高压也可造成血管压迫，供血减少。股动脉可以是完全或部分撕裂或栓塞和牵拉或痉挛，微小的撕裂可以引起晚期血管栓塞，股动脉栓塞不一定必然引起肢体坏死，但是血管损伤立即全面诊断和治疗对保肢非常重要。

3. 感染　股骨干骨折钢板术后感染率约为 5%，高于闭合带锁髓内钉技术，与骨折端广泛剥离和开放性骨折一样。治疗如内固定稳定，进行扩创、开放换药，骨折愈合后取出钢板；如内固定不稳定，取出钢板，牵引或用外固定架固定，伤口稳定半年后再选择合适的固定植骨达到骨折愈合。

股骨髓内钉偶尔会发生感染，感染的发生与髓内钉的插入技术和在骨折端用其他固定和开放伤口有关。患者在髓内钉术后数周或数月大腿有红肿热痛，应怀疑感染。多数感染患者在大腿或臀部形成窦道流脓。一旦存在深部感染，必须做出髓内钉是否取出的合理决定。在感染清创术中检查内固定良好控制骨折稳定性，应保留髓内钉，采取彻底清除死骨和感染的软组织、伤口换药和合理应用抗生素，骨折愈合到一定程度可取出髓内钉，进行扩髓取出髓腔内感染的组织。若髓内钉对骨折不能提供稳定，需考虑其他方法。若存在大范围死骨，取出髓内钉后彻底清创，用外固定架或骨牵引固定，在骨缺损部位放置庆大霉素链珠。

4. 延迟愈合和不愈合　多数骨不愈合的原因是骨折端血供不良、骨折端不稳定和感染，导致延迟愈合的主要因素有开放性骨折、手术操作中对骨折端软组织的广泛剥离、骨折端稳定不够、骨折分离、感染和既往有大量吸烟史。可根据骨折愈合情况取出静态交锁螺钉，使骨折端动力化，也可扩大髓腔更换髓内针。

5. 畸形愈合　畸形愈合一般认为短缩 >1cm、旋转畸形超过 10°、成角畸形 >15°。畸形可引起步态不正常，肢体短缩和膝关节创伤性关节炎。

6. 异位骨化　在股骨干骨折髓内钉固定后常见有不同程度的异位骨化覆盖髓内钉的尾端，临床无症状，很少有异位骨化影响髋关节的活动，可能与肌肉损伤导致钙代谢紊乱有关，也可能与扩髓碎屑没有冲洗干净有关。

7. 再骨折　多发生在早期骨痂形成期及内固定取出后。牵引治疗所获得的骨折愈合可形成大量骨痂，但新的骨小梁并没有沿着应力的方向进行排列，超负荷时更易发生骨折，多数发生在石膏固定后3~4 周。钢板坚强内固定可使骨折获得一期愈合，X 线表现为没有骨痂形成，但是骨折部位的骨强度恢复至正常的速度较慢，必须依靠新形成的骨单位进行爬行替代，若在术后 18 个月前取出钢板，则骨痂未成熟，有发生再骨折的危险。多数发生在钢板取出术后 2~3 个月，而且多数发生在原螺丝钉钉孔的部位。闭合髓内钉固定后骨折部位可形成大量骨痂，取出髓内钉后不易发生再骨折。内固定物一定要在骨折塑形完成后取出，通常钢板是术后 2~3 年，髓内钉是术后 1 年。

8. 钢板疲劳弯曲和折断　若骨折的类型是粉碎或有骨缺损时，在骨折粉碎或缺损区必须早期植骨，以获得因骨愈合而得到骨性支撑，防止钢板应力集中而发生疲劳弯曲和折断。

9. 膝关节功能障碍　股骨干骨折后的膝关节功能障碍是常见的并发症，其发生的主要病理改变是由于创伤或手术所致的股四头肌损伤，又未能早期进行股四头肌及膝关节的功能锻炼，膝关节长期处于伸直位，以至在股四头肌和骨折端间形成牢固的纤维性粘连。术中可见股中间肌瘢痕化，且与股骨间形成牢固的粘连。粘连之股中间肌纤维在膝关节伸直位时处于松弛状态，屈曲时呈现明显紧张。其他病理改变有膝关节长期处于伸直位固定而造成四头肌扩张部的挛缩。关节内的粘连则常由于长期制动造成浆液纤维索性渗出所致，粘连主要位于髁间窝和髌上囊部位，有时甚至是膝关节功能障碍的主要原因。

（王海涛）

第六节　股骨远端及髁部骨折

（一）概述

股骨远端骨折是指股骨远端15cm以内的骨折，包括股骨髁上、股骨髁及股骨髁间骨折。股骨远端骨折占整个股骨骨折的4%～6%，或约为全身骨折的0.4%。此种骨折有两个年龄特征：年轻人群组，特别是参与高动能活动的人群，这些骨折通常是开放、粉碎性骨折，其受伤机制是外力直接作用处于屈曲状态的膝关节，损伤原因多数是车祸和工伤，大多数患者年龄低于35岁而且主要是男性；老年患者组，特别是老年妇女，其受伤特点是低动能损伤且多患骨质疏松，多发生在50～64岁以上的老年妇女。有1/3年轻患者可为多发性创伤，且近一半关节内严重骨折者为开放性损伤。由于股骨远端的解剖特点（股骨髁后方腓肠肌起点，交叉韧带位于髁间窝，血管、神经靠近股骨远端后内侧等），股骨远端骨折伴血管损伤者约3%，神经损伤约1%，伴半月板损伤、骨软骨骨折者为8%～12%。

股骨髁解剖上的薄弱点在髁间窝，髌骨如同楔子嵌于该处，暴力自前方通过髌骨传导至髁间窝，容易造成股骨髁劈裂。股骨髁上部骨质为骨皮质移行为蜂窝状骨松质处，是骨折的好发部位。

（二）损伤机制

1. 直接暴力　作用于股骨远端的暴力，经髌骨传导并转变为楔形力，造成股骨单髁或双髁骨折。水平方向的暴力作用于股骨髁上时，常造成股骨髁上骨折。直接内外翻暴力造成股骨髁骨折较少见。在MRI检查中可见有髁软骨及骨挫伤的影像改变。

2. 间接暴力　多为坠落致伤。伸膝位时暴力自胫骨与股骨之间传达，可产生股骨或胫骨单髁或双髁骨折，同时伴有足踝部及胫腓干骨折。屈膝时膝关节前方受到冲击暴力，向上传导，于髁上部位骨皮质与骨松质交界处发生骨折。外翻应力可产生股骨外髁的斜形骨折，有时产生股骨内上髁撕脱骨折、内侧副韧带撕裂或胫骨外侧平台骨折。内翻应力可造成股骨内髁斜形骨折，如果发生胫骨平台骨折，则由于胫骨平台内髁的抵抗力较强，骨折线先出现在胫骨棘外侧，经过骨干与干骺端的薄弱区再转至内侧。

（三）临床表现

有明确的外伤史，伤后膝部肿胀、畸形及疼痛，关节活动受限，可触及反常活动。X线片可明确骨折类型。查体时应注意肢体血供，是否存在血管神经损伤。CT对于累及股骨髁部关节面的骨折显得非常重要，CT扫描能进一步明确损伤程度，便于医生术前制定手术方案，选择更适宜的内固定方式。MRI可协助诊断关节韧带及半月板损伤、关节软骨骨折、挫伤，便于术前明确诊断。

（四）骨折分类（图5-15）

A型：关节外骨折

A1：简单骨折。

A2：干骺端楔形骨折。

A3：干骺端复杂骨折。

B型：单髁骨折，部分累及关节

B1：外髁矢状面骨折。

B2：内髁矢状面骨折。

B3：冠状面骨折（Hoffa骨折）。

C型：髁间或双髁骨折，累及全关节

C1：简单关节内骨折，干骺部骨折简单。

C2：简单关节内骨折，干骺部骨折复杂。

C3：关节面粉碎骨折。

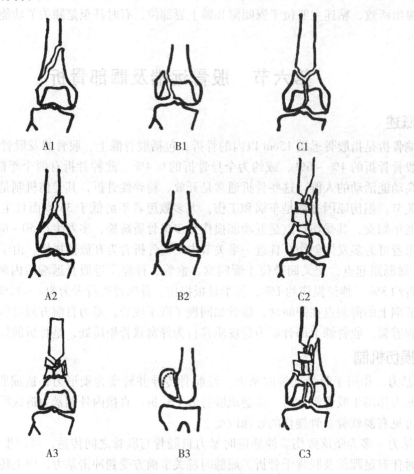

图 5-15　股骨远端骨折的 AO 分类

（五）治疗

由于股骨远端解剖的特殊性和人们对膝关节关节功能的关注，使股骨远端髁上和髁间骨折的治疗历来即为较难处理的骨折之一。这些骨折多表现为不稳定性、粉碎性，常为高能性损伤、多发伤或为伴有骨质疏松的老年人；骨折为膝关节内或接近关节，完全恢复膝关节活动度及其功能很难，早期治疗过程中的常可见较多骨折畸形愈合、不愈合或感染的报道，在 20 世纪 60—70 年代，多数学者仍主张保守治疗，有不少报道称保守治疗的满意率高于手术治疗。随着对骨折认识程度的提高以及内固定材料和固定技术的发展和进步，股骨远端骨折的手术治疗得以长足发展。从钉板系统的改进和发展，到更符合生物力学要求的髓内固定系统，从大创伤、大切口追求解剖复位到小创伤、功能复位的微创概念的引入，股骨远端骨折的治疗方式有了广泛的选择余地。

1. 非手术治疗　单纯非手术治疗主要有牵引、手法复位后石膏或夹板固定、功能支具及中西结合治疗等，但是股骨远端骨折的复位、稳妥固定及尽早关节功能锻炼是其获得骨折愈合和良好功能的基础，然而这些传统方法大都存在复位难，维持复位更难；固定不确实，超关节固定时间长；长期卧床，并发症发生率高等问题。所以，非手术治疗主要考虑用于嵌插型，无移位或无明显移位的稳定型股骨远端骨折；存在明显手术禁忌的老年股骨远端骨折等，而对于儿童股骨远端骨折的治疗价值则明显优于成人。此外，可利用电刺激，电磁效应，超声波，体外冲击波，利用功能支具部分负重等手段刺激骨折处来促进骨折愈合。

2. 手术治疗　手术指征包括开放性骨折、伴有血管神经损伤的骨折、不稳定型骨折、关节内骨折移位 >2mm。随着内固定材料的不断改进和发展以及内固定技术普及，目前股骨远端及涉及关节面骨折的内固定术已被广泛应用。虽然内固定物品种繁多，固定方式各异，但总体可分为偏心负荷型的钢

（钛）板系统和均分负荷型的髓内钉系统。

（1）钢板系统：早期主要采用的有普通钢板、"T"形钢板等，固定强度差，并发症高。95°角钢板虽然安放时定位较困难，定位不良易造成膝关节内翻畸形，对 C 型骨折及老年骨质疏松骨折的固定强度也不够理想。但95°角板宽大的刃表面为骨折提供了很好的固定，并具有较好抗弯和抗扭转能力，是股骨髁上、髁间骨折的良好适应证。股骨外侧髁支撑钢板则为股骨远端广泛粉碎骨折及严重粉碎的股骨C3 型骨折提供了良好的治疗手段。这种钢板硬度较低，可塑形，能与骨面贴附较好。对于内侧不稳者可加用螺丝钉固定，内侧皮质缺损才可同时植骨，以减少内翻及骨不连的发生。动力髁螺钉（DCS）由于钢板和螺丝钉是非一体的各自独立部件，安装时可在矢状面（屈－伸）平面上调整，操作技术较角板容易，也是被广泛应用于治疗股骨远端骨折的有效内固定材料之一。DCS 适用于股骨内侧髁至少有4cm 完整内侧皮质的股骨髁上和髁间骨折，如果粉碎严重者还是选用髁支撑板为好。应用95°角钢板，DCS 和髁支撑板等治疗股骨远端骨折，虽然增加了固定稳定性，减少了并发症，提高了治疗效果。但对于广泛粉碎性骨折及关节内严重骨折者的固定仍存在各自的缺陷，而且手术创伤大，不能很好地解决良好复位固定与减少创伤、尽量保留局部血供之间的矛盾。为了保护好骨端血供，一些学者从力学角度对钢板进行了改良，如限制接触加压钢板、桥式钢板等。同时亦有学者着重关注生物学固定的要求，主张应用间接复位的微创技术。目前临床常用于解决此类问题的锁定钢板能将螺丝钉锁定于钢板上，从而解决了钢板与螺丝钉界面运动的缺点，加强了内固定结构的稳定性。这种技术的关键不要求解剖复位，而是恢复肢体长度，纠正成角及旋转畸形。钢板与骨面不需直接接触，能最大限度地保护好血供，其骨膜外的插入也有利于减少周围软组织损伤，同时，钢板与螺钉之间的自锁结构亦为骨折提供了良好的稳定。

（2）髓内系统：传统的 V 形针或梅花针因固定的稳定性差，并发症多，现基本不使用。可屈性 Ender 钉和半屈曲性 Zickel 钉，不能有效地控制股骨远端骨折段的旋转、分离或重叠移位，治疗效果不理想，但对于股骨髁上稳定型骨折或不能耐受切开复位的老年患者仍有一定的应用价值。

带锁髓内钉有扩髓和不扩髓两种置钉方式，在骨折远、近端加用锁钉，使骨组织与髓内钉有效地连为一体，能有效地预防骨折端的旋转，手术创伤小，不破坏骨折端血供，且属均分负荷型固定，目前已广泛用于临床。单纯股骨髁上骨折可行顺行髓内钉固定，但由于股骨远端髓腔增大，顺行钉工作力臂长，固定的牢固性差，不建议使用。逆行交锁钉有效工作力臂短，明显提高固定力学的稳定性，对于股骨髁上骨折，髁间的 C1、C2 型骨折有较好的稳定作用。如果采用闭合复位，小切口置钉的微创操作技术，能更好地发挥逆行髓内钉的治疗优势。此外，逆行还能用于带开放切迹的全膝假体上方骨折的治疗。如果将胫骨钉用于倒打，可提高股骨髁上粉碎骨折的稳定性，髁部的交叉锁定则增强了髁部骨折固定的可靠性。但对于股骨远端冠状面骨折，股骨髁间粉碎性骨折（C3 型），倒打钉固定往往很难奏效。对于是否扩髓仍存在一定争议，虽然扩髓有扩髓的优点，但扩髓所造成的血供破坏甚至扩髓后的碎屑可能滞留于关节内亦不能不考虑，所以，建议能不扩髓时尽量减少手术操作。

（3）外固定架系统：外固定架固定术骨外固定技术是介于手术和非手术之间的一种固定方式，目前市场上外固定产品繁多，其中以单侧单平面及半环式或环式外固定器更适合于股骨远端骨折的使用。其主要适用于因各种原因而不宜行内固定的患者提供有效固定。主要优点是：操作简单，创伤小；钢针分布合理者，能提供骨折端的加压、牵伸和中和力固定；病情不稳定或不能耐受手术者可于局麻下穿针；通过对严重开放性骨折、感染性骨折损伤或感染部位的旷置，有利于伤口愈合和感染的控制；允许患者进行适当关节功能练习等。但是，由于外固定术后的针道感染，术后护理不便，外固定器本身笨重等而使外固定器并非广泛应用于临床。外固定架固定术的主要适应证：严重的Ⅱ、Ⅲ型开放性骨折，合并其他部分损伤无法进行其他固定的骨折，无法耐受手术甚至于麻醉的老年股骨远端骨折，严重粉碎性骨折或骨缺损需要维持肢体长度者，需要延长肢体长度者。

（六）特殊的股骨远端骨折

1. 股骨冠状位单髁骨折 又称 Hoffa 骨折。此骨折在股骨外髁的发生率较内髁多 2～3 倍。在膝关节部分屈曲时，股骨后侧突起部受到胫骨平台撞击所造成，骨折线在冠状位呈垂直。骨折块含有股骨内髁或外髁后部突起的关节面。外髁骨折块可呈向后外旋转移位，仍可有膝前交叉韧带和腘肌腱附着。内髁骨折块可能无膝后交叉韧带附着。术前 CT 扫描很有价值，应切记，两个髁部都有累及的可能。由于骨折块累及全关节面因此无法用钢板固定，只能通过螺钉固定。

2. 全膝关节置换术后假体周围骨折　全膝置换术后的髁上骨折较为复杂，存在许多潜在的并发症。这类骨折可能完全改变全膝假体的完整性。将此类骨折定义为全膝置换术后膝关节髁上区域 15cm 以内的骨折，其易患因素包括：手术侵及股骨远端的前侧骨皮质（即切迹），既往有神经疾患，骨量减少，导致骨量减少的疾病（如类风湿、使用激素等），有股骨远端缺损的全膝关节翻修等。

当遇到全膝置换术后股骨髁上骨折的患者时，医生首要的任务是评估骨－假体界面完整性，但只有在术中才能获得完全正确的评估。因此，医生必须寻找限制性更强的膝关节假体来准备翻修。对于伴有假体不稳定、关节僵硬、松动或假体损坏的患者，或严重的远端或粉碎骨折合并股骨干骺端骨质疏松的患者，推荐使用髓内稳定假体进行翻修。若假体和髁部稳定，远端又有充足的骨量固定，可使用内固定物。

（七）并发症

1. 血管神经损伤　股骨远端骨折的致伤暴力常较大，多为高处坠落伤或车祸等高动能损伤，骨折常为粉碎性，股动静脉穿出收肌管后紧贴股骨干后侧向下方入腘窝移行为腘动静脉，骨折后易被骨折端压迫或被骨折碎块刺破血管壁。对于股骨远端骨折患者应常规检查患肢足背动脉及胫后动脉、足趾感觉运动情况。

2. 膝关节韧带、半月板损伤　股骨远端骨折后疼痛干扰，临床查体很困难，容易漏诊韧带损伤，对于此种骨折，应常规行膝关节 MRI 检查以明确韧带损伤情况。

3. 延迟愈合及假关节形成　原因为内固定方法不得当或错误导致骨折端出现间隙、松动乃至内固定物折断。

4. 畸形愈合　包括内外翻及前后成角。

5. 膝关节功能障碍　系感染或长期制动造成髌股间、股骨髁与胫骨平台间及股四头肌粘连，肌纤维变性；关节囊周围粘连所致；然而在一般情况下，有效的手术治疗，允许患肢早期活动，可以防止膝关节功能障碍的发生，或将膝关节功能障碍减少到最小程度。

6. 创伤性关节炎　来自骨折复位不良或骨折端轴线上偏差造成。

7. 内固定物折断　骨折愈合不良，内固定物承受不了负重时产生的应力时发生折断。因此，应注意选择符合生物学固定方式，如髓内钉或外固定支架，并注意植骨促进骨折愈合。

8. 膝关节不稳定　由残留的韧带松弛造成，在初次手术时，损伤的韧带未予修复加上术后出现内、外翻畸形可加重韧带的松弛，导致膝关节不稳定。

（王海涛）

第六章

肌腱、韧带、软骨损伤

第一节　肩袖撕裂

（一）概述

肩袖撕裂是造成肩部疼痛和功能障碍的常见原因。近年来，随着人口老龄化趋势加剧及老龄人群参加体育运动的比例不断增加，肩袖撕裂的发生率逐渐增加。据文献报道，在肩部病变中，肩袖病变占约60%。60岁以下人群中，肩袖全层撕裂的发生率低于6%，60岁以上人群中达到20%～30%，70岁以上人群中达到50%。Fukuda统计肩袖全层撕裂的发生率为7%，部分撕裂的发生率则是13%。

（二）解剖

肩袖由冈上肌、冈下肌、小圆肌和肩胛下肌共同组成。各肌腱与前后关节囊紧密贴合。冈上肌腱被喙肱韧带所加强。过去，人们认为冈上肌、冈下肌、小圆肌三者的腱纤维在接近止点处相互融合，但它们与肩胛下肌的止点是分开的。近年的研究发现，肩胛下肌腱除一部分止于小结节外，尚有一部分纤维越过二头肌腱沟，与冈上肌止点纤维相互融合，形成纤维鞘，在二头肌腱沟近端包绕二头肌腱。Ellman认为正常肌腱的厚度是10～12mm。Dugas的尸体研究显示，冈上肌、冈下肌和小圆肌在肱骨大结节止点的面积分别是1.55cm²、1.76cm²和2.22cm²，总面积6.24cm²。肩胛下肌在肱骨小结节止点的面积是2.41cm²。在冈上肌中部，其止点的宽度为14.7mm，肱骨头软骨边缘到腱止点的距离<1mm。Ruotolo认为冈上肌止点宽度为2.5cm，肌腱厚度11.6～12.1mm，软骨边缘到腱止点的距离为1.5～1.9mm。

肩袖对于肩关节的稳定性和运动有重要作用。冈上肌可以压抑，稳定肱骨头，协助三角肌外展肩关节；冈下肌和小圆肌主要功能是外旋肩关节，防止肱骨头上移及后移；肩胛下肌主要功能是内旋肩关节，同时对肩关节前方的稳定有重要意义。肩关节外展的力量中，肩袖占1/3～1/2，而在外旋的力量中，肩袖占80%。生物力学研究证实，肩袖对于保持肩关节周围肌力的平衡非常重要。Inman提出冠状面肌力平衡学说。这一理论中，达到平衡的一方是三角肌，另一方是冈下肌、小圆肌和肩胛下肌，肩关节外展时，肩袖作用力线只有在肱骨头旋转中心的下方，才能达到与三角肌的平衡，这种平衡为肩关节运动提供了一个稳定的支点。Burkhart则提出了水平面平衡论，即肩胛下肌与冈下肌，小圆肌之间的平衡关系，当这种平衡被打破时，肱骨头会出现异常的前移或后移。

（三）病因及损伤机制

肩袖撕裂的原因包括严重创伤、反复微小创伤、外撞击、内撞击和肩袖组织退变等。

1. 肩峰下撞击学说　Neer认为肩关节前屈、外展时，肱骨大结节部与肩峰前1/3和喙肩韧带发生撞击，导致肩峰下滑囊炎症，甚至肩袖撕裂。他认为95%的肩袖撕裂是肩峰下撞击造成的。Bigliani认为Ⅱ、Ⅲ型肩峰更易出现肩峰下撞击，导致肩袖撕裂。这种撞击被称为原发性撞击。改变肩峰的形状，切断喙肩韧带可以消除喙肩弓对肩袖组织的撞击。

Morrison认为随着年龄的增加，与三角肌相比，肩袖肌力的下降更为明显。肩部外展时，肩袖对肱骨头的压抑力量下降，肱骨头上移，肩峰下间隙变窄，肱骨头与喙肩弓反复撞击，导致肩袖撕裂。这种撞击称为继发性撞击。Deutsch 发现正常人在正常状态下，肱骨头处于正常位置，而处于疲劳状态时，肱骨头也出现上移。由此可以推测除了年龄因素外，长年的体育训练，尤其是肩部运动为主的项目，会导致肩袖肌力的下降，出现继发性撞击。

2. 内撞击学说　近年来，一些人发现肩关节外展 90°并极度外旋时，肩袖关节侧近止点部与后上盂唇发生撞击，导致两者的损伤。Jobe 的尸体研究证实了这一现象。这种撞击被称为后内撞击。该病变主要见于投掷等项目运动员，其原因仍有争论。有人认为潜在的关节不稳是主要原因，也有人认为这种撞击是生理性的，只是由于运动员不断重复上述动作，才导致病理改变。Payne 对 29 例关节侧部分撕裂运动员进行手术治疗，发现单纯关节不稳者 8 例，关节不稳并发肩峰下滑囊炎者 12 例，单纯肩峰下滑囊炎者 9 例。

Valadie 在尸体研究中发现当肩关节前屈、内旋时，肩袖关节侧近止点部与前上盂唇发生撞击。这种撞击被称为前内撞击。Struhl 的临床研究证实了这种撞击，该研究 10 例患者都不是运动员，无关节不稳。

3. 退变学说　Codman 指出肩袖撕裂最常发生于距肱骨止点 1cm 区域（critical zone），此区域正好是来自肌腹的肩胛上、下动脉的分支和来自大结节的旋肱前动脉的分支交界的部位，缺乏血供。有人发现冈下肌近止点部同样存在乏血管区域。而乏血管区域与肌腱发生退变、撕裂的区域是一致的。Lohr 证实，此区域肌腱的关节侧几乎没有血管，组织血供很少，他认为这就是肌腱损伤后难以自行修复，进而出现撕裂的原因。Codman 认为肩袖组织退变导致肩袖撕裂，而撕裂起始于关节侧，并逐渐发展为全层撕裂。Wilson 发现随年龄增加，组织退变加剧，肩袖撕裂的发生率随之增加。

4. 创伤学说　创伤是造成肩袖撕裂的外部因素。严重的创伤可引起正常肩袖的撕裂，而已有退变的肩袖，轻微的创伤即可能导致撕裂。Neviaser 认为创伤导致的撕裂多见于老年人。但有人发现许多患者并没有外伤。Neer 认为创伤并非撕裂的始动因素，它的作用是加重了本已存在的撕裂。

由于体育训练、职业等原因而过度使用肩关节，不断重复肩上水平动作，是造成运动员等特定人群发生肩袖撕裂的常见原因。

许多作者认为肩袖撕裂是多种因素作用的结果。Hashimoto 认为在发生退变的基础上，微小创伤会导致肩袖撕裂。孙常太认为引起肩袖撕裂的内在因素包括肩袖肌腱的乏血管区和冈上肌的特殊位置和功能，外在因素包括肩关节反复应用、肩峰下撞击和不同程度的肩部外伤。Morrison 认为导致肩袖撕裂的原因中，撞击占 75%，过度使用占 10%，组织退变占 10%，急性损伤占 5%。

与冈上肌撕裂相比，肩胛下肌全层撕裂的发生率较低，但有人发现其部分撕裂的发生率并不低。多数人认为肩胛下肌撕裂是由创伤造成的。损伤机制主要为肩关节处于外展位时，强烈后伸或外旋。Sakurai 的尸体研究发现，所有肩胛下肌腱撕裂都始于其肱骨止点的最上部的关节侧，该部位也是肌腱退变最明显的区域，提示撕裂与肌腱退变有关。Gerber 提出喙突下撞击理论，认为肩关节前屈、内收、内旋时，肩胛下肌腱与喙突发生撞击，导致肩前部疼痛。任何导致喙肱间隙狭窄的因素都可能引起喙突下撞击。

（四）病理

Hashimoto 在撕裂的肩袖组织内发现 7 种病理改变，包括胶原纤维变细及排列紊乱、黏液样变、玻璃样变、软骨化生、钙化、血管增生和脂肪浸润。前 3 种病变见于所有 80 例组织样本中，多见于肩袖的中层和关节侧，是退变的早期表现。血管增生和纤维脂肪组织则主要位于滑囊侧，是损伤组织修复的表现。路奎元发现滑囊侧血管增生明显，中间层胶原纤维排列紊乱，关节侧则存在广泛的玻璃样变和软骨样细胞。Gigante 则在所有 34 例急、慢性撕裂的肩袖样本中均发现了纤维软骨成分。

Hashimoto 发现软骨化生只出现于乏血管区域，且不与血管增生并存，认为软骨化生发生在撕裂出现之后。Uhthoff 认为组织缺血缺氧使得腱纤维转化为纤维软骨组织。Gigante 则认为纤维软骨的出现使肌腱对抗牵张的力量下降，容易导致肩袖撕裂。

（五）损伤分类

Neer 将肩袖损伤分为 3 度，一度为肩袖组织出血、水肿；二度为肩袖纤维化；三度为肩袖撕裂。

肩袖撕裂分为部分撕裂和全层撕裂。Ellman 将部分撕裂分为 3 类，即滑囊侧部分撕裂、肌腱内撕裂、关节侧部分撕裂。每一类根据撕裂深度又分为 Ⅲ 度，Ⅰ 度深度 <3mm，Ⅱ 度深度介于 3~6mm，Ⅲ 度深度 >6mm 或超过肌腱全厚的 50%。全层撕裂根据撕裂长度分为 4 类，<1cm 为小型撕裂，1~3cm 为中型撕裂，3~5cm 为大型撕裂，>5cm 为巨大撕裂。Burkhart 根据撕裂形状将全层撕裂分为 4 类，即新月形，U 形，L 形和巨大的挛缩的撕裂。

上述分类主要针对后上部肩袖。肩胛下肌腱撕裂可分为部分撕裂和全层撕裂。

（六）症状及诊断

肩袖撕裂经常与其他疾患同时存在，如冷冻肩、骨性关节炎、慢性不稳等，其诊断应综合临床特点及 X 线、B 超、MRI 等辅助检查进行分析。

年龄、性别等因素对诊断有帮助。过去，肩袖全层撕裂主要发生在 40 岁以上人群中，而现在，越来越多的人参加体育运动，肩袖撕裂在年轻人中的发病率不断提高，特别是那些从事肩部动作训练的运动员。绝大多数撕裂发生在患者的优势肩。

肩袖撕裂的常见症状包括肩部疼痛、力弱和活动受限，有些人会出现弹响、交锁、僵硬等症状。其中疼痛最为普遍，通常位于肩峰前外侧，但也可位于后侧，可以放射至三角肌止点区域。如伴有二头肌腱病变，疼痛可以放射至肘关节。存在喙突下撞击者，疼痛通常位于喙突周围。疼痛随肩部运动而加重，许多人出现静息痛和夜间痛。但许多肩部其他结构甚至肩部以外的病变都会引起肩部疼痛，需仔细鉴别。由于撕裂的程度不同或三角肌肌力强弱不等，肩部力量差别很大。区分真正的力弱和因为疼痛导致的力弱非常重要，因为这有助于鉴别肩袖全层撕裂和其他病变。由于疼痛、力弱等原因，肩部主动运动往往受限。

全面的体检对于诊断至关重要，包括视诊、触诊、活动范围、肌力、撞击诱发试验及其他特殊试验。

大型或巨大撕裂，病程较长，冈上肌甚至冈下肌可出现明显萎缩。压痛主要位于肱骨大结节和肩峰前外缘。详细检查各方向主、被动活动范围，除非并发冰冻肩等病变，被动活动往往不受限。检查肩袖肌力的主要方法包括：冈上肌试验（Jobe test），用以检查冈上肌肌力；Lift off Test 和 Belly Press test，用来检查肩胛下肌肌力；肩外展 0° 及 90° 位外旋抗阻试验检查冈下肌和小圆肌肌力。撞击诱发试验包括 Neer 撞击征和 Hawkins 撞击征。对于年轻患者，需仔细检查有无关节不稳。Lyons 对 42 例肩袖全层撕裂患者的研究表明，临床检查的敏感性达 91%，与 B 超及 MRI 检查敏感度相当。

X 线：应常规拍摄肩关节正位及冈上肌出。位 X 线片。典型改变包括肩峰下表面硬化和骨赘形成、大结节硬化及囊性变；肱骨头上移、肩峰下间隙变窄提示存在较大撕裂。通过冈上肌出口位可以评价肩峰的形状和厚度。Bigliani 将肩峰形状分为 3 型，Ⅰ 型为平直形肩峰，Ⅱ 型为弧形肩峰，Ⅲ 型为钩状肩峰。Snyder 根据肩峰厚度将肩峰分为 3 型，Ⅰ 型 <8mm，Ⅱ 型 8~12mm，Ⅲ 型 >12mm。上述分类对于决定术中切除肩峰骨质的数量有重要作用。

过去，人们主要依靠肩关节造影诊断肩袖撕裂，尽管诊断全层撕裂的准确率很高，但该检查为有创检查，对部分撕裂敏感性较低，无法判断撕裂的大小，并可能出现感染，过敏等不良反应。近年来，B 超和 MRI 已成为检查肩袖撕裂的主要方法。B 超具有无创伤、省时、费用低、可动态观察等优点。不足之处在于操作者须具有丰富的经验。文献报道对肩袖全层撕裂诊断的准确性在 90% 以上，但对诊断部分撕裂评价不一。Hedtmann 报道 1 227 例，对全层和部分撕裂分别达到 97% 和 91%，Teefey 报道对全层撕裂准确性为 98%，对部分撕裂只有 68%。Bryant 认为 B 超可以准确估计全层撕裂的大小，为手术提供依据。

与 B 超比较，MRI 的优势在于可以提供肩关节三维立体图像，观察关节内其他结构，显示肌腱断裂后的回缩程度和肌肉脂肪变性的程度，为决定手术方式提供依据。MRI 也存在一定不足，如费用较高，对部分撕裂的准确性不高。Teefey 报道对全层撕裂准确性达 100%，但部分撕裂只有 63%。一些对比研究发现，对于撕裂的宽度，B 超和 MRI 具有相似的准确率。

（七）鉴别诊断

1. 肩周炎　多见于 40~60 岁女性。大多数患者起病缓慢，少数于肩部扭伤后出现。主要症状为疼痛及活动受限。与肩袖损伤患者相似，可出现静息痛及夜间痛，但疼痛部位比较广泛。查体肩关节各个方向主、被动活动均受限，而肩袖损伤的患者由于疼痛、力弱等原因，肩部主动运动往往受限，但被动活动通常是正常的。X 线检查无异常。B 超及 MRI 检查肩袖结构是正常的。

2. 肩袖钙化性肌腱炎　常见的发病年龄为 30~60 岁，女性多见。多数患者起病缓慢，疼痛可持续多年，但也会出现急性发作，表现为无诱因或轻微外伤及过劳后出现肩关节剧烈疼痛、活动受限。X 线检查通常可以确诊。MRI 可以准确显示钙化灶的大小、部位，同时可以准确判断肩袖损伤的程度。

（八）治疗

肩袖撕裂的治疗包括非手术治疗和手术治疗两大类。Gartsman 认为应依据下列五个方面选择治疗方式：①撕裂的原因（撞击和不稳）；②撕裂的程度；③关节内其他损伤；④骨性异常；⑤患者的运动水平。

非手术治疗包括休息、冰敷、理疗、口服消炎止痛药物、肩袖肌力训练、肩峰下间隙封闭等，成功率 62%~83%。Mclaughlin 的尸体研究发现 25% 的人有肩袖撕裂，但多数人生前并无症状。他的临床研究表明，50% 的患者可以恢复正常生活，无明显疼痛。Wirth 对 60 例进行 2 年以上随访，优良率 62%，UCLA 评分由 13.4 分增至 29.4 分。Itoi 对 54 例平均随访 3.4 年，优良率为 82%，但超过 6 年者效果明显下降。他认为应严格掌握适应证。Bokor 对 53 例平均随访时间超过 7 年，80% 的患者疼痛明显缓解，但病程超过 6 个月的患者，满意率只有 56%。

手术治疗肩袖撕裂已经有 90 多年的历史，历经切开修复、关节镜辅助小切口修复和镜下修复三个阶段。近年来，随着关节镜技术的提高和关节镜器械的发展，特别是锚钉（Anchor）技术的出现，肩袖撕裂的修复已逐渐向全镜下技术发展。Neer 指出手术目的包括：①关闭肩袖缺损；②消除撞击；③保护三角肌止点；④以不损害肌腱愈合为前提，通过细致的康复，防止粘连。

（九）手术适应证与禁忌证

如果患者症状明显，影响日常生活或运动，经正规保守治疗 3~6 个月效果不佳，应采用手术治疗。应该认识到，手术的主要目的是缓解疼痛，肌力和活动范围的恢复是次要的。手术效果受很多因素影响，包括撕裂大小，肌腱回缩程度，组织质量以及患者的全身状况等。

镜下修复肩袖的禁忌证较少，包括活动性感染，各脏器功能严重损害，肩关节退变严重或肌腱严重回缩，肌肉脂肪变性，无法缝合者。

（王海涛）

第二节　股四头肌腱和髌韧带损伤

一、股四头肌腱和髌腱断裂

（一）概述

伸膝装置断裂相对于骨折、韧带和半月板损伤较少见。主要是股四头肌腱和髌腱断裂。股四头肌腱断裂中约 88% 发生于年龄 >40 岁的患者，而髌腱断裂则有 80% 的患者年龄 <40 岁，男性和女性发生率为 5∶1。伸膝装置断裂可以是创伤性，也可以因全身系统性疾病如类风湿关节炎、痛风、糖尿病、长期服用激素类药物等引起肌腱病变而导致自发性断裂。断裂发生后将出现伸膝功能障碍和关节不稳，需要及时修补以恢复功能。而该病的误诊和漏诊容易发生，转为陈旧性断裂，则手术难度、手术效果和预后较急性期修补差。因此，早期诊断和治疗是关键。

（二）解剖

股四头肌的四个头于髌骨上极汇成一个肌腱止点止于髌骨上极，近髌骨上极的止点分为四层：浅层来自股直肌腱，其走向与股骨轴线成7°~10°，向下延续为髌前筋膜及髌腱，主要在90°~150°起伸膝作用；中层为股内侧肌腱和股外侧肌腱，止于髌骨上极内外侧，其腱纤维斜向下走行并相互交织，在髌腱两侧亦形成斜束，使髌骨位于中央而不向内外侧脱位。股内侧肌走向与股骨轴线成50°，主要在0°~15°起伸膝作用，如出现无力等功能异常时，将出现髌骨外侧压力增加或髌骨轨迹异常。股外侧肌走行与股骨轴线成30°，外侧与髂胫束间也有起稳定作用的纤维连接，主要在15°~90°起伸膝作用；深层为股中间肌，起自股骨前方，止于髌骨。

髌腱起自髌骨下极，同时接受来自髌骨两侧支持带的纤维，向下止于胫骨结节和胫骨前嵴，近止点处还接受来自髂胫束和髌骨支持带的纤维。

髌腱在伸直位较屈曲位松弛。在上楼时髌腱承受3.2倍体重的力量，在运动中起跳发力时髌腱的受力可达数百千克。在受力超过17.5倍体重时，髌腱将可能发生断裂。膝关节伸直时股四头肌腱受力稍弱于髌腱，屈曲时其受力要明显大于髌腱，而且随屈曲角度增加股四头肌腱的受力明显增加，因此，在一定受力和屈膝角度下就可以发生股四头肌腱断裂。

（三）病因与病理

1. 病因　伸膝装置断裂的创伤因素包括直接暴力和间接暴力两种。

股四头肌腱或髌腱受到暴力直接作用而导致肌腱断裂，如砸伤、刀割伤及跪地伤等。间接暴力伤分为高速伤和低速伤。高速伤系指高处坠落或机动车祸伤，常伴膝关节内外翻和旋转伤等所致的联合伤和脱位。低速伤系指运动中或日常生活中落地或滑倒时受伤。如屈曲时股四头肌突然猛力收缩，使伸膝装置受到很大的张力，当受力超过肌腱的耐受程度，将导致股四头肌腱或髌腱断裂。

还有一些危险因素可以诱发伸膝装置断裂，例如激素注射、髌尖末端病、既往手术史，以及类风湿关节炎、慢性肾功能衰竭和糖尿病等能导致胶原变性、强度减弱的疾病等。

2. 病理　股四头肌腱断裂包括完全断裂和部分断裂。断裂部位多在髌骨上极上方2cm以内的股直肌腱。如果急性完全断裂未及时处理超过2周以上成为陈旧断裂，则近端回缩将可能大于5cm，并与股骨瘢痕粘连，远端多位于髁间窝。陈旧部分断裂局部断端瘢痕形成，伴肌肉变性坏死。可以发生髌前滑囊炎或瘢痕处髌上囊滑膜炎。

髌腱断裂一般有以往肌腱的累积微小创伤，显微镜下可见肌腱的缺氧改变、黏液变性、脂质样变和钙化。髌腱断裂多发生于近端止点，其次为实质部，可能与止点部胶原纤维的强度较弱和受到拉力较大有关。陈旧损伤则可以伴随髌腱的挛缩和粘连、股四头肌和关节囊的挛缩及关节粘连，治疗困难。

（四）诊断

伸膝装置断裂很容易漏诊，漏诊率高达39%~67%，原因在于伤后患者不能负重，局部血肿，断端凹陷不易触及，往往又并发其他损伤如交叉韧带、侧副韧带和半月板损伤，此时容易忽视伸膝装置完整性的检查而漏诊，结果造成肌腱回缩，断端瘢痕粘连，使修补困难，严重影响关节的功能。

1. 创伤史　无论是起跳、落地、跪地伤，还是膝关节屈曲扭伤，都可能发生包括股四头肌腱或髌腱在内的伸膝装置断裂，根据断裂的位置不同，相应有不同位置的肿痛。

2. 临床表现　出现断裂时，伤者当时可能听到或感觉到伤处响声。局部发生血肿，伴疼痛、肿胀及活动障碍。患者不敢用力伸膝和抬腿。查体伤处可见肿胀、瘀血，局部压痛明显，可以触及断端凹陷，有时因为肿胀严重，凹陷触摸不清，但这并不意味着没有断裂，髌腱断裂时屈膝位检查更容易触及凹陷。股四头肌腱断裂者可以发现髌骨位置下移。髌腱断裂者可以发现髌骨上移。直抬腿检查非常重要，尤其在触不到凹陷而又怀疑有断裂发生时更是主要的诊断依据之一。有两种做法：一是患者平躺，做直抬腿动作，如不能，应考虑伸膝装置断裂。部分患者因为髌骨周围支持带或髂胫束尚完好，而可以完成直抬腿，此时检查者稍用力下压小腿，患者即无力抬腿而落下，也意味着伸膝装置断裂。是让患者坐在检查床边，伤腿屈膝约90°，主动做伸膝动作，如果不能完全伸直膝关节，也应考虑伸膝装置断裂。伸膝装置部分断裂的患者可以做伸膝动作，但不能完全伸直膝关节，因此务必以完全伸膝为评价指标。也有的患者伸膝装置完好而膝关节有其他损伤，因疼痛不能做伸膝动作，可以先抽取膝关节积液和局部麻醉后再做检查。

X线侧位片显示股四头肌腱断裂时可有低位髌骨，髌腱断裂时可见高位髌骨。但如果有少数肌腱纤维未断裂，与髌骨相连，则X线可能没有明显异常。因此X线检查只能作为辅助检查。超声检查可以发现肌腱断裂、血肿以及测量断端的距离，可作为参考。磁共振检查（MRI）可以清晰显示肌腱的断裂部位和距离，对诊断帮助较大，但因费用较高，作为常规检查比较困难。

（五）治疗

股四头肌腱断裂和髌腱断裂后都应该及时手术修补，急性期伤后1周内修补预后良好，如超过2周以上修补效果不满意。因此，及时诊断和手术修补是治疗的关键。手术方式依断裂部位积急性期或慢性期有所不同。

1. 股四头肌腱断裂

（1）急性断裂。

Scuderi法：将断端修整，拉紧重叠缝合，由近侧取三角形肌腱瓣翻转缝合于髌骨表面，以加固缝合处。三角形肌腱瓣底边约5cm，边长约8cm。可加用减张钢丝牵拉固定。

Haas - Callaway法：清理断端后，近侧断端用不可吸收粗线Kessler缝合法缝合3针，髌骨由上极向远端纵向钻数个骨孔，将线穿过骨孔，两两拉紧打结，同时缝合两侧支持带，再用减张钢丝牵拉固定。

McLaughlin法：缝合断端后，胫骨结节处横行钻骨道，穿过一枚克氏针，股四头肌腱断端近侧穿过钢丝，两端向下拉紧于皮外固定于克氏针上。也可以经胫骨结节处横行钻孔，将钢丝穿过骨孔打结，减少因克氏针留于皮外可能引起的感染。

Dunn法：缝合断端，用粗线或钢丝穿过断端近侧肌腱，经髌骨两侧，穿过髌骨下极，并结扎。术中放置减张钢丝有利于减少断端缝线的张力，在以后的康复中避免肌腱再断裂。在屈膝练习达一定角度后，减张钢丝可能也会影响屈膝功能，如果此时肌腱已经坚强愈合，则可考虑取出钢丝后再继续康复。

（2）陈旧断裂：股四头肌腱断裂超过2周以上，断端将回缩5cm以上，而且可能会有膝关节粘连存在，因此，需要首先恢复膝关节的伸屈角度，达接近正常角度后再行手术。术中需肌腱延长和（或）肌腱转移重建。

股四头肌腱V - Y延长术：先松解肌腱周围粘连，断端新鲜化处理，然后倒"V"形切开断端近侧全层肌腱，缝合断端，可将"V"形肌腱瓣翻转加固断端，再侧侧缝合近侧肌腱切口。

肌腱成型和肌腱转移：当股四头肌腱回缩较多、粘连较重，单纯V - Y延长和翻转不能修补缺损时，可取股外侧肌瓣2~5cm厚旋转修补缺损，同时缝合取肌瓣区。如缺损更大，甚至股四头肌腱、髌骨和髌腱均缺损，则可取缝匠肌旋转覆盖修补。

2. 髌腱断裂

（1）急性断裂：一旦诊断髌腱断裂应立即进行手术缝合修补。术中除修补断端外，还要放置钢丝减张，钢丝上方经股四头肌腱或髌骨骨道，下方经胫骨骨道，于屈膝30°位拉紧打结。髌腱长度不宜过长，避免伸膝无力，也不能过短，防止髌骨低位和屈膝受限。钢丝打结后应屈膝至90°左右，测试钢丝的减张作用和对屈膝的影响，务必使钢丝在屈膝90°以内不影响屈曲，而且起到减张作用，以利于术后早期康复，防止膝关节粘连的发生。术后夹板固定，30°内练习主动屈膝，被动伸膝练习，术后6周内屈膝练习角度控制在30°内。术后6周后可开始负重，并增加屈膝练习角度，可以开始主动伸膝训练。8周后去除减张钢丝，增加屈膝练习角度。术后4~6个月可酌情恢复运动。

（2）陈旧断裂：髌腱陈旧断裂需考虑到断端回缩粘连和膝关节粘连两个方面。首先是练习屈膝功能，达到接近正常角度后才可以进行手术。其次，髌骨上移明显并粘连者，手术困难较大，应先应用克氏针穿过髌骨做向下骨牵引数天至数周。者应同时进行，当膝关节活动正常，且髌骨达到正常位置后可以进行手术重建髌腱。手术包括股四头肌延长、肌腱转位和（或）筋膜或人工材料移植重建术。

半腱、股薄肌腱重建术：游离两肌腱，并于近侧切断，髌骨钻双骨道，胫骨结节钻单骨道，半腱肌腱穿过胫骨和髌骨骨道，股薄肌腱经髌骨骨道，拉紧并相互缝合，另做钢丝减张。

腓肠肌内外侧头肌瓣旋转重建术：将腓肠肌瓣游离旋转至膝前，近端与髌腱或股四头肌腱缝合，远端与髌腱残端缝合。

人工材料：Mersilene 编织带、人工韧带（Leedskeio、Dacron 或 Gortex）及碳纤维材料替代重建髌腱。

由于陈旧伸膝装置断裂的手术治疗难度高、创伤大、预后不理想，这就要求医师及时正确地诊断该创伤，并在伤后1周内手术修补，以达到最佳治疗效果，这是治疗成功的关键。

二、髌腱腱围炎及髌尖末端病

（一）概述

髌腱由股四头肌腱延续而来，传导力量并起伸膝作用，腱及其周围组织的疲劳损伤可以导致髌腱部损伤性病变而引发疼痛等症状。该病被称为"髌腱腱病""髌腱炎""跳跃膝"等。我们根据损伤部位和损伤病理将该病分类，损伤发生在髌腱体部称为髌腱腱围炎，发生于髌尖腱止点处称为髌尖末端病。该病多发于篮球、排球、田径中的跳跃项目、足球、橄榄球、网球和滑雪等项目中，男性发病率大于女性。

（二）解剖

髌腱上起自髌骨下极，下止于胫骨结节，约3cm宽，4～5mm厚，受股四头肌腱直接控制，起伸膝作用。髌腱的血供来自膝降动脉、膝内下动脉、膝外侧动脉和胫前动脉返支。位于髌周及胫骨结节上方的血管网为髌腱的上下止点提供了丰富的血供。髌腱腱组织的血供也来自上下极血管，在肌腱中部形成吻合支。

（三）病因与病理

1. 病因

（1）过度劳损：髌腱在运动中受力可达数百千克，同时股四头肌在屈膝时力量超过髌腱，这些力量经髌骨作用于髌腱，因此，髌腱的受力是相当大的，这对髌腱本身的病变有着直接作用。当髌腱受到过度牵张力时，将发生微小损伤，使腱内胶原间的滑动连接失效，而牵张力所致损伤超过肌腱的修复能力时，微小损伤累积。肌腱内胶原和基质的代谢率较低，损伤后血液供应障碍，修复缓慢，将造成肌腱细胞的死亡，进一步影响肌腱的自身修复功能，引发恶性循环，导致肌腱变性和无菌性炎症的发生。

（2）髌腱撞击：人发现髌骨内侧支持带损伤造成髌骨轨迹异常的患者中髌尖末端病的发生率较高，因此提出髌骨下极撞击可能是病因之一。

（3）髌腱拉伤：急性拉伤损伤髌腱或引起微小撕脱骨折也可以引起该病。

2. 损伤病理　肉眼可见髌腱病变区变软，呈黄褐色，组织松散，病变进展后病变局部组织可变粗变硬。腱周组织充血、水肿，与腱组织有粘连。

显微镜所见，髌腱失去紧密平行排列的束状胶原纤维结构，胶原纤维松散、不连续，可见裂隙和坏死纤维。胶原变性，有不同程度的纤维变、玻璃样变或脂肪浸润，新生血管形成。末端病的腱止点显示骨髓腔纤维变，髓腔开放（潮线与钙化软骨层消失或变得不规则、断裂）。可见潮线推进，新生骨化骨现象。有时可见纤维结缔组织包裹小骨折片，形成坏死骨，即所谓"镜下骨折"。纤维软骨带有毛细血管增生、小动脉化，或出现透明软骨岛或透明软骨骨化。

（四）诊断

1. 症状　起病隐袭，与一段时间内运动量增加有关。通常表现为膝前疼痛，位于髌腱局部或髌尖部，运动或长时间屈膝后加重。轻症患者仅于运动后出现轻度疼痛。症状加重可以出现专项训练时疼痛，在训练开始阶段明显，训练进行中则症状减轻或缓解，训练强度增加到某一程度时加重。严重患者整个运动过程中均有疼痛，影响训练比赛。可伴半蹲痛和打软腿。

2. 体征　髌腱病变局部压痛明显，位于髌尖或髌腱体部。可伴跪地痛和伸膝抗阻痛。可有股四头肌萎缩。

3. X线检查　多数患者X线检查无明显改变。严重者可以看到腱内钙化或骨化影。超声检查病变区髌腱组织呈局部高回声，组织增厚。钙化区显示超高回声。彩色超声和高能多普勒超声可以探查到腱内新生血管形成和血流增加，与肌腱变性成正相关。MRI 可以显示髌腱病变局部增厚，信号增高。T_2 加权像可显示髌腱部分断裂。值得注意的是，超声和磁共振显示髌腱有变性表现与临床表现并不相符，二者显示病变可能临床并无症状，而临床有症状者检查可能显示正常。因此，这两种检查结果异常只能是助诊断的一种辅助手段，无单独确诊意义。

（五）鉴别诊断

髌股关节病和脂肪垫撞击容易与该病混淆。

1. 髌股关节病　疼痛部位位于髌骨后方，很难在膝前方找到明确压痛点，伸膝抗阻疼痛范围比较广，多于30°左右明显。影像学检查可以发现软骨损伤退变表现和骨赘形成。

2. 脂肪垫撞击　脂肪垫区疼痛、肿胀，触之可有发硬感，被动伸膝时疼痛，这点与本病有明显区别。

（六）治疗

1. 保守治疗

（1）去除危险因素：本病与运动员训练量和训练强度有关，一旦患有本病，需适当调整训练计划。另外训练场地过硬容易诱发本病，因而更换训练场地的地面材料也有助于减少本病发生。增强股四头肌和腘绳肌柔韧性练习可以减少本病发生，柔韧性训练主要是肌肉牵拉练习。此外，胫骨内翻、膝内外翻畸形、髌股关系异常、足异常等生物力学异常可能是诱发本病的内在危险因素。矫正这些异常不一定是必需的，但通过动力性调整训练如改变起跳角度可以起到治疗作用。

（2）对症治疗：适当减少训练量和训练强度有利于过劳损伤的修复。非甾体类消炎药可以减轻疼痛，但对肌腱的病变本身并未发现有任何益处。局部应用激素注射治疗需慎重，虽然此法可以缓解症状，但仅有短期疗效，且多次注射容易引起肌腱断裂。注射方法也非常重要，需将药物注射于肌腱周围及腱围组织内。如将药物强行注射于肌腱内，则易造成肌腱变性。应用低温治疗如冰疗可以减轻疼痛，使腱内新生血管收缩，减少血液和蛋白的渗出。局部理疗如电磁疗、超声和激光等有利于胶原合成和增加腱组织张力，可以适当应用。体外震波治疗可以止痛、刺激组织再生和机械性裂解钙化灶，具有治疗效果。

2. 手术治疗　如果本病症状较明显，且引起功能障碍，保守治疗 6 个月无效则需手术治疗。手术治疗方式很多，包括切开或关节镜下肌腱切开，变性坏死组织切除，髌骨下极钻孔或切除，经皮髌腱纵行切开或经皮髌腱穿刺术等。但效果均不确切。

三、股四头肌腱止点末端病

（一）概述

股四头肌腱在髌骨上极止点区域是末端结构，此处因劳损伤引起疼痛称为股四头肌腱末端病。多发生于跳跃、篮球和排球等运动员。

（二）诊断

1. 症状　发病较隐袭，发病前可能有训练方式和训练习惯的改变。发病时髌骨上缘股四头肌腱止点处疼痛，跳跃时出现，严重者上下楼也会引起疼痛。

2. 查体　髌骨上缘有压痛点，局部可有肿胀，伸膝抗阻试验髌骨上极疼痛，可有半蹲痛。

3. X 线检查　很少阳性发现，少数可发现有钙化影。MRI 病变区可见局部信号增高，对定位诊断帮助较大，也有助于排除其他病变。

（三）鉴别诊断

1. 髌骨软骨病　可有髌骨周缘疼痛，伸膝抗阻试验阳性，但股四头肌腱止点末端病痛点明确位于髌骨上缘的股四头肌腱止点处，伸膝抗阻时疼痛也集中于此，压髌和磨髌试验阴性，诊断不困难。

2. 髌上滑膜皱襞综合征 疼痛部位也位于髌上区域，伸膝抗阻痛也存在，但痛点较深在，肌肉收缩后疼痛减轻。痛点封闭有助于诊断。磁共振可以发现髌上滑膜皱襞，对肌腱变性也能显示，对鉴别诊断有帮助。

（四）治疗

1. 非手术治疗 包括运动方式改进、休息、康复训练、静蹲练习、冰疗、按摩、超声治疗、药物治疗和局部封闭治疗等。与髌腱腱围炎和末端病的非手术治疗相似。

2. 手术治疗 本病很少采用手术治疗，在长期非手术治疗无效的情况下可以应用。手术切除变性组织和钙化，重建剩余肌腱在髌骨上缘的止点。

（王海涛）

第三节 膝关节韧带损伤

为了方便检查及记录韧带的损伤，1968 年，美国医学会运动医学委员会出版了《运动创伤的标准命名法》一书，书中将韧带的损伤定义为三度。韧带的 I 度损伤为有少量韧带纤维的撕裂，伴局部压痛但无关节不稳；韧带的 II 度损伤有较多韧带纤维的撕裂，并伴有更重的功能丧失和关节反应，并有轻度至中度关节不稳；韧带的 III 度损伤为韧带的完全撕裂，并伴有明显的关节不稳。III 度损伤的关节不稳可以根据应力试验中表现出的不稳定程度进一步分级，1 + 不稳定为关节面分离 5mm 以下；2 + 不稳定为关节面分离 5~10mm；3 + 不稳定为关节面分离 10mm 或更多。

一、内侧副韧带损伤

（一）解剖

内侧副韧带呈扁宽三角形，平均长度 10cm 左右，基底向前，为关节囊纤维层加厚部分。分为浅深两层。深层较短，即关节囊韧带。浅层较长，起自股骨内上髁顶部的内收肌结节附近，止于胫骨上端的内侧面，距胫骨关节面 3~4cm，前部纤维纵形向下，称为直束，其后方还有后上斜束、后下斜束部分。内侧副韧带的主要功能：①防止外翻。②限制胫骨外旋。③辅助限制胫骨前移。④限制内侧半月板活动。⑤韧带紧张时通过神经肌肉反射，加强膝关节稳定性。而其中浅层部分主要限制胫骨外翻及胫骨外旋，而深层可防止胫骨极度外旋。

（二）病理

MCL 中细胞（杆状或纺锤状）类似成纤维细胞，ACL 中细胞类似纤维软骨细胞。正常 ACL 的延展能力是 MCL 的延伸及短缩能力的 1/2 左右。

内侧副韧带损伤的病理分期如下：

（1）炎症期：伤后 3 天左右开始，炎症介质促使成纤维细胞产生 III 型胶原和蛋白多糖。

（2）修补及再生期：伤后 6 周开始，III 型胶原减少，I 型胶原增加。胶原纤维沿 MCL 长轴排列，成纤维细胞于伤后 6 周成熟。

（3）塑形期：韧带的塑形期将延续到伤后 1 年后，MCL 在 1 年左右恢复其弹性及力量的 50%~70%。

（三）临床分型

急性损伤（0~3 周）；亚急性损伤（4~6 周）；慢性损伤（7 周以上）。

（四）临床表现

患者有外翻伤史，常见损伤动作为外翻应力动作：如足球中对脚、铲球、棒球中铲垒、跳箱落地膝外翻伤等。膝关节内侧疼痛，关节外肿胀，能负重行走。

1. 物理检查

（1）望：肿胀（注意关节是否肿胀）、淤斑。

（2）触：压痛（内侧副韧带全长的压痛、上下止点的压痛）、内侧副韧带张力（注意与对侧对比）。

（3）动：关节屈伸活动、开口感、抽屉试验、挤压痛、屈膝抗阻等。

（4）量：关节的屈伸角度、内侧开口距离。

2. 特殊检查

（1）内侧副韧带张力检查：仰卧、屈膝 70°~80° 位，患足撑床，检查者一手按压膝关节外侧使髋关节内旋，另一手示指沿内侧关节隙由前向后触摸，在关节隙后侧可及扁片状张紧的韧带，即为内侧副韧带，注意比较双膝韧带张力。急性损伤者可无张力；慢性患者韧带可触及，但张力明显减弱或韧带宽度明显变窄。同时可检查韧带上、下止点及体部的压痛。

（2）外翻应力试验：患者仰卧位，膝关节伸直，检查者一手抵于膝关节外上方股骨外髁处，一手握持足踝部向外侧搬推小腿。如内侧疼痛即为膝内侧副韧带损伤，如同时松动则为该韧带断裂；如有明显开口感（关节隙开大超过 10mm 以上）应考虑交叉韧带断裂的可能性。检查内侧副韧带因其为扇形，有纵束、斜束两部分，需伸直位 0°（纵束）及屈曲 30°（斜束）分别检查记录。屈曲 30° 位外翻检查时可将患侧小腿垂在床边进行，避免肌肉紧张，影响检查结果。在外翻检查中，另一重要因素是终末抵抗感，如抵抗感明显，韧带仅为损伤或部分撕裂，如抵抗感弱或无抵抗感，则考虑韧带完全撕裂。

（五）辅助检查

1. X 线 正位、内侧应力正位、侧位、髌骨轴位。以排除骨折及关节内骨软骨骨折、髌骨脱位。根据膝关节应力位正位片，按内侧关节间隙的宽度分级：Ⅰ级，0~5mm；Ⅱ级，6~10mm；Ⅲ级，11~15mm；Ⅳ级，16~20mm。

2. MRI 可以帮助排除关节内损伤。内侧副韧带损伤分为：Ⅰ度皮下水肿；Ⅱ度韧带撕裂在 T_2 加权像显示为韧带内有高信号、侧副韧带滑囊中有液体。韧带表面有水肿或者与邻近的脂肪分界不清；Ⅲ度韧带的连续性中断。

3. 关节镜检查（同时除外关节内其他损伤） 建议手术治疗患者同时检查关节内，重点确认关节囊有无损伤，注意修补。

（六）诊断及鉴别诊断

1. 交叉韧带损伤 关节肿胀明显，不能下地负重行走，前或后抽屉试验阳性，MRI 可帮助鉴别。

2. 半月板损伤 尤其是内侧半月板损伤，内侧同样存在压痛但压痛点位于关节膝，外翻试验无开口感、内侧不痛，但内侧挤压试验及摇摆试验阳性。

3. 骨软骨骨折 关节积血，穿刺有油滴漂浮于积血上，X 线及 MRI 可帮助鉴别。

4. 髌骨脱位 股骨内上髁也可有压痛，外翻试验会出现内侧疼痛甚至开口感，但髌骨脱出史和恐惧试验阳性可明确诊断，MRI 显示关节内积血、髌骨内侧支持带损伤或撕裂、髌骨内下象限骨软骨损伤或缺损、关节内游离体、股骨外髁外侧骨挫伤等髌骨脱位特异征象。

（七）治疗

1. 急性损伤的治疗原则 Ⅰ、Ⅱ度损伤主要采取保守治疗，早期活动，早期进行股四头肌肌力练习，早期康复。

Ⅲ度单纯内侧副韧带损伤亦可采取保守治疗。

Ⅲ度损伤并发交叉韧带损伤者应考虑急诊修复损伤的内侧副韧带及关节囊，条件允许时可同时重建前交叉韧带。

下止点损伤的患者，Ⅲ度单纯内侧副韧带损伤，但患者为足球、跆拳道、柔道等对膝关节侧方稳定性要求高的运动员，膝关节外翻患者。

2. 手术方法　急性期手术治疗时机最迟不能超过伤后 2 周。

手术时屈膝 30°位，沿内侧副韧带走形（从股骨内上髁至胫骨结节最高点下方 2cm、内侧 2cm 方向）做斜形切口，根据 MRI 结果选择相应切口长度。仅上止点撕裂时切口可位于关节线上方即可，下止点撕裂时切口位于关节线下方即可，而体部及关节囊横裂者手术切口可以关节线为中心而不暴露上下止点，并可适当向后方倾斜，以方便暴露后关节囊。

上止点撕裂者可实施端端缝合，如缝合困难可以用缝合锚钉缝合加固。而体部及关节囊横裂者端端缝合的同时应移植同侧鹅足肌腱或部分半膜肌腱加固。下止点损伤应行止点重建术（由于内侧副韧带下止点位于鹅足下方，通常其撕裂后韧带断端会翻折至鹅足外，必须手术治疗，而手术时由于其止点位于鹅足下方，而且其骨床为皮质骨面，无法直接缝合，通常需要重建下止点在横行切开鹅足止点后，在胫骨骨面上做骨隧道，将编织缝合好的韧带断端埋入骨隧道内，以便于其腱骨愈合）。

慢性期手术可考虑选择内侧副韧带上止点深埋术（适用于松弛 <8mm 内的患者）、上止点前上移术（可同时拉紧内侧副韧带前束及后关节囊）、下止点陈旧撕裂患者如能分离出明显断端仍可行下止点重建术。如松弛明显，可选择鹅足肌腱移植加固。

3. 术后康复　手术后伸膝位支具固定，术后即开始股四头肌肌力练习。早期开始下地负重行走。术后 5d～3 周，被动屈膝练习控制于 60°，手术后 4～6 周被动屈膝角度练习 60°～120°，手术后 8 周达到最大屈膝角度。术后 12 周可开始慢跑练习。

术后 16 周如患肢功能达到以下要求可开始正式的对抗练习或比赛（内侧副韧带走形无压痛；外翻试验无开口感及疼痛；肌力达到对侧的 95%；短跑 50m 冲刺跑患膝无肿胀及疼痛感；长跑 1 500m 患膝无肿胀及疼痛感）。

二、外侧副韧带损伤

（一）解剖

外侧副韧带为圆形索条样结构，长约 5cm，其上止点附着于股骨外上髁，下止点位于腓骨小头尖的前部。外侧副韧带与外侧半月板间隔以关节囊与腘肌腱。膝关节外侧稳定结构除外侧副韧带及外侧关节囊外，还有髂胫束、股二头肌腱及腘肌腱。外侧副韧带更像腱性结构，可视为腓骨长肌向上的上延部分，是抵抗膝关节伸直时内翻应力的主要稳定结构。而当屈膝时外侧副韧带与腘肌腱及髂胫束相互交错，以加强外侧稳定。

（二）临床分型

急性损伤（0～3 周）；亚急性损伤（4～6 周）；慢性损伤（7 周以上）。

（三）临床表现

患者有胫骨内翻受伤史，膝关节外侧疼痛。无关节外肿胀，能下地负重行走。

1. 物理检查

（1）望：肿胀（注意关节是否肿胀）、淤斑。

（2）触：压痛（外侧副韧带走形压痛，需注意区分压痛点位于股骨外上髁、关节间隙、腓骨小头上方）、外侧副韧带张力（注意与对侧对比）。

（3）动：关节屈伸活动、开口感、抽屉试验、挤压痛、屈膝抗阻等。

（4）量：关节的屈伸角度、外侧开口距离。

2. 特殊检查

（1）外侧副韧带张力检查："4"字征体位可用于检查外侧副韧带张力，一手按压屈曲固定的膝关节内侧，另一手的示指沿腓骨头向上可在外侧间隙后触及一圆柱状韧带，向上移行股骨外髁处，对比两侧张力。如韧带明显变细，张力差或消失，则考虑外侧副韧带断裂；如仅有外侧疼痛，则考虑外侧副韧带损伤或部分撕裂。

（2）内翻应力试验：与外翻试验相反，检查者一手抵住膝内侧，一手向内搬小腿，外侧疼痛并松弛为阳性。也应该在两个不同位置上检查：0°及30°内翻。如0°位有明显开口感，应考虑外侧侧副韧带及交叉韧带断裂；如仅30°位有开口感，则可能仅为外侧副韧带断裂。

（四）辅助检查

1. X线检查　可帮助除外膝关节的其他骨折损伤。外侧副韧带下止点损伤时可伴有腓骨小头附着处的撕脱骨折，应注意与前交叉韧带断裂时的特异性征象 Segond 征（又名外侧关节囊征，lateral capsular sign）鉴别，腓骨小头皮质不光滑，而 Segond 征为关节囊韧带在胫骨外侧附着处的撕脱，腓骨小头皮质光滑，胫骨外侧皮质缺损。MRI 可帮助进一步鉴别。

2. MRI　MRI 中外侧副韧带损伤的分级类似内侧副韧带损伤分级，外侧副韧带损伤的水肿和出血在 T_1 加权像上呈低信号，在 T_2 加权像上呈高信号。完全撕裂表现为纤维的连续性中断，断裂的韧带呈波浪状或匍匐样改变。根据其表现分为：Ⅰ度皮下水肿；Ⅱ度韧带撕裂在 T_2 加权像显示为韧带内有高信号、侧副韧带滑囊中有液体。韧带表面有水肿或者与邻近的脂肪分界不清；Ⅲ度韧带的连续性中断。

（五）诊断及鉴别诊断

患者有内翻伤史，关节内无肿胀表现，内翻试验阳性，MRI 显示外侧副韧带有损伤表现，基本即可明确诊断。

应注意通常外侧副韧带断裂时多并发后交叉韧带的断裂，在仔细坚持前后抽屉试验及 MRI 帮助下可排除关节内的韧带损伤。

由于腓总神经从股二头肌腱及腓骨小头处经过，而其位置恒定周围组织坚韧，在内翻伤时，可能会导致腓总神经牵拉伤，特别应注意检查腓总神经支配的肌肉的肌力情况及感觉区情况。

（六）治疗

Ⅰ、Ⅱ度损伤以保守治疗为主，康复方法与 MCL 损伤相同，支具保护需达 8 周以上。

Ⅲ度损伤手术治疗为首选。外侧副韧带上下止点损伤，可应用缝合锚钉来帮助达到缝合效果。而外侧副韧带体部断裂手术治疗时，两侧断端直接的端端缝合常会遇到困难，可采用取股二头肌腱部分缝合加固的方法以达到满意效果。

手术后屈膝30°位前后石膏夹板固定4周。术后4周开始，去石膏前托，每日被动屈膝练习控制于60°。手术后5～8周，去石膏固定，带支具保护下开始负重行走练习，被动屈膝角度练习60°～120°，手术后12周达到最大屈膝角度。

陈旧损伤患者如松弛不明显，可采用外侧副韧带及腘肌腱股骨外上髁附着点上移术来达到外侧稳定的目的。如外侧松弛并无质地较好的组织可以拉紧，可用股二头肌腱移位加强或重建外侧副韧带，或应用自体半腱肌腱移位重建。

三、前交叉韧带损伤

（一）概述

膝关节前交叉韧带损伤是较为常见而又严重的运动损伤，治疗不当将会导致膝关节功能性不稳，并可引起一系列的后遗病变而严重影响膝关节的运动功能。

（二）流行病学

前交叉韧带损伤原常见于从事竞技体育的运动员中，并多发生于篮球、足球、滑雪、摔跤、柔道等体育专项中，但就现在的临床及运动创伤流行病学研究表明，前交叉韧带损伤在喜爱以上活动的一般人群中同样发生率较高，同时交通意外伤引起的前交叉韧带损伤也逐渐增多。

（三）解剖

前交叉韧带起自胫骨可见前内侧部，由髁间棘前方稍偏内侧部斜向后上方抵止于股骨外髁髁间侧面后上部，胫骨端呈前后长的卵圆形，较为粗大，附着面积约为 $3.0cm^2$，股骨端呈扇形相对细小，附着面积 $2.0cm^2$；长度平均 $37～41mm$，度 $10～12mm$。前交叉韧带分为两束。①前内束。屈膝时紧张，伸膝时相对松弛。②后外束。伸膝时紧张，屈膝时相对松弛。前交叉韧带与胫骨平台保持一定的角度，屈膝 90°时夹角为 30°，伸膝时为 40°~45°。

前交叉韧带是膝关节重要的静力稳定结构，其基本功能是防止胫骨前移。前交叉韧带与后交叉韧带共同作用，保持胫股关节的正常活动，限制胫骨在股骨上的前后活动，并协助胫骨在股骨上的内外旋。内旋可使交叉韧带松弛，而外旋则是交叉韧带紧张。

前交叉韧带的主要功能：①屈膝时防止胫骨前移。②阻止膝关节过伸。③在一定程度上控制膝关节旋转。④不同屈膝角度时继发控制膝关节内外翻。⑤参与膝关节最后的锁扣动作，具有稳定作用。

（四）病理

前交叉韧带断裂后不仅会导致关节的前后向不稳、旋转不稳，目前的生物力学研究表明前交叉韧带断裂会导致关节的左右侧方移位增加，从而导致关节出现个方向的异常活动，并可导致髌股关节的活动异常。

前交叉韧带断裂后继发的软骨损伤明显高于单纯半月板损伤后引起的软骨损伤，关节镜探查中发现其主要软骨表现发生在髌股关节、股骨髁软骨及胫骨平台软骨，但以股骨髁软骨损伤居多（67.2）。有研究表明急性前交叉韧带断裂并发软骨损伤发生率为 26%，而陈旧损伤并发软骨损伤的发生率为 75%，其中以股骨内髁负重区软骨损伤中的"垄沟状"病损为前交叉韧带继发关节软骨损伤的特征性病理改变。

前交叉韧带断裂同时还会导致继发的半月板损伤，半月板损伤率由急性期至慢性期都有显著增加，其中外侧半月板得损伤率随时间延长无明显变化，主要为内侧半月板损伤率显著增加，由急性期的 31.1% 升至亚慢性期的 48.2%，又至慢性期的 78.8%。

（五）临床分型

急性期，伤后 1 天至 6 周；亚慢性期，伤后 7 周~12 个月；慢性期，伤后 12 个月以上。

（六）临床表现

前交叉韧带损伤有特殊症状，伤者的主诉和损伤史十分重要。如果患者有膝关节损伤史，无论是运动伤还是交通伤，如患者有关节肿胀、积血、功能障碍，均需考虑有无前交叉韧带损伤，在认真地体格检查后应行 X 线检查除外骨折并行 MRI 检查确认交叉韧带、侧副韧带及关节内有无骨软骨骨折或半月板损伤。

慢性患者及时伤后肿胀消退能步行或慢跑，但关节不能做急停急转动作，不敢变速跑，不敢参加对抗性运动，关节会出现反复扭伤。

特殊检查：

（1）前抽屉试验：患者仰卧位，屈膝 90°，放松，检查者以臂部固定患者双足，双手握住小腿上段做前拉动作，如胫骨平台相对于股骨明显前移（移位>5mm），则为前交叉韧带断裂。

（2）Lachman 试验：患者仰卧位，放松，检查者以同侧手握持同侧患肢胫骨上段内侧，另一手握股骨远端外侧，微屈膝 15°~20°，双手反向用力（使胫骨向前股骨向后），如见胫骨明显向前移位则试验阳性，考虑前交叉韧带断裂可能。

韧带检查时尤其是前交叉韧带检查时，终末抵抗感（end point）的体会尤其重要，一般分为强抵抗，弱抵抗，无抵抗。弱抵抗及无抵抗多为前交叉韧带断裂。有一定移位后的强抵抗分以下情况：如患者双侧一致则正常，如移位较对侧大，则前交叉韧带有部分损伤或损伤后与交叉韧带等组织粘连，或半月板桶柄状撕裂卡于髁间窝内（内侧多见）。MRI 检查可助区分。

Lachman 检查较前抽屉检查阳性率高，原因如下：①患者易于放松；②许多患者尤其是急性伤患者屈膝困难；③屈膝 90°位时圆凸的股骨内髁在相对较厚的内侧半月板的楔形阻挡下使移位不明显，而伸膝 15°~20°位时股骨髁平滑的一面使半月板间楔形阻挡作用减弱，易于检查出前向移位。

（3）外侧轴移试验：以右膝为例，患者仰卧，检查者右手握持患肢足踝使小腿内旋，伸直膝关节，左手置于腓骨小头下方，双手施加外翻力，并逐渐使患膝逐渐屈曲。此时由于股骨后沉及髂胫束等的前向牵拉作用（此时髂胫束位于股骨外髁瞬时中心前侧）造成胫骨外侧髁的前向半脱位。当屈膝到20°～30°时，由于髂胫束移到股骨外髁瞬时中心后侧，对胫骨外髁产生强烈的后向牵拉力，迫使半脱位的关节复位，检查者可感觉或者看到复位时的弹跳及错动，患者因其与平时的产生症状的错动感一致，常有恐惧、疼痛，拒绝多次重复检查。

（七）辅助检查

1. X 线检查　可帮助除外骨折，并可发现有无前交叉韧带下止点附着处的髁间前棘撕脱骨折；如有明显的 Segond 征表现，可直接帮助诊断前交叉韧带断裂。注意与外侧副韧带下止点撕脱骨折鉴别。MRI 可明确显示该骨折片位于髂胫束及外侧副韧带间的关节囊韧带附着处。

2. MRI　可将前交叉韧带损伤分为部分撕裂和完全撕裂，前交叉韧带完全撕裂的主要直接征象：前交叉韧带连续性中断、前交叉韧带扭曲呈波浪状改变。前交叉韧带完全撕裂的主要间接征象：膝关节外侧部骨挫伤或骨软骨骨折即外侧胫骨平台和股骨外髁的挫伤或骨软骨骨折。78% 的前交叉韧带损伤会并发其他韧带、半月板、骨软骨损伤，因此在发现有前交叉韧带损伤是应注意观察其他结构是否正常。

前交叉韧带部分撕裂的主要征象：韧带内的信号增高，但仍然可见到连续性好的纤维束；前交叉韧带变细；在某一个序列中见到交叉韧带撕裂的征象，但另一个序列中看到完整的前交叉韧带。

3. KT–1000，KT–2000 等关节测量器的检查　其检查方法同 Lachman 试验，但可以其刻度中明确读出前向移位的距离，有利于客观地对比韧带及关节松弛的程度。

（八）诊断及鉴别诊断

应注意与髌骨脱位相鉴别。有文献报道 10% 的前交叉韧带断裂与髌骨脱位相混淆。恐惧试验及MRI 可帮助诊断。

应注意与后交叉韧带断裂相鉴别，尤其是陈旧后交叉韧带断裂。由于胫骨近端塌陷，在做前抽屉试验时由向后塌陷位置回到中立位易造成向前方移位的假象。

（九）治疗

有移位的髁间前棘撕脱骨折可关节镜下固定。

治疗方法的选择：对于前交叉韧带断裂是否需要手术治疗的观点基本一致，只要是对运动与行走要求较高的患者，无论年龄均需要主张积极的手术治疗。对于老年人或运动要求较低的患者可以采取保守治疗，加强肌肉力量锻炼和使用关节稳定保护装置。

移植物的正确选择很重要，目前有自体、异体和人工韧带三大类。自体的肌腱组织（腘绳肌腱、骨髌腱骨等）移植仍然是金标准，首次前交叉韧带重建一般多选择自体韧带移植。异体及人工韧带主要应用于多韧带损伤的复杂病例或韧带翻修手术。目前还没有一种完美，移植物的选择仍然需要根据手术者的经验、习惯和患者的情况、意见、经济条件以及当前的手术情况综合决策。

前交叉韧带重建应该在关节镜微创手术下进行，既重建韧带又能同时处理关节内的其他损伤。正确的骨道定位是手术成功的关键，并合理选择移植物的固定方法。为促进愈合，帮助恢复关节的位置觉及运动觉，主张保护关节内结构，在不影响骨道定位的同时应小心保留韧带残端并施行鞘膜内的韧带重建手术。

目前前交叉韧带解剖重建的理念得到很大的推广，随之而来的是应用股骨及胫骨双骨道双束重建前内侧束及后外侧束以达到控制前后移位及控制旋转的功能。在试验研究中前交叉韧带双束重建的效果优于单束重建，但其临床效果基本与单束重建相同。同时由于其手术操作复杂，而且对患者肌腱的要求及残端面积的要求相对较严格，目前仍未得到广泛应用，但通过解剖重建前交叉韧带来完全恢复膝关节功能仍然是骨科医生努力的目标。

影响手术效果的其他因素，还包括对关节内的其他损伤如软骨损伤及半月板损伤的处理，及手术后根据患者情况合理安排康复。

四、后交叉韧带损伤

（一）解剖

后交叉韧带位于膝关节后侧，起自胫骨髁间后窝后部关节面下约10mm处，沿胫骨平台后缘斜向前内上方抵止于股骨内髁髁间侧面前上部，呈圆弧形附着。后交叉韧带平均长38mm，宽13mm，强度是前交叉韧带的2倍，是膝关节屈伸及旋转活动的主要稳定结构，并起膝关节旋转轴心的作用。

后交叉韧带分为前外与后内两束。前外束位于胫骨附着部的外侧、股骨附着部的前方，该束比较粗大；后内侧束位于胫骨附着部的内侧、股骨附着部的后方，相对细小。膝关节从伸直到屈曲位过程中，后交叉韧带沿纵轴发生时钟样旋转，前外束从前方移向后上方，韧带趋于垂直状态。后交叉韧带周围有广泛的滑膜覆盖、血运良好，周围有半月板股骨韧带等支撑结构，故其自身愈合能力可能强于前交叉韧带。半月板股骨韧带（Wrisberg韧带和Humphery韧带）占解剖足迹的30%，占后抽屉抵抗的30%～35%，在手术重建时要注意保护半月板股骨韧带。

后交叉韧带的主要作用：①限制胫骨后移。尤其是在屈膝位是这一作用更为重要。后交叉韧带断裂不单纯引起胫骨后向不稳，还可出现后侧方旋转不稳。②限制膝关节过伸，辅助前交叉韧带起作用。③限制小腿内旋。后交叉韧带在小腿内旋时紧张，使胫股关节面密切接触。④协同内外侧副韧带和前交叉韧带限制膝关节的内收和外展。

（二）临床分型

单纯后交叉韧带损伤；后交叉韧带损伤并发其他关节囊韧带损伤。

（三）临床表现

单纯后交叉韧带损伤：屈膝坠落伤、膝关节过屈伤、膝关节过伸伤、胫骨上端前方撞击伤，中度疼痛，受伤当时不能恢复运动，关节12～24小时出现轻至中度肿胀。

（四）特殊检查

（1）塌陷试验（drop back test）：患者仰卧位，屈髋90°屈膝90°检查者托持其足踝部，观察双侧胫骨前缘曲线，如患侧腹骨结节塌陷则显示后交叉韧带撕裂。

（2）后抽屉试验：检查体位同前抽屉试验，检查者向后推胫骨，如有移位，则支持有后交叉韧损伤。前后抽屉试验检查时体位一致，有时易造成偏差，如后交叉韧带断裂的患者，因胫骨后移，做前抽屉时可出现假阳性，而前后交叉韧带均有损伤的患者更易发生，故检查前应尽量先使双侧肢体位置一致，使胫骨及股骨回复正常位置，再前后推动检查，以免误诊。

（3）俯卧位胫骨外旋试验：此检查可在30°及90°位上分别进行。俯卧位后，以中它位足的内缘作为外旋起点，用力外旋足部，通过测量足内缘及大腿角衡量外旋角度。双膝角度相差10°，可确定为异常。如30°（＋）90°（－）则提示单纯后外侧角损伤（外侧副韧带、弓形韧带、腘肌腱等）；如30°（＋）、90°（＋）收提示后交叉韧带和后外侧角均有损伤。

（五）辅助检查

X线检查可以除外关节骨折，并发现有无后交叉韧带下止点损伤引起的髁间后棘撕脱骨折。

MRI后交叉韧带完全撕裂的直接征象：后交叉韧带连续性中断、残余的交叉韧带退缩而扭曲；未显示交叉韧带。

（六）诊断及鉴别诊断

注意与前交叉韧带损伤、内侧副韧带损伤、外侧副韧带损伤鉴别。

（七）治疗

1. 后交叉韧带断裂的治疗选择　后交叉韧带损伤后体格检查发现，直接后向松弛度<10mm，胫骨内旋后（相对股骨）后向松弛度减小（平均4mm），旋转松弛度异常<5°，没有明显的内外翻松弛度异常，无明显过伸异常。该类患者非手术治疗成功率较高。

后交叉韧带损伤后体格检查发现，直接后向松弛度 >10mm，胫骨内旋后（相对股骨）后向松弛度减小不明显，旋转松弛度异常5°~7°，没有明显的内外翻松弛度异常，0°~5°过伸异常。该类患者需要手术治疗，重建后交叉韧带。

后交叉韧带由股骨或胫骨止点撕脱可以通过股骨或胫骨钻孔缝合修补。

2. 后交叉韧带重建术目前主要分为全关节镜下重建及后方镶嵌重建技术　后交叉韧带全关节镜下重建也同样可应用单束重建及双束重建。全关节镜下重建时其上、下止点位置确认尤为重要，其胫骨止点位于胫骨平台中央关节面下方1~1.5cm处，为能清晰观察到该点，应加用后内侧入路，关节镜自后内侧间室观察，必要时还可加用后外侧入路以帮助清理下止点韧带残端。股骨止点位于其原止点残端的弧形的顶部。目前单束及双束重建的临床效果无明显差别。

后交叉韧带镶嵌技术重建（inlay technique）重建可以避免全内镜下技术带来的后方死角磨损，但需应用股四头肌腱或髌腱重建，会出现相对较多的取腱区并发症，对膝关节伸膝装置的干扰较大，同时手术中需要变换体位，手术操作烦琐。

3. 后交叉韧带重建术后康复程序　0~4周膝关节伸直位制动、部分至完全负重练习、等长股四头肌练习，被动屈膝练习至60°；4~8周辅助下主动活动度练习，等张股四头肌练习，被动屈膝练习至90°~100°；8~12周闭链练习、平衡练习，被动屈膝练习达到正常。注意术后3个月内避免主动的屈膝练习。12~20周快走练习，开始灵活性训练，注意戴支具练习，伸直限制为0°。20~28周跳跃-跑步练习，停用支具；术后1年后恢复全量训练、比赛。

五、膝关节多向不稳

（一）概述

膝关节不稳包括膝关节的单向不稳及膝关节的多向不稳。单向膝关节不稳是指由于膝关节内、外侧副韧带及前、后交叉韧带单独断裂造成的膝关节侧方或前后不稳，在前面已详细叙述。而膝关节多向不稳包括旋转不稳及混合旋转不稳，主要为多个单向不稳及关节囊韧带的联合损伤。

膝关节旋转不稳分为膝关节外侧旋转不稳和膝关节内侧旋转不稳，然后根据其前后向再细分为膝关节外侧向前旋转不稳和向后旋转不稳，膝关节内侧向前旋转不稳和向后旋转不稳。而混合旋转不稳则主要包括膝关节内侧向前及向后旋转不稳、膝关节外侧向前及内侧向前旋转不稳、膝关节外侧向前及向后旋转不稳等。

（二）分类

前面介绍的体格检查方法再加上以下特殊检查可以帮助诊断膝关节多向不稳。

1. 前内侧旋转不稳检查　前内侧抽屉试验：前内侧旋转不稳多是由于前交叉韧带损伤复合侧副韧带损伤或内侧半月板损伤所致。检查方法：患者仰卧位，屈膝90°，检查者以臀部固定患足于外旋位，双手紧握小腿上段，向前抽拉小腿近端，如膝关节前内侧胫骨有明显移位，则为阳性（故又称之为足外旋位时的前抽屉试验）。

2. 前外侧旋转不稳检查

（1）前外侧抽屉试验：（足内旋位的前抽屉试验）体位同前抽屉试验，但患肢足位于旋位，观察胫骨在关节前外侧方有无旋转不稳的移动。因该体位髂胫束明显紧张，故体征多不太明显。

（2）轴移试验：Macintosh外侧轴移试验、Jerk-lest（Hughston外侧轴移试验）、Solcum test、屈曲旋转抽屉试验（Flexion-rotation drawer test）。

3. 后内侧旋转不稳（足内旋后抽屉试验）　小腿内旋后抽屉试验：仰卧位，屈膝90°，小腿内旋同时行后抽屉试验，如果向后松弛推动，表示膝内侧后向旋转不稳，多见于内侧副韧带、后内侧关节囊损伤并发后交叉韧带损伤。

4. 后外侧旋转不稳

（1）后外抽屉试验：（小腿外旋后抽屉试验）仰卧位，屈膝80°，固定患足于外旋位，同时行后抽屈试验，如果向后松弛推动，表明膝外侧后方旋转不稳，提示后交叉韧带、腘肌腱，弓形韧带、后外侧关节囊可能有联合损伤。

（2）反向轴移试验：以检查右膝为例，检查者以右手握住患者足踝部并将其固定于自己骨盆右侧，左手掌在胫骨近端轻托小腿，屈膝 70°～80°，同时外旋小腿（在此位置上造成外侧胫骨骨平台向后半脱伤）这可以从胫骨结节的塌陷上明显看出，逐渐伸膝，并施加轴向压力及外翻力，当屈膝接近 20°～30°时，可听到关节复位回到正常旋转状态时的错动感，此试验阳性提示后交叉韧带、弓形韧带、外侧副韧带完全断裂。

（3）俯卧位胫骨外旋试验：前面已介绍。

MRI 可以帮助进一步明确诊断，具体治疗根据相对应的单根韧带损伤治疗再加上附加损伤的治疗即可，最主要的是要恢复膝关节的解剖结构，现在多根韧带同时重建技术已日趋成熟，再加上组织库管理规范化的推广，应用同种异体组织重建断裂的多根韧带恢复关节的稳定性已成为可能。

（王海涛）

第四节　膝关节半月板损伤

半月板损伤是膝关节最常见的运动损伤之一，伤后引起关节的疼痛、肿胀、交锁及活动受限，严重影响运动员的训练和比赛。多见于足球、篮球、体操、技巧等运动项目中。

一、半月板撕裂

（一）概述

半月板撕裂在运动创伤中很多见，男女发病率之比约为 2.5：1。欧洲内侧半月板损伤多于外侧，而国人外侧半月板损伤更多见。在前交叉韧带断裂中半月板损伤的发生率为 34%～92%。急性前交叉韧带断裂者外侧半月板损伤率高，而慢性前交叉韧带断裂更容易损伤内侧半月板。

（二）解剖

半月板位于胫骨平台表面，为软骨组织，分为内侧半月板和外侧半月板。半月板周边厚，中央薄，截面呈三角形，周边附着于关节囊，中部游离，上表面凹陷，与股骨髁形成相对面，下表面平，位于胫骨表面。

内侧半月板呈"C"形，分为前、后角和体部，前角附着于前交叉韧带前方，后角附着于后交叉韧带前方，前角发出半月板横韧带与外侧半月板前角连续，后角比前角宽大。内侧半月板前角与关节囊和脂肪垫之间不连接，体部与后角与关节囊紧密相连，内侧半月板与内侧副韧带深层（关节囊韧带）和半膜肌相连，又借半月板髌骨韧带与髌骨相连，因而活动度小，易于损伤。

外侧半月板呈"O"形，也分为前角、体部和后角。前后角止点很接近，前角止于前交叉韧带后方，并与其相延续，后角止于内侧半月板后角止点的前方。外侧半月板与胫骨平台结合并不紧密，体部与后角交界处又有腘肌腱裂孔，因而外侧半月板活动度相对较大，较内侧半月板不易损伤。外侧半月板后角可发出两根韧带，分别走行于后交叉韧带前、后方，走行前方的称为 Humphery's 韧带，走行后方的是 Wrisberg's 韧带。正常人群中 36% 具有 Humphery's 韧带，60%～70% 具有 Wrisberg's 韧带，约 4% 两者皆有。

有一种特殊类型的半月板，为盘状半月板（盘状软骨），半月板呈盘状，较厚，内、外侧均可见，国人外侧较多。盘状半月板分为 3 型：Ⅰ型，不全型；Ⅱ型，完全型；Ⅲ型，Wrisberg 型。Ⅲ型最易出现弹响，因 Wrisberg 型盘状半月板除半月板股骨韧带外，无其他止点。盘状半月板较正常半月板更易受损伤而出现症状。

半月板的主要功能为减震缓冲，填充关节隙，使膝关节更易于活动，防止股骨髁前滑，防止过度屈伸，调节关节内压力和分布滑液。

半月板的血供来自膝内外侧动脉，前后角还接受来自膝中央动脉的血供。内侧半月板近滑膜缘 10%～30%宽度和外侧半月板近滑膜缘 10%～25%宽度有血管分布，其余部分为无血管区。半月板红区（即近滑膜缘血供丰富区）撕裂可愈合，红白区（血管分布可达范围的边缘）撕裂理论上可通过血管增生修复，白区（无血管区）撕裂无法愈合。

（三）损伤机制与损伤病理

半月板损伤多分为创伤型和退变型两种。创伤性半月板损伤分为纵裂、水平裂、斜裂、放射状撕裂（横裂）、瓣状裂、复合裂等 6 种。纵裂指半月板裂口沿纵轴走行，可为部分撕裂或全层撕裂。半月板滑膜连接部纵裂又称为边缘分离。如果半月板游离缘出现皱褶，可能属正常表现，但应警惕有靠近边缘纵裂或边缘分离存在，以内侧半月板尤甚。另一种较大纵裂，分裂部如桶柄样分离，嵌于股骨髁和胫骨平台间，称为桶柄样撕裂。水平裂为半月板裂为上下两层，类似鱼口，又可称为"鱼口状撕裂"。斜裂均为全层撕裂，裂口由游离缘斜行走向边缘，在前角称为前斜裂，在后角称为后斜裂。放射状裂与斜裂类似，其走行由游离缘垂直走向滑膜缘，即横裂，部分撕裂和全层撕裂均可能出现。瓣状裂指损伤处半月板残端如片状悬挂于半月板上，可继发于水平裂。复合裂指半月板同时出现上述几种损伤类型，表明损伤较严重。创伤性半月板撕裂多为运动损伤所致，主要是间接暴力引起。通常的损伤机制是在膝负重时屈伸旋转扭伤造成。在伸屈运动中，半月板与胫骨平台关系密切。膝关节伸直时，半月板向前移动。屈曲时向后。而在膝关节旋转内外翻时，它又和股骨髁一起活动，使半月板与胫骨平台间摩擦。因此，在膝关节伸屈过程中如果同时又有膝的扭转内外翻动作，则半月板本身就出现不一致的活动，即所谓膝关节半月板的"矛盾运动"，引起半月板撕裂而产生症状。这种动作在篮球的切入转身上篮、足球运动的跑动中急转急停和体操运动翻转落地时膝晃动中容易发生，内外侧半月板均可出现。举重运动中挺举时的膝外翻位发力易造成外侧半月板损伤口膝过伸伤也可以造成半月板前角的挤压造成损伤，如踢球时漏脚。

退变性半月板损伤常继发于半月板退变、关节不稳致半月板长期磨损及退行性骨关节病。此时半月板组织变性，其含水量下降，脆性增加，则容易在受到小的扭伤力或因股骨髁关节面不平而磨损时发生撕裂，以内侧半月板较多见，与慢性劳损伤有关。

还有一种损伤类型为半月板内撕裂，仅在损伤部位半月板质地变软，切开后可见半月板内有不同程度的撕裂。半月板损伤后经过一段时间可以发生纤维软骨变性，甚至钙化。盘状半月板因其形态容易损伤而出现撕裂。

（四）诊断

仔细询问病史和查体可以诊断 75%的半月板撕裂。但急性损伤因疼痛、肿胀影响检查，因此很难通过临床检查来确诊，需通过辅助检查和排除其他外伤来诊断。

1. 病史　半月板撕裂一般均有膝关节外伤史急性伤后关节疼痛、肿胀、活动受限。关节积液一般较轻，多发生在外伤次日，为损伤后牵扯滑膜引起的炎症反应，如果并发关节内韧带损伤和断裂则肿胀比较明显，出现时间也比较早。陈旧半月板损伤病例疼痛往往不重，也可以无明显疼痛，疼痛于活动多后出现，休息后能缓解。有些患者在关节一侧可有弹响，为损伤后半月板不稳定造成。有的半月板撕裂可以出现交锁，交锁后关节无法伸屈活动，伴剧痛，为撕裂的半月板组织移位至股骨髁和胫骨平台中部或前方，或者移至髁间窝所致。

2. 查体

（1）活动度检查：一般无明显限制，或仅轻度的屈伸受限，但如有交锁则活动度明显受限。

（2）浮髌试验和积液诱发试验：可以检查出关节积液，在急性损伤时或陈旧伤症状较明显时可检查出关节积液。

（3）股四头肌萎缩：应用皮尺测量双侧髌上 10cm 处的股四头肌周径。一般陈旧伤者会有萎缩，以内侧头为主。

（4）关节隙凸和压痛：损伤侧关节隙可有突出感，为半月板损伤后不稳突出，以及损伤半月板周围滑膜发炎肿胀所致，有明显压痛。突出特别明显的应考虑到半月板囊肿的可能。

（5）麦氏征（McMurray 试验）：将小腿内外旋同时做屈伸动作，如出现关节隙疼痛和弹响视为阳性。此检查敏感性不高，约60%，因此阴性并不意味着没有半月板撕裂存在。此检查实际是重复损伤动作，操作时注意不要加重损伤。

（6）摇摆试验：屈膝30°左右，一手握小腿，一手拇指按压关节隙，做内外翻摇摆动作，如果感到半月板进出或痛响者为阳性，提示半月板损伤后松动。

（7）半月板研磨试验（Apley 试验）：俯卧位，屈膝90°，用力沿小腿轴向下压足底或向上提拉足背，同时做极度内外旋转动作，如牵拉出现疼痛很可能为韧带损伤，如加压出现疼痛不适则为半月板损伤。

（8）过伸和过屈痛：半月板前角或后角损伤在过伸或过屈时会产生挤压疼痛。

所有体征的敏感性和特异性都不高，因此需要检查者从病史到查体综合判断。

3. 影像学检查

（1）关节造影：向关节内注射碘油造影剂，如果半月板有撕裂则可显示撕裂的形态和部位。准确率约85%。

（2）MRI：可以有效诊断半月板损伤，诊断准确率为90%。半月板在磁共振上显示的异常信号分为3度：Ⅰ度，半月板内点状信号；Ⅱ度，半月板内线状信号，不达上下关节面和边缘；Ⅲ度，半月板内线状信号，达关节面或边缘。Ⅱ度信号提示半月板变性，Ⅲ度信号提示半月板撕裂。关节磁共振检查除了能发现半月板损伤外，同时还能发现关节内韧带、软骨以及关节外的病损，能有效减少漏诊机会。

（五）鉴别诊断

典型的半月板撕裂通过以上检查往往可以正确的诊断，但在临床上有的半月板撕裂症状与体征不特异，需要和以下疾患鉴别。

1. 关节侧副韧带损伤　韧带损伤部位有压痛，体部损伤时压痛可能就位于关节隙周围，此时应仔细检查压痛点，做侧搬试验和半月板检查，如果侧搬开口感明显且半月板损伤的体征阴性，则可排除半月板损伤。磁共振检查有助于鉴别。

2. 交叉韧带损伤　交叉韧带损伤时多并发半月板损伤，在诊断半月板损伤的同时一定要检查韧带。前后抽屉试验和 Lachman 试验阳性则提示前后交叉韧带有损伤。一般鉴别不难，但容易被忽略而造成漏诊。

3. 髌骨软骨病及内外侧间室软骨病或急性软骨损伤　可以引起假交锁，容易混淆。髌骨软骨病有自身的一系列检查为阳性，而麦氏征、摇摆试验为阴性，可以以此排除。内外侧间室软骨损伤可以有关节隙压痛，但半月板损伤体征多阴性，同时借助关节造影和磁共振可以发现软骨损伤的情况。

4. 慢性滑膜炎　可以因为滑膜增生肥厚嵌入关节隙而出现疼痛、交锁等类似症状。查体也容易混淆，磁共振检查多可以鉴别，少数需关节镜检查最终诊断。

5. 关节游离体　有交锁症状，易与半月板损伤混淆。鉴别要点是游离体交锁的部位不固定，多为游走性，而半月板损伤的交锁为一侧关节隙的固定性交锁。X 线检查可以显示骨性游离体，磁共振可以显示半月板形态，均有助于鉴别。

6. 半月板变性或半月板周围炎　病史及查体不易鉴别，需关节造影和磁共振检查来诊断。

7. 膝外侧疼痛综合征　为膝外侧结构的微小损伤，常在局部形成滑囊炎。仔细检查压痛点及局部封闭可以鉴别。

8. 膝内侧副韧带滑囊炎　内侧副韧带周围可以形成滑囊炎，引起膝关节屈伸痛。通过触诊检查局部压痛点和局部封闭可以区分。

（六）治疗

半月板撕裂的治疗应强调个性化，根据患者损伤部位、程度，患者的职业、要求不同，选择合适的治疗方案与时机。随着半月板研究的不断深入，目前对半月板治疗的原则是早期发现，早期治疗，尽量保留半月板组织及半月板功能。

1. 非手术治疗

（1）急性期：急性损伤后一般有疼痛和轻度肿胀，如果没有交锁，可以应用棉花夹板包扎固定2～3周，服用非甾体类消炎药止痛，加强股四头肌力量训练。如不再出现症状，可以继续保守治疗和康复训练，逐渐恢复训练比赛。如果肿痛反复发生或伤后有交锁症状，一般考虑手术治疗。关节交锁可以通过手法解锁，但此类患者容易发生再交锁，软骨损伤的可能性将增大，应该予以手术治疗。

（2）慢性期：一般稳定型半月板纵裂，裂口大于10mm，或者非全层撕裂（<50%）多无症状，可以保守治疗。陈旧损伤如果症状不明显者可以训练比赛，但如果从事的运动项目需做扭转动作较多，应该考虑早期手术治疗，以免损伤加重，甚至造成软骨的严重磨损。症状明显者则更应尽早手术治疗。

2. 手术治疗　随着关节镜技术的进步，半月板撕裂的治疗手段也得到了加强。关节镜技术不仅损伤小，而且视野更佳，不会有残留损伤。目前基本所有的半月板疾病均可在关节镜或关节镜辅助下进行手术治疗。由于半月板组织撕裂后愈合能力差，且关节镜手术创伤小，恢复快，可以早期进行半月板缝合，避免后期不必要的半月板切除以及减少半月板损伤后的继发病损，现在半月板撕裂后大部分医师选择早期手术治疗，进行保守治疗的半月板撕裂已越来越少。

通常采用常规关节镜前外和前内入路。在关节隙的上缘髌腱旁0.5～1cm做纵或横行切口，长约1cm，切开皮肤及皮下组织，用锐的套管针穿透深筋膜及关节囊，感觉有突破感即可，不可穿刺过伸，容易伤及关节内组织，然后用钝的套管针连同套管穿刺入关节，抽出钝的套管针置入关节镜。根据损伤类型的不同对半月板进行切除、缝合等处理。目前为了避免半月板切除后的软骨继发损伤，半月板移植也在临床上逐渐采用，短期临床效果尚可。

（1）半月板新鲜化处理和穿刺：对于稳定的非全层撕裂和纵裂口宽度不到10mm，撕裂部位位于红区或红白区者，可以采用新鲜化处理和穿刺。在关节镜下用半月板锉和刨刀将裂口磨平，制造新鲜创面，同时用穿刺针在裂口处垂直半月板走行穿刺数针，达滑膜缘，以利于出血形成纤维素粘连和边缘血管的增生，促进愈合。

（2）半月板缝合：经典的半月板缝合指针是位于红区或红白区>10mm的单纯纵裂，半月板组织没有变性或形态异常。现在对于血供丰富区域的横裂或层裂也有作者进行缝合。年纪轻的患者愈合率高，但年龄也不是绝对的影响因素。手术可以切开或者在关节镜下完成。早年由于器械和关节镜技术的原因多切开，现在绝大多数的修补都在镜下完成。关节镜下缝合技术分为由内向外、外向内和全内缝合三类。

由内向外技术是在关节镜下由关节内向外将缝线的两端分别经裂口穿出皮外，并另做小切口将缝线于皮下关节囊外打结固定。缝合外侧半月板后角时需另做后外切口，并保护血管神经后进行。

由外向内技术是在关节镜下将缝线经穿刺针穿入裂口两端，再由另一穿刺点用双股引导线将缝线拉出，另做小切口在关节囊外打结固定。此法适用于半月板前角和体部缝合，对于后角，特别是外侧半月板后角，因容易损伤神经血管，不宜采用。

全内缝合技术是在缝合材料和关节镜下缝合技术发展后建立起来的。目前全内缝合的器械较多，有半月板箭、T－Fix、Rapid－Lock、Fast－Fix等，半月板箭操作方便，半月板箭的螺纹为倒刺状，使半月板裂口的固定较牢固。T－Fix是缝线的一端连有微型可吸收棒，经裂口纵向穿入半月板滑膜缘，拉紧时可吸收棒横向卡住，穿入第二根缝线后两线拉紧，镜下打结，即完成一次缝合。Fast－Fix缝合技术在生物力学特性方面基本等同于垂直褥式缝合，缝合强度很高，操作也比较简便。

使用任何一种缝合方法前，需要用半月板锉和刨刀将裂口新鲜化处理，以提高愈合率。缝合后须再探查损伤缝合处的稳定性，如缝合张力仍差，须再增加缝合针数。

（3）半月板部分切除：半月板撕裂较局限，周缘组织结构稳定，可以进行部分切除，适用于未达红区的横裂、斜裂、水平裂、瓣状裂、半月板变性和不可修补的纵裂。目前对于层裂切除较薄层的组织后，如果剩余部分的张力好，也可以进行保留。部分切除后的剩余的半月板一定要再检测一下半月板的张力与稳定性。保留部分完好的半月板对减少生物力学改变和继发软骨损伤有一定作用。

（4）半月板全切除或次全切除：严重复杂裂、退行性撕裂或范围广泛的层裂到了半月板滑膜缘，破坏了半月板的稳定性时半月板往往难以进行保留，须进行全切或次全切除。全切时要尽量将不稳定的半月板组织切除完全，勿残留不稳定前、后角等。外侧半月板全切时注意勿伤及腘肌腱。进行半月板成型或切除时可以使用篮钳逐步修整半月板组织，也可以使用钩刀或推刀大块切除半月板组织，使用后者进行操作时可以提高效率，但因容易造成误损伤，所以需要对关节镜技术熟练掌握后才能使用。

（5）半月板移植：在半月板被部分或完全切除后如果早期开始出现负重疼痛时，为防止关节软骨损伤的进一步加重可以采用半月板移植。膝关节骨关节炎或大面积的软骨损伤；股骨髁或胫骨平台半月板区超过 10～15mm 的全层软骨缺损；股骨髁变形；关节不稳；力线不正；年龄 > 50 岁或过度肥胖的患者不适合半月板移植。并发下肢力线异常或关节不稳的可以先进行力线矫正或韧带修复重建再行半月板移植，目前也有同时进行大面积软骨修复与半月板移植的报道。移植的半月板可以是人工半月板（胶原半月板，CMI），也可以采用同种异体半月板。人工半月板多应用于内侧半月板部分切除术后。同种异体半月板可应用于内外侧半月板切除后。移植时采用关节镜下或切开半月板缝合技术。目前已有不少成功应用于人体的报道，移植排斥反应很低。近年来，很多学者开始尝试组织工程半月板来移植重建半月板，即通过骨髓干细胞在体外诱导分化为软骨细胞并种植于支架（一般采用胶原支架），形成纤维软骨样组织，类似半月板组织，再移植入体内，达到重建缺失半月板的效果。此方法正处于动物实验阶段，相信不久后可应用于临床。

3. 康复

（1）半月板缝合：术后即开始股四头肌练习，如直抬腿和肌肉收缩练习。四周内避免主动活动，被动屈膝练习保持在 90°范围内，减少对半月板的应力。4 周后练习主被动屈膝，尽快达 120°以上，术后 8 周后开始负重练习。在活动度、肌力和柔韧性达健侧的 90% 以上后恢复运动。

（2）半月板部分或切除术：半月板部分切除、全切除术后即可负重，可进行股四头肌力量练习，出血期后即可活动度练习，4～6 周酌情恢复正常活动和运动。

二、半月板变性和半月板周围炎

1. 概述　系指半月板无明显撕裂而半月板组织变性或半月板周围组织慢性炎症。在运动中轻微反复扭伤、挤压和震动引起半月板及其周围组织退变和炎症反应。

2. 病理　半月板变性和周围炎病理表现为半月板肿胀、增厚，质地变硬，色黄，局部呈银白色斑点或条状"石棉样变"。半月板周围血管增生，组织增殖，伴水肿和慢性炎症。可波及脂肪垫，形成脂肪垫炎和粘连。

3. 临床表现　关节隙疼痛、肿胀、弹响，也可以有绞锁。关节隙有压痛和挤压痛。影像学无撕裂表现，磁共振半月板呈Ⅱ度变性。

4. 治疗　主要是半月板周围痛点局部激素封闭治疗，多可缓解，少数变性严重者需手术切除变性的半月板。

三、盘状软骨损伤

1. 概述　盘状软骨是半月板的特殊解剖学变异，外侧多于内侧，分为完全型、不完全型和 Wrisberg 型。也可分为原始型、中间型和婴儿型。

2. 损伤病理　盘状软骨较正常半月板宽大而且厚，完全充填了股骨和胫骨间的关节隙，使二者不能接触，受力集中于股骨髁和盘状软骨及胫骨平台和盘状软骨间，在屈伸过程中容易发生弹响，运动时也容易受到损伤。

3. 临床表现　可以有膝关节创伤史，也可以无明显创伤。关节一侧疼痛、弹响或交锁。查体时可以发现屈伸膝关节有弹拨现象。麦氏征有钝响。MRI 显示 3 个或 3 个以上层面半月板呈宽厚盘状，而非三角形。

4. 治疗　主要是盘状软骨切除，有的也可以进行成型手术。盘状软骨损伤多为较大层裂，且损伤多靠近胭肌腱间隙处，或并发前后角的边缘分离，因此很多损伤的盘状软骨难以保留。盘状软骨的成型要谨慎，对于损伤较轻，撕裂局限的患者可以进行成型，成型时一定要仔细探查，避免遗留损伤，由于盘状软骨较厚，开始时难以探查清楚，可以先进行部分切除待间隙显露后再详细探查，同时还要确认盘状软骨的前后角止点完整，滑膜缘连接完整，坚强。除了盘状软骨体部修整外，还要对前后角进行修整，使前后角宽度适当。另外成形后要进行屈伸测试，如果仍有弹响，说明半月板仍较厚或不稳定，须将剩余半月板组织削薄。盘状软骨切除后因该侧空虚，患者有不适感，需 1~3 个月才能适应。目前对于不可避免的盘状软骨全切的患者，可以一期进行半月板移植，也可以在患者出现负重疼痛但软骨未出现大面积损伤前进行二期的半月板移植。

四、半月板囊肿

（一）概述

半月板囊肿发病年龄主要为年轻人，多数发生在外侧半月板，与内侧之比为 5：1~10：1。

（二）病因

病因至今未能肯定。有人认为是先天异常，也有部分作者认为是由损伤引起。观察发病中大多数是从事体育训练者。目前多数学者认为与半月板损伤和半月板变性有关，以半月板层裂居多，在半月板缝合术后也可以发生，可能为滑膜细胞存留于囊内分泌黏液所致。囊肿与关节内通路的阀门机制也被广泛接受。

（三）病理

半月板囊肿病理特点为纤维囊性肿物，可呈单房或多房性，其内为黄色胶胨样黏液，与半月板相连，多数伴半月板损伤，以水平裂为主。内侧半月板囊肿以体后部居多，外侧半月板囊肿以前体部及胭肌腱裂孔区居多。

一般分为四类：

1. 半月板内囊肿　半月板内的液体聚集，多见于外侧半月板前体部。

2. 半月板周围囊肿　最常见的半月板囊肿，表现为半月板周围的囊腔或液体聚集，多伴有半月板的水平撕裂。

3. 滑膜性囊肿　多与遗传或先天因素有关，表现为关节囊的小袋状突起，不伴有半月板撕裂。

4. 半月板关节囊分离　多为内侧半月板与内存关节囊及内侧副韧带深层分离，内有液体，并非严格意义上的半月板囊肿。

（四）诊断与鉴别诊断

半月板囊肿常发生于 20~30 岁男性，外侧较内侧更容易发生。发病原因尚存争议，膝关节疼痛，发现肿物是最常见的症状。可能伴有半月板损伤症状，有个案报道外侧半月板囊肿压迫胭动脉导致下肢缺血，并有报道腓总神经受压导致垂足。

查体在关节线附近可明显触及肿物，尤其是前外侧，肿物可以有压痛，但无红肿。Pisani 征（+）：肿物在关节伸直或稍屈曲时明显，完全屈曲时消失。

有时症状和体征均不明显，须通过辅助检查 B 超、MRI 等检查才可确诊。超声检查可以发现液性暗区，MRI 检查是诊断半月板囊肿的最佳手段，一般囊肿在 T_1 加权像上呈均匀的低信号，在 T_2 加权像上呈明显的均匀高信号，其内液体的信号与关节液相近，有时由于水分吸收后囊液黏稠或有血性液体，T_2 加权像上信号强度可能呈中等或中高信号。磁共振同时可以显示半月板的损伤和与囊肿的关系，以及与周边组织的相关性。

半月板囊肿分为半月板内囊肿和半月板周围囊肿。注意与胭窝囊肿、脂肪瘤、纤维瘤及滑囊炎鉴别。

（五）治疗

半月板囊肿的主要治疗方法是手术。

1. 半月板内囊肿　关节镜下部分切除半月板及囊肿，并尽可能多保留半月板。关节镜采用常规前外及前内入路即可。

2. 半月板周围囊肿　单纯切开行囊肿切除常忽略半月板损伤的处理，容易遗留症状或复发，囊肿切除后须同时处理伴随的半月板损伤及其他关节内损伤。目前膝关节半月板周围囊肿的治疗有以下几种方法。

（1）切开手术：切除半月板囊肿及损伤的半月板。由于半月板在正常膝关节活动中的重要作用，半月板切除后关节软骨会发生严重的退变，同时切开手术创伤大，不利于术后的恢复，目前多不提倡。但对严重的半月板撕裂及巨大的半月板囊肿，仍不失为可选方法之一。根据囊肿所在部位行髌旁内侧或外侧纵或斜切口，切口向下延伸时注意隐神经皮下支。关节线水平的横行切口也可采用，但限制了关节内其他结构的探查。

（2）关节镜手术：目前最常用。可以同时处理囊肿及关节内的伴随损伤。关节镜入路同前，根据关节镜探查的半月板损伤情况，修整、缝合或切除半月板（尽可能保留半月板组织），开放囊肿在关节囊上的通道口，可见有囊液（黄色胶胨样或血性）流出，并可用刨削器伸入其中抽吸囊液，或用篮钳伸入其中将内容物及囊壁切除。如囊肿消除不满意，可以辅以外侧挤压或经皮针刺抽吸。术后优良率可达89%。

（3）切开手术辅助关节镜手术：如囊肿较大，可至关节镜下处理关节内损伤完毕后，切开直接切除囊肿，并用可吸收线缝合囊肿与关节腔的通道，以防其复发。

3. 滑膜性囊肿　操作方法同半月板周围囊肿。

4. 半月板关节囊分离　在关节镜下处理关节内损伤完毕后，需镜下或切开缝合内侧半月板边缘与内侧关节囊及内侧副韧带深层之间的间隙，以消除症状。

术后康复：利用棉花夹板或其他加压包扎方法固定患膝1周，早期即开始股四头肌舒张收缩练习。术后2天可以开始下地负重行走。1周后去棉花夹板，改用弹力绷带固定，并逐步开始关节屈伸练习。4型囊肿术后4周屈膝达90°。根据半月板切除情况及关节软骨损伤情况，2~3个月完全恢复日常活动及训练。

（李继超）

第七章

关节置换术

第一节 髋关节置换术

一、髋关节置换术的历史回顾

髋关节置换术不仅可以矫正髋关节畸形、消除疼痛、改善关节功能，而且大大提高患者的生活质量。因此在 20 世纪没有哪项骨科技术能像髋关节置换术那样同时吸引医学界和公众的高度关注。

一般认为，截骨后将软组织置于截骨端之间，是第 1 例髋关节成形术（Murphy），再加上 Gluck 发明的将象牙球安放到股骨颈上，并用螺钉和骨胶固定的技术掀开了全髋关节置换术的进程。髋关节置换术能够达到今天的效果，凝聚了无数骨科医师、材料学和工程技术人员的不懈努力和不断追求探索。它是在原始的髋关节成形术基础上，经历无数次失败逐渐发展而形成的。

（一）髋臼杯成形术

Smith – Peterson 和他的同事观察到在从患者大腿内取出的玻璃碎片上有一层类似滑膜组织形成，由此推理用玻璃来做髋臼杯是否也会引起滑膜的生长，从而取得髋臼成形术的成功呢？他在 1923 年实施了第 1 个用玻璃材料的髋臼成形术。因为玻璃容易破碎，Venable 和 Stuck 使用牙科的铬、钴和钼等合金（商品名 Vitallium）材料来作为髋臼杯，随后 Smith – Peterson 在大量的实验中都用 Vitallium 作为髋臼杯材料。在临床回顾性研究中，做了髋臼成形术的患者只有半数成功地解除了疼痛；另外，髋臼成形术也不能解决骨缺损或畸形（如肢体短缩）等问题。尽管如此，髋臼成形术激发了人们对寻求重建关节的植入材料兴趣，这是迈向全髋关节成形术道路上的一个巨大进步。

（二）股骨头置换术

1939 年，Bohlman 因将铬 – 钴合金球用 Smith – Peterson 三翼螺钉固定到股骨头上而受到 Moore 的赞赏。同年，Moore 和 Bohlman 构建了一种特殊的铬 – 钴合金股骨头假体，用于置换 1 例因骨巨细胞瘤破坏了股骨近端 30cm 结构。术后患者功能恢复非常好，直到因其他原因而去世。这被称为髋关节外科发展史上的里程碑，这一技术后来发展成为 Moore 型假体。

1. 短柄股骨头假体 1946 年，Judet 兄弟用丙烯酸脂做了 1 个带柄的股骨头假体，其柄可插入股骨转子间区域，通过骨水泥（PMMA）固定，初期效果十分满意。但很快发生松动和磨损，而且机体对丙烯酸脂碎屑产生严重的炎症反应，改用铬—钴合金后仍未获得成功。随后，Mckeever、Valls 和 Thompson 以及其他一些人对这种股骨头假体做了大量的改进，但是大多数都没有成功。失败的主要原因是假体设计不符合生物力学原理，即在假体与骨界面存在超负荷的剪力。

2. 长柄股骨头假体 Moore 通过总结他与 Bohlman 的经验发现股骨髓腔内柄比转子间较短的柄有更好的机械支撑作用。在 19 世纪 50 年代早期，他将第 1 个 Vitallium 合金制作能够插入股骨髓腔内的股骨头假体植入患者体内。这种球形股骨头连接到长柄上最具代表性的有 Moore 型和 Thompson 型假体。Moore 型假体的颈领水平，其目的是为了保留更多的股骨颈，柄近端增大，以防术后下沉，背面有一侧翼，防止旋转，在柄的近端有一窗口，以便自锁。Thompson 设计了一种类似的，但不带孔的假体。在甲基丙烯酸甲酯骨水泥出现后，这种不带孔的假体可以作为骨水泥型假体。Thompson 型假体是头 – 颈领设计，有 1 个斜形股骨颈，术中需切除部分股骨颈，适用于治疗低位股骨头骨折、不愈合、坏死、股骨颈吸收及 Judet 假体失败的患者。Moore 型和 Thompson 型假体均在 1950 左右同时出现，引起骨科界的广泛关注。

3. 双动股骨头假体　Giliberty 和 Bateman 设计了一种复合承重的股骨头假体，这种假体带有 1 个套在股骨头假体上的髋臼杯，其可以相对于髋臼杯自由转动。其设计初衷是为了减少股骨头假体和髋臼软骨之间的摩擦。这种假体基本上是髋臼成形术和股骨头成形术的结合，通过骨水泥或压配固定于股骨髓腔内，在髋臼部假体下覆有一层聚乙烯，这就避免了金属和金属接触。现在对于双动头假体的使用有着很严格的指征，通常年轻的股骨头缺血坏死的患者是双动头置换的最佳对象。然而，难以接受的高失败率降低了人们对这种假体热情。

（三）全髋关节置换术

1948 年，Philip Wiles 发明了不锈钢制造的球 – 臼髋关节假体，但是植入体内后发生了机械性失败。

1. Mckee – Farrar 全髋关节　1951 年，美国 Mckee 和 Watson – Farrar 更用了不锈钢假体全髋关节置换术。他们在股骨侧使用了自己改进的 Mckee 的骨松质螺钉，并使用了金属的髋臼假体。Mckee 随后在1956 年改进了这一假体，在股骨侧使用了 Thompson 的假体，在髋臼侧使用了球形的臼杯，这些都是用钴 – 铬合金制造的。

2. Charney 低磨损全髋关节　Charney 低磨损全髋关节的设计应用，是髋关节置换术发展历程上的一次重大理论性突破。他开创了全髋关节置换术（THR）的新时代，被誉为现代全髋关节置换术之父。Charney 采用超高分子聚乙烯（UMWP）作为髋臼假体或内衬材料，22mm 股骨头，髋臼和股骨假体均使用骨水泥固定，并采用经大转子截骨入路，通过术中抬高大转子以保持外展肌的张力而利于关节稳定。这种直径小的股骨头与直径相对大的臼窝相关节，股骨头在臼窝内产生扭矩相对小，符合工程学上的低磨损扭矩原理。

3. 金属髋臼杯与聚乙烯内衬髋臼假体　Harris 最早提出金属髋臼杯与聚乙烯内衬合用，逐渐被大家接受。Harris 还提出可用相同的聚乙烯内衬替换磨损的内衬。这种金属髋臼杯与可替换的聚乙烯内衬，成为最早的组合式假体，并成为 20 世纪 80 年代后期非骨水泥固定髋臼假体的标准式样。

（四）髋关节表面置换术

所谓的表面置换是为了更好的保留股骨上部的骨结构。在表面置换中，股骨头被加以塑形，以适合带上金属帽；髋臼的处理和全髋关节置换中的处理很相似，只是髋臼杯更大也更薄，这就增加了髋关节的活动度并降低了摩擦。1973 年，Amstuts 和其同事开始了他们 THARIES 表面置换的工作，同一时期，Wagner，Freeman，Gerard，Paltrinieri 和 Trentani，以及 Capello 和 Trancik 也设计了其他形式的表面置换假体。这些假体对于较年轻的患者相对较合适，但是因为高失败率，这种置换方式在当时没有被推广。随后，Amstutz 改进了表面置换的观念，并取得了一些早期的令人振奋的结果。

随着人们对表面置换兴趣的减退，出现了相对于表面置换和带柄固定较为保守的假体，即所谓的髓内固定装置。这种理念一直受到人们的关注，现在人们对其的兴趣也越来越大，自 20 世纪 20 年代最小限度截骨量假体出现至今，人们一直在断断续续地对这种设计的假体进行改进。

二、髋关节置换术的摩擦界面

（一）超高分子聚乙烯

超高分子聚乙烯（UHMW），其原料是一些超高分子聚乙烯粉末（或树脂），经过一系列加工成为假体，用于制造髋臼假体已经有 40 年的历史。John Charnley 爵士是第 1 个将聚乙烯应用于临床的人，他与 1962 年成功地将聚乙烯应用于全髋关节置换术中。大量的临床结果证明，以超高分子聚乙烯作为摩擦界面的髋关节假体远期临床结果相当满意，髋关节置换 10 年成功率达到 90% 左右。

然而，无菌性松动仍然是髋关节置换术后主要并发症，常常导致疼痛，功能下降和骨折。尤其是对于年轻和活动量大的患者，这是我们面临的挑战。聚乙烯磨损颗粒引发的骨溶解是髋关节置换术后无菌性松动和翻修的主要原因。多位作者报道，每年聚乙烯磨损超过 0.2mm 引起骨溶解的概率明显增大。每年线性磨损达到 0.1mm，发生骨溶解的风险增加 4 倍，每年容积磨损达到 40mm^3，发生骨溶解的风险增加 3 倍。

对聚乙烯磨损颗粒的研究驱使人们去寻找能够替代聚乙烯的人工关节材料。近年来研发了一系列低磨损髋关节假体，主要包括：高交联聚乙烯、陶瓷对陶瓷髋关节假体和金属对金属髋关节假体。

（二）高交联聚乙烯

超高分子聚乙烯经过 γ 射线或者电子束照射，然后经过热处理减少其中自由基，成为高交联聚乙烯。根据生产厂家不同，有的温度超过其熔点（137℃），有的低于其熔点。在与传统非交联高分子聚乙烯相比，一些体外实验表明，高交联聚乙烯能够戏剧性减少其磨损，第一篇 RSA 体内研究文献显示交联高分子聚乙烯磨损非常低，无不良反应。Digas 等报道了类似的临床结果，相对于普通非交联聚乙烯，术后 2 年随访 Mrads 电子束处理交联聚乙烯减少了 62% 的磨损。在体外人工关节模拟实验下，即使使用大号股骨头，或者是关节间隙放入游离体，高交联聚乙烯抗磨损性能仍然较好。但是相同实验条件下非交联普通聚乙烯的抗磨损性能确要差得多。

与硬质的关节配伍（陶瓷-陶瓷，金属-金属）相比，高交联聚乙烯的临床应用更方便。聚乙烯臼或内衬的使用不仅为骨科医师所熟悉，容易操作，而且不用担心金属过敏、血清中金属离子浓度过高和陶瓷碎裂等。

辐照除了可以引起聚乙烯分子交联外，残留自由基与氧分子作用后引起更多聚乙烯分子分裂，从而使聚乙烯脆性增加，抗疲劳强度下降。因此 γ 射线辐照可以使聚乙烯机械性能受到损害，特别是为了达到高交联而使用大剂量射线辐照，其结果是使聚乙烯抗疲劳和抗骨折强度降低。虽然通过加热退火可以减少残留自由基水平，增强聚乙烯远期抗氧化降解能力。然而只有超过材料熔点温度才能够完全清除自由基，但同时会引起聚乙烯严重变形，而低于聚乙烯溶点温度仅仅能够减少自由基，不能完全清除自由基，残留自由基的交联聚乙烯存在潜在的长期被氧化性的风险。

然而，高交联聚乙烯的临床应用时间很短，缺乏长期的研究报告。很多人工关节生产厂家都在生产自己的高交联聚乙烯内衬。用于产生交联的辐照方式、剂量、退火方法和最后的灭菌处理都不相同，在临床大量使用之前，对每一种产品进行小样本体内研究，评价其生物性及磨损特性是非常必要的。

（三）陶瓷对陶瓷髋关节假体

陶瓷被认为是生物惰性物质，置入人体没有全身和局部的不良反应。与超高分子聚乙烯比较，其磨损颗粒在激活破骨细胞分化和分泌细胞因子等方面要弱。

1. 陶瓷的生物力学特性　为了减少磨损而选择陶瓷关节的先驱是法国的 Boutin 医师，他在 1970 年开展了全氧化铝陶瓷髋关节。第一代氧化铝陶瓷由于缺乏生产标准和工艺，颗粒粗大，容易出现松动和股骨头碎裂等并发症。在过去 30 多年中，陶瓷品质的改进包括纯度的提高，精细结构的改善和烧结技术的提高，显著提高了陶瓷的生物力学性能。现在我们能够得到密度高、颗粒小、强度可靠的氧化铝陶瓷。

由于氧化锆具有更加精细的结构，其强度比氧化铝陶瓷高，抗碎裂强度是氧化铝的 2 倍，抗弯曲强度达到 500~1 000Mpa（氧化铝为 500Mpa）。因此氧化锆陶瓷能够显著减少股骨头碎裂，允许加工成更长的股骨头从而满足股骨颈延长的临床需要。氧化铝和氧化锆混合成分陶瓷的力学性能要比它们单一成分陶瓷好。

2. 陶瓷的摩擦特性　很多实验结果显示陶瓷磨损非常小。Affatato 报道，在体外髋关节磨损模拟实验机上，未见氧化铝以及氧化铝和氧化锆混合成分陶瓷的磨损颗粒。Firkin 报道陶瓷对金属关节的磨损比金属对金属关节低 100 倍。陶瓷对高分子聚乙烯关节的磨损要比不锈钢或者钴-铬合金对高分子聚乙烯小。在第三体损害的模拟实验中，氧化铝和氧化锆陶瓷股骨头损害轻，聚乙烯关节面的损害也比与金属配伍的关节轻。

陶瓷关节的低磨损在临床上得到了可靠的验证。Bos 报道，通过 4~8 年随访，陶瓷对聚乙烯关节的磨损颗粒要比金属对聚乙烯关节低 3 倍，体外模拟实验和体内试验氧化铝陶瓷关节使用 22 年效果都非常良好。陶瓷关节破损关节表面电子显微扫描照片显示，氧化铝和氧化锆陶瓷的磨损都非常低。

3. 陶瓷关节的失败　陶瓷关节的失败与陶瓷的材料特性、加工过程和外科植入技术有关，设计和制造工艺低劣的假体是失败的原始原因。股骨颈的锥度由 14/16 改为 12/14 后，股骨头碎裂明显降低。陶瓷关节碎裂概率小，即使碎裂后通过手术仍然可以解决。但很多外科医师仍然不愿意使用陶瓷关节，因为他们把关节碎裂看作灾难性后果。

对于陶瓷对陶瓷关节，股骨头与内衬之间会反复发生微分离及复位，在此过程中股骨头与内衬之间发生碰击是不可避免。由于股骨头和内衬都是硬性材料，它们对这种由碰击产生的应力吸收差，潜在地这种增高的应力容易导致假体移位和松动。另外，由于股骨颈与髋臼内衬之间碰撞导致髋臼杯与骨界面之间应力增加也是陶瓷对陶瓷关节可能易于发生松动性的潜在风险，同样是临床上最关心的问题之一。

（四）金属对金属髋关节假体

1. 第一代金属对金属髋关节假体　所有早期金属对金属髋关节假体都促进了现代全髋关节置换术的发展，其效果要比金属对聚乙烯关节好。然而，由于不锈钢质量较差、制造工艺差和缺乏牢固的固定，早期金属对金属髋关节假体没有取得十分满意的疗效。直到 20 世纪 60 年代末和 70 年代初，由 McKee 和 Farrar 研制的金属对金属髋关节取得了成功，所用材料为钴 - 铬 - 钼合金，头大小为 32~34mm。上述关节磨损率非常低，20 年长期随访显示，McKee - Farrar 金属对金属髋关节松动为 77%，而同期 Charnley 关节松动为 73%。第一代金属对金属髋关节假体在 7 年代消失的原因是同时代 Charnley 低磨损关节的效果要好。

2. 第二代金属对金属髋关节假体　瑞士的 Weber 是首先认识到金属 - 金属关节的低磨损与关节的松动率低有关系的人士之一。他观察到工艺很好的第一代金属 - 金属关节临床和影像学表现都非常好。在上述观察基础上，Weber 和他的工程团队开始研制第二代金属对金属髋关节假体。主要技术标准包括：28mm 头和内衬之间的合理公差；选择锻造而不是铸造技术优化钴 - 铬 - 钼合金表面；发展符合关节摩擦学的股骨头和内衬球形形态；良好的质量控制。自从采用上述工艺标准制造的 Metasul 第二代金属对金属髋关节假体在临床上以来，目前世界上已经有超过 150 000 例关节置入人体。

材料的相互影响，直径与公差，表面形态和摩擦等因素对金属 - 金属关节磨损的影响要比对金属 - 聚乙烯关节大。第二代金属对金属髋关节能够达到上述条件，临床结果非常满意。对翻修回收的 Metasul 关节进行分析显示，第 1 年磨损为 25μm，以后降低到每年 5μm，与金属 - 聚乙烯关节比较，容积磨损降低 60 倍。

3. 第三代金属对金属髋关节假体　第三代金属对金属髋关节假体因为采用大头和小公差，实现了液膜摩擦，同时减少了撞击，因此磨损和松动发生概率降低。

4. 金属 - 金属磨损颗粒　金属 - 金属关节的磨损颗粒要比聚乙烯小。Doomn 发现来自 McKee - Farrar 和 Metasul 关节的磨损颗粒直径都 <0.1μm，透射显微电镜发现钴 - 铬 - 钼界面关节磨损颗粒呈圆形或者椭圆形，大多数直径 <50nm（6nm~0.8μm），金属 - 金属关节周围的巨噬细胞要比金属 - 聚乙烯关节周围少。

接受金属 - 金属关节置换的患者血清和尿液中钴和铬金属离子浓度升高，1 年后逐渐降低，且在病人淋巴结、肝、脾金属离子。但是没有证据显示血清和中钴和铬金属离子浓度升高与癌症有关。

三、髋关节置换术的假体固定

假体固定方式至今仍是髋关节置换术中争论的重点。甲基丙烯酸甲酯骨水泥的发明是人工关节发展史上又一个里程碑。Charnley 在 1958 年第 1 次用甲基丙烯酸甲酯很好的固定了髋臼和股骨侧假体。他的不朽之作："Anchorage of the femoral head prosthesis to the shaft of the femur" 成了全髋关节置换史上的一个转折点。Charnley 证明了假体的牢固固定是可能的，他自己把他对全髋关节成形术的贡献总结为："要对股骨髓腔进行扩髓，然后用大量的骨水泥填塞到其中，再将股骨柄插入骨水泥中。"

将聚甲基丙烯酸甲酯（骨水泥）引入临床是 Charnley 爵士对髋关节置换的三大贡献之一。它对人工关节外科具有十分重要的临床价值，是人工关节发展史上的一个重要里程碑。自 20 世纪 60 年代初 Charnley 倡导的骨水泥作为人工关节的生物材料以来，人工关节置换术的临床效果大为提高。

尽管骨水泥技术在临床使用中仍相当成功，但骨水泥臼杯在远期影像学评价中的松动率仍很高。据报道 20 年骨水泥臼杯影像学松动率可高达 48%。由于骨水泥和骨水泥灌注技术本身缺陷，第一代骨水泥技术失败率高，远期随访有较高的假体周围骨溶解和无菌性松动现象。由于这种失败骨水泥材料有关，进而提出了"骨水泥病"这个新概念，这使得抛弃骨水泥固定模式，研制新的生物固定性假体成为当时潮流。

20 世纪 80 年代初，出现了多种非骨水泥固定型假体设计，主要是利用假体表面的微孔层使骨组织长入或通过假体外形上的改进使之紧密嵌入髓腔，达到非骨水泥固定的目的。生物固定型假体尽管解决了一些骨水泥固定所带来的问题，但同样存在假体中、远期骨溶解和松动等并发症，其发生率与骨水泥假体相似。

同期骨水泥技术得到了很大的改进，采用第二、三代骨水泥技术固定的假体，其中、远期的良好疗效也陆续得到证实。人们又重新考虑骨水泥固定假体的使用价值，骨水泥假体重新得到重视。

（一）骨水泥固定技术

骨水泥型 THA 的效果可以根据髋关节置换的"代"进一步细分。第一代 THA 包括了未使用超级合金的柄及一些拥有尖锐而狭窄内侧缘的设计。骨水泥是通过手填充入股骨髓腔，并且没有使用髓腔塞。第二代技术使用了超级合金并有宽的内侧边的柄，髓腔使用骨水泥塞并且骨水泥是通过骨水泥枪采用倒退的方式注入。第三代技术加用了股骨假体表面处理以增强柄—骨水泥固定，并且使用真空离心技术减少骨水泥的空隙率。在许多更新的柄的设计中，近侧与远侧隔离片被用于确定假体的中心位并达到骨水泥套的平衡。

1. 第一代 Charnley 全髋关节置换　JohnCharnley 先生引入的全髋关节置换的设计与技术仍然是所有其他假体比较的金标准。Berry 等人回顾了在 Mayo Clinic's 使用的这种假体 25 年的临床结果。在 1969 年 5 月与 1971 年 7 月间共连续进行了 2 000 例 Charnley 全髋关节置换。这种股骨假体使用了光滑表面不锈钢整体，所谓的平背 Charnley 假体，与 1 个 22.25mm 股骨头。患者的平均年龄是 63.5 岁。有 82% 患者的诊断是骨关节炎。在这 2 000 个髋中，有 97% 的患者完成了 25 年随访或随访至翻修手术、假体取出或死亡。最长的随访时间是 28.4 年。未因任何原因取出假体的生存率是 80.9%。25 年无菌性松动的生存率是 89.8%。25 年髋臼与股骨假体无菌性松动的生存率近似。在最初 15 年的研究中，由于无菌性松动导致的股骨翻修数量多于髋臼翻修数量。但是在最后 10 年中股骨翻修的数量则少于髋臼翻修的数量。进行关节置换术时的年龄是影响耐久度的唯一重要原因，并且对每个年龄段来说，进行关节置换的时间越早，因无菌性松动的翻修率越高。男性的无菌性松动率大约是女性的 2 倍。类似的，Neuman 等人报道了在 <55 岁患者的假体生存率为 88.3%，而 >55 岁患者的假体生存率为 89.3%。

Charnley 假体的远期结果优于其他第一代骨水泥柄。Pavlov 报道了 512 个 Charnley - muller 髋关节置换 15 年的随访结果并发现需要翻修的失败率达 40%。Dunn 和 Hamilton 报道了使用相同股骨柄的 185 个髋术后 10～14 年的随访中松动率达 40%。第一代柄的其他设计（除了 Charnley 以外）包括可以导致高骨水泥应力的窄而锐利的内侧缘及导致骨水泥局限性菲薄的几何形状。

2. 第二代骨水泥全髋关节置换术　Mulroy 和 Harris 报道了 105 个不同设计的通过第二代骨水泥技术置入的初次股骨假体的 10～12.7 年（平均 11.2 年）的随访结果。在最终的随访中，有 2 个股骨假体因为松动进行了翻修，并且有 1 个有明确的松动，总的无菌性松动率为 3%，有 6.8% 的患者发生了局限性骨内膜骨溶解。

Stauffer 报道了也是使用第二代骨水泥与 HD-2 柄的 222 个髋关节置换 8.8～11.5 年（平均 9.6 年）的随访结果。无菌性松动股骨翻修率为 3.2%，确定的影像学股骨假体松动率为 4.9%，无无菌性松动 10 年生存率为 95%。

从瑞典关节登记系统得到的数据显示使用第二代骨水泥技术可以改善柄的生存率。总的来说，这些数据支持使用髓腔塞及使用骨水泥枪逆向填充股骨髓腔可以改善骨水泥柄的生存率。

3. 第三代骨水泥全髋关节置换术 Oishi 等人报道了 100 例使用第三代水泥技术及股滑侧 Harris 预涂层假体的混合型 THA（非骨水泥臼杯与骨水泥柄组合）6~8 年（平均 7 年）的结果。只有 1 例患者发生了需行翻修术的股骨假体松动，并且未发现有股骨假体影像学的松动。6% 的患者发生了局灶型股骨骨溶解。

使用第三代骨水泥技术的更远期随访结果正在陆续被报道。Duffy 等人回顾了 Mayo Clinic 使用 Precoat Stem 及第三代骨水泥技术的经验。他们对 90 例诊断为骨关节炎并使用 Precoat Plus 柄的初次全髋关节置换术进行了平均 12 年的随访，有 4 例（5%）因无菌性松动、假体剥离及骨溶解进行了翻修。所有 4 例无菌性松动初始的骨水泥等级均较低。12 年无无菌性松动的总生存率为 95%。Clohisy 与 Harris 报道了使用 Precoat 柄的 121 例初次全髋关节置换所达到的较好的效果。在平均 10 年的随访中，只有 1 例股骨假体因无菌性松动需要进行翻修，其余有 3 例股骨假体出现了影像学的松动。

骨水泥技术的进步只是明显减少了股骨柄假体的松动发生率，对髋臼假体的松动问题并没有带来大的改变。在长期的随访研究中，对超高分子聚乙烯髋臼假体的骨–骨水泥界面进行影像学观察，透亮线的发生率由 25%~100% 不等。Stauffer 报道了 Mayo Clinic 使用骨水泥无金属外杯髋臼假体 10 年的临床经验，影像学透光线发生率接近 100%。现在大多数学者赞同骨水泥聚乙烯髋臼假体应用于 65 岁或 70 岁以上，或者可用于髋臼假体固定的宿主骨量少于 50% 的患者。

（二）非骨水泥固定技术

当今不需要骨水泥的生物学固定方法已被广泛的认可和接受。非骨水泥假体理论上有许多优点，包括假体安装方便；通过调整聚乙烯内衬的角度，可以更有效地防止术后脱位；对髋臼磨损患者的翻修，只需更换内衬，操作简单，并已在许多取回假体的研究中发现有骨长入。自从 20 世纪 90 年代早期，非骨水泥型臼杯的使用大量增加并且成为北美地区大部分患者首选置入物。

非骨水泥型假体的适应证主要是年轻的、活动量较大的患者。从理论上说，非骨水泥型假体需要满足以下要求：达到即刻的稳定；达到长期的生物学固定；提供良好的生物学相容性和长期的骨质重建。为实现这些目的，两种设计理念的假体被采用：紧压配合、大锁定、表面光滑的假体；紧压配合、微锁定、表面粗糙的假体。

最佳的表面特性是能够提供骨长入，表面微孔直径是 150~400μm。允许骨组织结合或贴附于植入体表面的 3 种处理方式有：金属球珠，金属丝网，等离子喷涂。表面微孔密度，结合强度，和孔的特性与不同的处理方式有关。当选择一个假体时，表面处理的 3 个方面因素应该考虑，即有孔涂层是片状分布还是环形分布；表面涂层是部分的，近端的或广泛的；表面是否应用陶瓷做了进一步增强，如羟基磷灰石，磷酸三钙或生长因子。

四、髋关节置换术的围术期处理与康复

现代人工关节置换技术是 20 世纪骨外科学的一次革命性进展。虽然髋关节置换术显示出优良的效–价比，由于其是高风险、高技术特点，随着置换关节使用时间的延长，以部分不可避免地会出现磨损和松动等并发症，必须严格掌握手术适应证和禁忌证。接受髋关节置换术的老龄患者越来越多。老龄患者全身功能衰退，同时常有重要脏器的功能损害或失代偿，手术耐受性差，增加了围术期的风险和处理难度。围术期的康复指导有助于提高术后关节功能和减轻术后疼痛，促进全身尽快恢复健康。

（一）手术适应证

1. 髋关节骨关节炎 这是目前临床上常见的采用人工髋关节置换术治疗的老年性髋关节疾病之一。当髋关节骨关节炎患者无痛行走距离小于 500m，保守治疗效果不佳，影响工作和生活时，即可考虑手术治疗。

2. 髋部骨折 是一种老年人常见的创伤，也是人工髋关节置换术的又一大类适应证。据统计，美国每年有 25 万髋部骨折患者，直接经济损失为 200 亿美元。髋部骨折的类型众多，概括起来，需要关节置换手术的有以下几种情况。

（1）老年股骨颈移位骨折，骨愈合可能性较小。

（2）老年股骨颈移位骨折，全身情况差，不宜久卧床者。

（3）股骨颈陈旧骨折，因各种原因延误治疗或治疗后出现骨折不愈合或股骨头缺血坏死者。

（4）股骨颈骨折、转子间骨折或髋臼骨折前髋关节已有病变，如骨关节炎、类风湿关节炎或股骨头缺血坏死等，且病变已具备关节置换指证。

（5）股骨颈骨折、转子间骨折或髋臼骨折愈合后，出现继发骨关节炎、骨坏死和关节畸形引起疼痛和功能障碍。

3. 股骨头缺血坏死　其病理机制尚有待研究。老龄患者中常见的病因有激素性、乙醇性、外伤性或特发性，对于晚期股骨头已经塌陷的患者，人工髋关节置换术是消除疼痛，改善功能的有效措施。

4. 髋关节发育不良或先天性髋关节脱位　是一种较常见的髋关节疾病，国内平均发病率为3.9‰。尽管在新生儿期有专科医师进行普查，但仍有漏诊，直至成年后出现不可逆的假臼骨关节炎方来院就医。对于这类患者，若出现患髋疼痛伴腰部疼痛或健侧髋或膝关节疼痛者，人工髋关节置换术不失为一种有效的治疗方法，但手术难度较大。

5. 类风湿关节炎　侵犯的下肢关节以膝关节为主，髋关节受累的程度往往相对较轻。晚期类风湿髋关节炎患者可出现股骨头中心型脱位和严重骨质疏松，人工髋关节置换术的远期效果较差。

6. 强直性脊柱炎　其发病率为0.5%~2.3%，发病的高峰期在30~40岁，老年发病者少见。若髋关节病变药物效果不好，出现髋关节畸形、功能障碍者，可考虑手术治疗。

7. 由于髋关节感染、外科手术后残留关节强直　在老年阶段出现下腰痛、同侧膝关节疼痛或对侧髋、膝关节出现疼痛，可考虑行人工全髋关节置换术。另外，髋关节融合术后出现假性融合伴疼痛或非功能位融合，也是人工全髋关节置换术的适应证。

8. 老年髋部骨肿瘤　患者有以下几种情况可以采用人工全髋关节置换术。

（1）低度恶性肿瘤患者，或转移性肿瘤，但预期寿命较长的患者。

（2）瘤样病损，如嗜酸性肉芽肿、色素绒毛结节性滑膜炎，对于色素绒毛结节性滑膜炎，术中滑膜切除应力求彻底，同时术后要采取放疗，否则瘤样病变会很快复发，破坏骨质，造成假体早期松动。

（二）手术禁忌证

1. 绝对禁忌证　全身或局部的任何活动性感染；关节主要运动肌瘫痪或肌肉肌腱等组织破坏造成主动屈伸功能丧失者；各种原因引起的骨组织严重缺损，估计术后假体难以保持稳定者；老年衰竭患者，无法耐受手术。

2. 相对禁忌证　神经性关节病变；老年性精神障碍，不能有效配合治疗；老年体弱，内科疾病复杂，手术耐受性差；过度肥胖。

（三）围术期处理

1. 合并常见内科疾病的术前处理　如下所述。

（1）高血压：对于合并有高血压的老龄患者，适度控制血压可以尽可能避免术中血压出现大的波动。但不主张行大幅度降压治疗，以保证较高灌注压，满足重要脏器的供血和供氧。一般而言，将舒张压控制在80mmHg左右是较理想的状态。但是术前血压经常维持在160/100mmHg左右的病例，术后心血管意外发生率低，不刻意将血压降得过低。

抗高血压治疗必须持续到手术当天，可以于术日晨用少量清水将当天的药物吞服。但使用某些降压药物的高血压患者，术前应采取停药措施。例如使用利舍平类药物控制高血压者，术前应停药3d。因为利舍平类药物可以减弱心肌和血管对儿茶酚胺的反应性，在麻醉时可能导致心动过缓和低血压，术前注射阿托品可防止上述不良反应。术前使用单胺氧化酶抑制药如帕吉林者，术前也需停药，因此类药物可能加重麻醉药、安眠药的降压作用。

对于难以控制的重度高血压或需要急症手术、但未正规治疗的高血压患者，可静滴硝普钠控制血压，其药效快、作用强、持续时间短，能直接扩张小动脉及静脉血管。在给药过程中，须严密监测血压和心率，随时调整用量。

（2）心脏疾病：对于有冠心病病史的老龄患者，术前应详细询问近期有无病情加重，表现为不稳定性心绞痛或是心前区疼痛时发时愈。如果冠状动脉疾患已经稳定，心电图重复检查无变化，无心绞痛症状或者心绞痛发作后经过了3个月以上已稳定者，可施行择期手术。如患者长期接受β肾上腺能阻滞药治疗心绞痛，不能术前突然停药，因为心脏的部分阻滞作用需要继续维持数天，一旦手术后发生心绞痛，患者非但得不到药物的有效治疗，且停药还可导致一段时间的β肾上腺能活性增高，可能因此产生不良的临床后果。对伴有冠状动脉供血不全的患者，术前应用双嘧达莫和吲哚美辛，不但能扩张冠状血管，而且对处于高凝状态的老年病人，能防止和减少深静脉栓塞及肺栓塞的发生。

手术前3个月曾有心肌梗死者，再发生率高达33%；手术前4~6个月曾有心肌梗死者，再发生率为16%；心肌梗死后6个月以上手术者，再发生率为5%；手术前无冠心病临床表现者，围术期心肌梗死发生率低于0.2%。因此如果不是挽救生命的急症手术，应尽可能推迟至少3周，纯属择期手术尽可能推迟半年以后。

大多数室上性快速心律失常，可用洋地黄类控制；而室性快速心律失常，可用利多卡因控制。偶发期前收缩或阵发性室上性心动过速对手术耐受力无影响，频发室性期前收缩者在麻醉和手术时因缺氧会使期前收缩增多，宜及时治疗。心房纤颤一般经洋地黄类药控制心室率在80~90/min，可耐受手术，危险性并无明显增加，但应随时警惕发生栓塞性并发症的可能。无症状的一或二度房室传导阻滞一般可耐受手术，但在麻醉及手术时须防止迷走神经张力增高而传导阻滞发展为三度。三度房室传导阻滞者，有发生阿斯综合征或心源性休克的可能，若非紧急情况，不宜手术。右束支传导阻滞而心功能良好者对手术无明显影响，完全性左束支传导阻滞发生于严重心脏病，需加注意，双侧束支传导阻滞者危险性增大。凡三度房室传导阻滞、有阿斯综合征病史，完全性左束支传导阻滞，完全性右束支传导阻滞并左束支分支传导阻滞者。当必须手术治疗时，需做充分准备，如术前、术中用异丙肾上腺素或阿托品以提高心室率，或最好先安置临时起搏器，使心室率稳定于生理水平或传导改善，以防止可能的意外发生。

（3）肺功能障碍：若最大通气量和肺活量低于预计值60%、动脉氧分压低于6.67kPa、动脉二氧化碳分压高于7.20kPa、血氧饱和度低于90%，耐受外科手术的能力就显著下降。

对有慢性支气管炎、肺气肿及呼吸功能不全的老年患者应做积极的手术前准备。①手术前戒烟，术前戒烟2周能降低肺部并发症的发生率，术前戒烟8周能使气道黏膜充分恢复功能；②指导患者做深呼吸训练和咳嗽、咳痰练习，每小时不少于10次，有利于扩张肺组织，增加气体交换量，排除分泌物及痰液；③每天做雾化吸入治疗，可根据病情适当加入抗生素，解痉药物和蛋白溶解药；④口服祛痰药物，如碘化钾溶液或祛痰剂等；⑤手术前应做痰培养，参考药物敏感实验结果选用广谱预防性的抗生素；⑥对有哮喘患者，应定期吸氧，应用β-受体兴奋药物解除支气管痉挛，必要时可加用地塞米松等激素类药物；⑦有阻塞性或限制性通气损害的病人，可用支气管扩张药和间歇正压呼吸作为术前准备；⑧对有大量脓痰患者，除使用全身抗生素之外，应帮助患者体位引流，每天3次，每次15分钟，必要时于手术前做好预防性气管切开。肺功能障碍患者，其手术危险性与肺功能损害程度相平行。术后多数肺部并发症发生于原有肺部疾病。休息时尚不能维持足够通气的患者，只允许行紧急抢救生命的手术。呼吸功能代偿不全患者，择期手术应延至肺功能已最大限度的恢复时施行。

（4）糖尿病：无论择期手术还是急症手术，对60岁以上的老龄患者应把血糖与尿糖的检查作为常规。对有糖尿病史或正在治疗中的老龄患者要全面了解患者的糖尿病控制情况，特别是要掌握有无老年糖尿病急、慢性合并症与并发症发生，以便制定合理的手术计划。老龄糖尿病患者大手术治疗中不仅要防止出现高血糖，而且更要防止低血糖发生。一般认为老龄糖尿病患者血糖控制在6.0~11.1mmol/L（110~200mg/dl），施行择期大手术是比较安全的。

术前用口服降糖药物或用长效胰岛素来控制血糖的老龄糖尿病患者，如需接受大型手术，则要在围术期数日内改用短效胰岛素，这样比较容易控制血糖水平。用胰岛素控制的患者，手术日早晨测定空腹血糖后，小手术停用胰岛素，大手术可用平时胰岛素用量的一半；术中需要1小时测血糖1次，术后每

6 小时测 1 次血糖。关节外科患者常常术后很快即能进食，因此没有必要在术后使用大量葡萄糖液。如果需要使用则根据 1：4 或 1：6 胰糖比在葡萄糖溶液中直接加入短效胰岛素，然后逐步恢复至患者术前的糖尿病治疗和控制状态。老龄患者病情波动很大，因手术的应激反应，胰岛素的需要量可能增加，也可能突然下降。因此，需要胰岛素控制的老龄糖尿病患者，术后要定时测血糖和尿糖，以便及时调节胰岛素的用量。老龄糖尿病患者，特别是伴有各种急慢性并发症者，原则上应尽量避免急诊手术。如必须急诊手术同时又对患者过去的病情了解较少时，除要急查禁食血糖、尿糖外，还要检查血钠、钾、氯化物、pH 和 HCO_3^-、酮体等项。如血糖控制在 11.1 ~ 13.9mmol/L 范围内，pH 超过 7.3，HCO_3^- > 20mmol/L，尿酮阴性，才能比较安全地施行急诊手术。

（5）血小板减少：对血小板减少的老龄患者，术前应详细询问患者的皮肤瘀点瘀斑、牙龈出血以及外伤出血史，查全血图、肝肾功能，备血及浓缩血小板，必要时请血液科会诊。患有血小板减少的老龄患者，使用腰麻或硬膜外麻醉时存在血肿形成压迫脊髓的风险，且瘫痪一旦出现，即使立即行椎管减压手术也不能完全避免永久性神经损害的可能性。因此，有凝血功能障碍的血小板减少的患者应选择全麻。血小板（80 ~ 99）×10^9/L 患者按正常患者处理；（50 ~ 79）×10^9/L 患者术中补给全血或血浆即可，术前不需要特殊处理；血小板 <50×10^9/L 患者术中输入血小板 1 ~ 2U、全血 400 ~ 800ml，渗血明显时给予止血药，在不影响疗效的情况下，手术力求轻、柔、快、简。

对于全髋关节置换，当血小板 <50×10^9/L 时，患者所需输入的全血及血小板量明显增加，因此建议全髋置换术中及术后 48h 内的血小板应保持在 50×10g/L 以上。

目前血小板减少的治疗方法主要有丙种球蛋白疗法、激素疗法、输入浓缩血小板等。术前及术中输入浓缩血小板是一种重要的治疗方法，对绝大多数血小板减少的老龄手术患者，输入血小板能提高患者的血小板水平，防止术中及术后出血。唐孝明等人的研究发现，血小板减少患者接受 1 ~ 2U 血小板输注治疗后，血小板计数平均上升 25×10^9/L，并且无明显的不良反应发生。

（6）低蛋白血症：当总蛋白 <52g/L，白蛋白 <25g/L 时，临床上即可诊断低蛋白血症。低蛋白血症是判断营养不良的最可靠指标之一，而营养不良又与手术后并发症和死亡率的增高密切相关。手术前如发现低蛋白血症时，应予纠正。对于拟行大型手术的老龄患者，可选用 5% 等渗白蛋白溶液或 20%、25% 的浓缩白蛋白溶液。

（7）肾功能障碍：血清肌酐测定及 24h 内生肌酐清除率是评价肾功能较可靠的指标。当肌酐测定值为 185.6 ~ 291.7μmol/L，24h 肌酐清除率为 51 ~ 80ml/min 表示肾功能轻度损害，对手术耐受力的影响不大；当肌酐测定值为 362.4 ~ 512.7μmol/L，24h 肌酐清除率为 21 ~ 50ml/min 为中度肾功能损害，手术可能加重肾功能损害，手术后容易发生感染、切口愈合不良等并发症，手术前需接受适当的内科治疗；当肌酐测定值为 627.6 ~ 733.7μmol/L，24h 肌酐清除率 <20ml/min 为重度肾功能损害，手术后并发症的发病率高达 60%，病死率为 2% ~ 4%，手术前需进行有效的透析处理。

对于老龄患者合并有肾功能障碍，手术前应努力设法改善肾功能，进低盐、优质蛋白饮食；及时纠正水、电解质紊乱；选用对肾脏损害最小的抗生素，如青霉素类和头孢菌素类；慎用血管收缩药，一般血管收缩药均可使肾内小动脉收缩，导致肾血流量显著减少、加重肾损害，尤其是剂量较大、使用时间较长则肾损伤更为严重。

严重肾功能损害的患者由于促红细胞生成素分泌减少，一般都有贫血。治疗时首先应纠正贫血，通过多次输血使血红蛋白维持在 10g/dl，血浆白蛋白维持在 30g/L。具有血液透析的指征时（血清肌酐水平 >600μmol/L，肾小球滤过率 <5ml/min），一般在手术前 1 天透析 1 次，使肌酐、尿素氮等指标接近正常水平，血液酸碱平衡矫正，电解质浓度接近正常，再行手术治疗。手术中须注意补充失血量、防止低血压，保持水、电解质、酸碱平衡，禁用对肾有毒性作用的药物。避免大量失血。

（8）长期使用肾上腺皮质激素患者：有些老龄患者由于治疗某些疾病的需要（如类风湿性疾病、胶原性疾病等），较长时间使用肾上腺皮质激素类药物，从而抑制了下丘脑、垂体合成和释放促皮质激素释放激素（ACTH），对这类患者在施行外科手术时应特别注意。因为较长时间使用肾上腺皮质激素治疗的老龄患者将会出现肾上腺皮质的反应性降低，特别是应激反应较大的大、中型关节手术后，将会出现肾上腺皮质功能不全的一系列临床表现，包括嗜睡、乏力、顽固性低血压、高热、心动过速、恶心、呕吐，严重的患者可出现昏迷、休克。

对于曾较长时间使用肾上腺皮质激素或者术前短期内曾大量使用过肾上腺皮质激素的老年关节外科患者，术中术后处理包括：①术中和术后当天静脉内滴注氢化可的松各100mg，术后第1天100～200mg；术后第2天给100～200mg；术后第3天改为50～100mg，随后可以停药或转为患者手术前长期用药剂量。②当临床上出现肾上腺皮质功能不全危象时，立即静脉滴注氢化可的松100mg，以后每8h再滴入100mg；第2天用量可在300～500mg，待病情稳定后3天可开始逐渐减量。③为减少激素对切口感染和愈合的负面影响，该组患者应选择较广谱、高效的预防性抗生素，并适当延长切口拆线时间。

2. 术后处理　如下所述。

（1）休克：当手术后患者出现烦躁不安、心率增快、脉压缩小、尿量减少，即可诊断为休克。若神志淡漠、反应迟钝、面色苍白，呼吸浅快、脉搏细速、血压下降（收缩压＜90mmHg）时，患者已进入休克抑制期。因失血而引起的低血容量休克，治疗以补充血容量和止血为主。正常人血容量5～7L，发生中度休克时，失血量为全身血容量的20%～40%；严重休克时，失血量约为全身血容量的40%以上。观察血容量是否补足的重要指标是动脉血压、中心静脉压及尿量。当中心静脉压升至0.98mmHg（10cmH$_2$O），脉压＞4mmHg，尿量＞30ml/h，说明休克好转，血容量已补足；若中心静脉压已升至1.47mmHg（15cmH$_2$O）而血压仍偏低，应考虑心力衰竭或静脉血管床过度收缩，需用强心药物治疗。根据实验研究，在毛细血管处的氧运送，血细胞比容为30%时的效果要优于血细胞比容为50%时。因此，在补充血容量的时候，应组合交替输入红细胞悬液、胶体液和晶体液，使血细胞比容控制在30%～35%范围。在补充血容量同时，应该尽快止血。否则，尽管积极输血、补液，血容量仍不会恢复，休克也不能有效纠正。

此外，休克的治疗还有赖于纠正酸碱平衡失调，改善微循环，防止DIC和多器官衰竭。休克能降低患者对感染的抵抗力，应该在抢救开始时，即加大抗生素剂量，预防手术部位和肺部发生感染。

（2）深静脉血栓形成：深静脉血栓形成常见于老龄患者关节外科手术后，其中髋部手术后的发生率为40%～80%，发生于近躯干部的深静脉者占20%～30%。深静脉血栓形成后的最大危险是血栓脱落、循环至肺引起肺栓塞，发生率在4%～8%，其中1%～3%的患者可因抢救无效而死亡。

深静脉血栓形成约50%发生在术后第1天，约30%发生在术后第2天。深静脉血栓形成发生的机制是手术后血液处于高凝状态，静脉血液回流缓慢，以及血管内膜的直接损伤。深静脉血栓形成多发生在下肢深静脉，尤其是好发于小腿腓肠肌静脉丛，以左侧多见。Dauer等通过静脉造影检查发现血栓起源于小腿静脉者占80%。Kakkar应用放射性纤维蛋白原试验，也证实绝大多数的血栓形成起源于小腿。

如果血栓形成体积小，仅阻塞腓肠肌内小静脉，则表现为踝以下肿胀，皮肤苍白，伸直患肢、患足背屈时小腿肌肉深部疼痛（Homan试验阳性），挤压腓肠肌时疼痛加重并有紧张痉挛感（Neuhof试验阳性）。当血栓阻塞腘静脉时，小腿1/3以下部位肿胀，皮肤苍白及凹陷性水肿，腘窝内胫静脉呈条索状的轻压痛。当血栓形成体积大、阻塞股静脉及股深静脉时，典型的表现为整个下肢肿痛、苍白、皮肤发凉、表浅静脉怒张、Homan试验阳性、腓肠肌和沿股静脉有压痛、远端动脉由于肢体水肿和动脉痉挛而搏动减弱，即通常所说的股白肿（phlegmasia alba dolens）。当下肢发生大量静脉血栓形成，髂内、外静脉、有时下腔静脉均受累时，肢体明显水肿及青紫，压痛广泛，在青紫区出现瘀点，发凉、紧张疼痛感；远端动脉搏动消失，下腹部也可有疼痛及压痛，还可能有心率加快、呼吸急促、体温升高、血压下降、甚至发生休克，此即所称股青肿（phlegmasia cerulea dolens），属急性暴发型深静脉血栓形成。

深静脉血栓形成的诊断依据除临床表现（肢体肿胀、皮肤苍白、Homan试验阳性、静脉呈条索状、有压痛等）以外，为了进一步明确诊断及阻塞部位、范围，可进行Doppler超声、静脉造影、电阻抗体积描记、放射性核素等检查以帮助诊断和治疗。

已发生静脉血栓形成的患者，应卧床休息、抬高患肢、限制活动。对病程不超过72h者，可给予尿激酶或链激酶溶栓，链激酶有抗原性、致热性，不理想；尿激酶系人体衍化物，无抗原性、无毒性，应首选。为促使血栓加速溶解，可给人体纤维蛋白溶解酶。但纤维蛋白溶解酶可引起出血、发热及变态反应，使用时须注意。在溶栓治疗的同时，可加用肝素抗凝治疗，抗凝疗法的作用是防止血栓蔓延及再发生而不是消除血栓。

小腿腓肠肌静脉血栓形成的治疗以非手术疗法为主。髂－股段静脉血栓形成，血栓易脱落、并发肺栓塞；下肢静脉血液回流发生障碍，严重者，肢体末端坏死或发生顽固性血栓静脉炎，故除用抗凝、祛聚治疗外，应争取早期手术摘除血栓。早期，血栓尚未与静脉壁附着，易于摘除，手术效果较好；晚期，血栓引起炎症，致血栓与静脉壁黏着、静脉瓣受损，手术效果差。为防止血栓脱落，引起肺栓塞，可经皮置入腔静脉滤器或将栓塞静脉的近心侧结扎。

深静脉血栓形成的治疗应以预防为主。对好发的患者，手术后应抬高患肢，早期开始肌肉等长收缩训练，促进静脉和淋巴回流。对于不能主动活动的患者，应协助患者早期活动，经常翻身及变换体位，鼓励患者咳嗽、深呼吸，防止下肢血液淤滞。或以电刺激腓肠肌、使之收缩等均有利于促进静脉血液回流，从而降低深静脉血栓形成的发病率。对于深静脉血栓形成的高危人群，手术后短期内可考虑使用小剂量肝素抗凝及静滴低分子右旋糖酐祛聚。用抗凝药过程中，应定时监测凝血时间及凝血酶原时间，如发现有出血倾向，立即停药。

（3）肺栓塞：肺栓塞是血栓堵塞肺动脉或其分支引起肺循环障碍的临床综合征。手术后突然发生原因不明的胸痛、呼吸困难、心率增快、血压低，甚至休克等表现时，应想到肺栓塞的可能性。胸部 X 线摄片对小的肺栓塞诊断帮助不大。当胸部 X 线摄片正常时，可做肺扫描检查，如为肺栓塞，可见患处血流灌注减少，但非特异性检查，不过，肺扫描正常时，可除外肺栓塞。最可靠的诊断方法是肺血管造影，可显示不同大小的肺血管截断或充盈缺损。

预防肺栓塞的根本方法是预防下肢深静脉血栓形成。肺栓塞一旦发生，应及早进行正确的治疗，否则，可能有生命危险。肺栓塞的治疗应根据发病时间、栓塞的部位、范围及临床表现而定。除一般治疗包括吸氧、辅助呼吸、纠正低血压、止痛及给抗生素以外，选择溶栓、抗凝，或手术治疗，包括肺动脉血栓摘除术，下腔静脉滤器置入术，血栓动脉切除术。一般而言，根据血压和右心室动力学改变来选择肺栓塞的治疗方案：正常血压和右心室动力正常时，可考虑单纯抗凝和下腔静脉回流的控制。低血压或低右心室动力学时，可选择抗凝加溶栓治疗或用导管和外科行去栓子治疗。

（4）急性肾功能不全：一般来说，在尿量突然减少的同时，每日血肌酐增加 8.4 ~ 176.8mol/L（1 ~ 2mg/dl），血尿素氮升高 3.6 ~ 10.7mmol/L（10 ~ 30mgt/dl），则急性肾功能不全的诊断可以成立。老年人肌肉萎缩、肌酐生成减少，因此在肾功能不全时，血肌酐可能正常或仅轻度增高。此时可参考血－尿尿素氮比值，手术后早期发生的急性肾功能不全，血－尿尿素氮的比值常在 1：15 ~ 1：8。

急性肾功能不全的治疗根据临床进程的不同而各有侧重。在积极治疗原发疾病的基础上，少尿期应严格控制水、钠摄入，"量出为入"；注意饮食和营养，控制蛋白摄入量；纠正代谢性酸中毒和高钾血症；对于经积极治疗并使用利尿药后，仍持续少尿或无尿，氮质血症进行性加重，出现意识障碍者，应果断采取透析治疗。透析的方法依病情及手术性质而定。非腹部手术或血液循环不平稳的患者，选用腹膜透析，透析液中可加入抗生素，由于腹膜吸收性能强、经肾排泄慢，故剂量宜小。刚做过腹腔内手术或发生过腹腔内并发症的患者，宜选用血液透析，其缺点为对心血管稳定性有一定影响。连续性肾脏替代疗法（又称血滤）可以 24 小时连续进行，对人体的生理功能影响较小，不仅溶质清除能力优于常规血透，而且克服了后者所具有的血流动力学不稳定。多尿期的治疗重点是维持水、电解质和酸碱平衡，控制氮质血症，防治各种并发症，进入多尿期 1 周后，肌酐、尿素氮逐渐降至正常范围。此时可适当增加蛋白质摄入，已利于肾细胞的修复和再生。恢复期的患者已有活动能力，要避免过度劳累，定期随访监测肾功能，严格限制肾毒药物，防止肾再次受损。

非少尿型急性肾功能不全的病理生理基础尚不清楚，患者尿量正常，甚至增多，与氮质血症的升降呈平行关系，手术后第 10 天最多，第 20 ~ 22 天恢复至正常。病情较少尿者为轻，如处理及时，往往预后良好。治疗方法包括限制进水量；给予低蛋白高热量饮食，根据氮质血症下降的程度递增蛋白质摄入量；按照血、尿电解质浓度补充钠盐及钾盐，维持水电解质及酸碱平衡。

急性肾功能不全的老龄患者发生感染时，很少出现炎性疼痛。如发生溃疡穿孔并发弥散性腹膜炎者，仅表现肠麻痹而无腹痛。对此特点，临床医师应有足够的重视。

（5）尿路感染：尿路感染是老年人关节外科术后较为常见的并发症，尿路感染的致病菌中最常见的是大肠埃希菌，其次为变形杆菌、葡萄球菌和铜绿假单胞菌等。慢性及有合并症的感染，可由衣原体或支原体引起。急性膀胱炎的临床表现是尿频、尿急、尿痛，偶有排尿困难，体检可有耻骨上区压痛。尿液浑浊或呈脓性，镜检可见较多的红细胞及脓细胞。感染自膀胱上行可引起急性肾盂肾炎，多见于女性患者。主要表现是高热、寒战、全身疼痛、食欲缺乏、恶心呕吐，体检常有肾区压痛、叩击痛。尿镜检可发现大量白细胞和细菌，尿培养阳性，菌落计数每毫升感染尿液细菌数在 10 万以上。

尿路感染的治疗包括：①全身支持治疗，大量饮水，维持每日尿量在 1 500ml 以上，有利于炎性物质排出；②根据致病菌，选用敏感抗菌药物，用药时间需持续至症状好转，尿中脓细胞消失，连续 2 次尿培养阴性；③对症治疗，口服颠茄类药，以解除膀胱痉挛，口服碳酸氢钠碱化尿液，降低酸性尿液对膀胱的刺激，全身疼痛者可适当使用解热镇痛药。老龄患者预防尿路感染的关键，首先在于保持足够尿量的同时防止尿潴留；其次术中导尿时，需严格执行无菌操作；术后留置导尿时，应保持尿袋处于低位，防止尿液倒流引发感染，同时应定期冲洗膀胱及更换尿袋。

（6）肺部感染：老年人手术后很容易并发肺部感染，肺部感染的早期症状多表现为体温轻度升高，由于咳嗽不明显，容易被术后正常吸收热所掩盖，导致漏诊，但此期肺部听诊可闻及少量湿啰音。如治疗不及时，病情进展，多发展为支气管肺炎，病人呼吸增快、体温升高、咳嗽咳痰症状加重、但有时痰液黏稠不易咳出。肺部听诊，呼吸音变粗糙，双侧中下肺可闻及哮鸣音和干湿啰音。X 线摄片检查可见肺纹理增粗。血常规检查显示白细胞总数和中性粒细胞分类计数均增多。

肺部感染的治疗原则是全身支持治疗的同时，积极去除发病原因，治疗肺部炎症。抗生素的治疗应首先针对临床常见致病菌，足量有效用药，待细菌培养结果明确后再做调整。痰液黏稠不易咳出时，给祛痰药和雾化吸入。肺部感染的预防应从手术前开始，方法是注意保暖、避免受凉，加强口腔护理；鼓励患者进行咳嗽及深呼吸训练，增加肺泡通气量；严格呼吸治疗器械的消毒；鼓励患者术后早期坐起，拍背咳嗽，必要时雾化吸入，以保持呼吸道湿润，痰液稀释易排出。

（7）急性呼吸窘迫综合征：急性呼吸窘迫综合征是由多种肺内外病因导致的一种以急性呼吸窘迫和难治性低氧血症为特点的严重的肺部并发症。其共同的病理生理改变是弥散性肺损伤，造成肺毛细血管通透性增加和肺表面活性物质减少，肺泡萎缩，导致肺内通气/血流比例失调，生理无效腔增加，功能残气量减少，肺顺应性降低。

急性呼吸窘迫综合征的临床表现除原发病如创伤、休克感染等相应症状和体征外。主要表现为突发性、进行性呼吸困难、气促、发绀，常伴有烦躁、焦虑。急性呼吸窘迫综合征的典型病程可分为四期：损伤期、相对稳定期、呼吸功能衰竭期、终末期。诊断依据为有发病的高危因素，且排除心源性肺水肿；突发性进行性呼吸困难，呼吸频率加快 >30/min，心率加快，一般氧疗无效；血气分析显示在给氧条件下 $PaO_2 < 8kPa$（60mmHg），$PaCO_2 > 6.66kPa$（50mmHg）；胸部 X 线片检查可见两肺弥散性浸润阴影。

急性呼吸窘迫综合征的治疗方法包括基础疾病治疗和呼吸功能支持两部分。基础疾病的治疗指去除致病原因，维持足够能量供应，纠正水电解质、酸碱失衡，改善微循环，要求每日出入液量呈轻度负平衡（入量少于出量 500 ~ 1 000ml）。呼吸功能支持包括：①给氧，吸气中氧含量应维持在 40% ~ 50%，以免氧中毒，多数患者将 PaO_2 保持 >8kPa（60mmHg）即可。②如鼻导管给氧不能缓解缺氧状态，呼吸窘迫症状加重，PaO_2 持续降低，则应采用呼气末正压通气。呼气末正压通气（0.49 ~ 0.98mmHg，5 ~ 10cmH_2O）能有效地扩张萎缩的肺泡和小气道，改善肺内通气/血流比例。但是，呼气末正压会影响上下腔静脉血回流，在患者血容量偏低时，可导致左心室排血量减少，血压下降。因此临床应用呼气末正压通气时首先要保证有效循环血容量足够，同时呼气末压力不应过高（0.49 ~ 0.98mmHg，5 ~ 10cmH_2O）。其他常用治疗包括应用大剂量皮质类固醇，保护毛细血管内皮细胞，缓解支气管痉挛，抑制后期肺纤维化；应用支气管扩张药，降低气道阻力。为了防止弥散性血管内凝血，可给予肝素。预防感染和治疗感染引起的 ARDS，应使用敏感性强的抗生素。

（8）多器官衰竭综合征：多器官衰竭综合征系指同时或序贯性发生2个或2个以上器官或系统不能进行正常的功能活动而产生的一种综合征，简称MODS（Multiple Organ Dysfunction Syndrome）。

MODS的临床表现可以归纳为两个方面，全身炎症反应的表现和器官功能不全的表现。全身炎症反应的表现包括：体温高于38℃或低于36℃；心率 > 90/min；呼吸频率 > 20/min，过度通气，PaO_2 < 30mmHg；白细胞 > 12×10^9/L或幼稚细胞 > 10%。各器官功能不全的特点如下①心力衰竭：气急、端坐呼吸、咯血性泡沫痰、颈静脉怒张、心界扩大、心率快、肝大；②循环衰竭：面色苍白、四肢发凉、心排血量减少、血压低，需要血管活性药和（或）机械方法来维持；③呼吸衰竭：呼吸困难、急促，肺容量减小，血 PaO_2 < 6.6kPa（50mmHg），需用机械辅助呼吸来维持气体交换；④胃肠道衰竭。呕吐或由鼻胃管吸出大量的棕褐色胃液、肠麻痹、腹胀、黑粪；⑤肝衰竭：持续性黄疸，血总胆红素 > 34.2μmol/L，且有进行性加深趋势，SGPT超过正常值2以上，晚期可发生肝性脑病；⑥肾衰竭：少尿或无尿，尿 Na^+ > 40mmol/L，血肌酐 > 176.8μmol/L，需要透析治疗；⑦凝血系统衰竭：皮肤黏膜有广泛出血点或淤斑，切口渗血，弥散性血管内凝血，血小板减少，纤维蛋白原降低，纤维蛋白降解产物增加；⑧免疫系统衰竭：中性粒细胞的吞噬及杀菌能力减退，可导致全身性感染；⑨中枢神经系统衰竭：患者神志模糊、感觉迟钝、谵妄、昏迷。

MODS的治疗主要包括4个方面的内容：积极治疗原发疾病，消除综合征的诱发因素；积极支持或替代衰竭器官的生理功能，减轻器官负荷；营养支持，维持能量正平衡；针对炎症介质的治疗。

（四）康复锻炼

1. 术前功能锻炼　术前功能锻炼与术后功能锻炼同样重要，通过术前功能锻炼一则可以增强老龄患者的体质、增加关节周围肌的力量；二则可以帮助患者了解术后康复的一般程序，术后尽快适应功能锻炼，恢复关节功能。

术前功能锻炼计划主要包括肌力训练、关节活动度锻炼、负重和行走锻炼。由于关节结构异常和疼痛，关节疾病患者术前多存在患肢不同程度的肌力下降或肌肉萎缩，因此进行关节周围肌的肌力锻炼非常重要。锻炼方法以关节主动屈伸、展收、旋转为主（抗阻或不抗阻），若是下肢关节，则还需辅以负重和行走锻炼，包括助行器的模拟使用。被动锻炼对于增加关节活动范围有所帮助，但如果不结合主动锻炼，则不仅肌力无恢复，而且增加的活动范围也很容易因为新生胶原组织的沉积而丢失。

少数老年性智能障碍患者，如果术前不能在医师指导下完成锻炼和学会使用助行器，则手术应暂缓进行。对于关节屈曲挛缩的患者，一般不主张进行术前牵引。术前皮肤牵引会干扰肌力锻炼和关节活动度锻炼的时间，术前骨牵引则还存在针孔潜在感染的可能性，是关节置换手术的禁忌。

2. 术后早期功能锻炼　术后功能锻炼的目的一则在于促进老龄患者增强肌力、增加关节活动度、恢复体力和动作协调性；二则在于帮助患者早日下床，避免老龄患者长期卧床可能出现的并发症。在术后功能锻炼中，应遵循早期主动、因人施教、循序渐进和全面锻炼四大原则。早期主动原则是指术后麻醉作用消失后即可开始指导患者进行肌肉的等长收缩活动。有研究表明，术后如不早期锻炼关节，新生胶原组织在术后第2天即开始迅速沉积在关节周围，这种随意沉积的胶原纤维将限制关节的运动。机械应力可调节新生胶原纤维的沉积方向，术后立即开始关节运动可使胶原纤维沿应力方向沉积，从而将瘢痕对关节活动度的限制降低到最低。多数学者认为，在术后立即进行功能锻炼，有利于患者关节功能恢复和减少并发症。

规律的功能锻炼可增加患者下肢的血液循环，预防血栓形成，保持髋部正常的肌力和关节活动度，并逐渐恢复日常活动能力，这对于老龄患者的完全康复非常重要。在手术结束麻醉清醒后患者应立即开始功能锻炼，应告知患者，早期功能锻炼在开始可能会引起一些不适，但将有利于后期的恢复。

床上练习动作包括：踝关节屈伸练习，膝关节伸直练习，髋关节屈曲、外展练习。以上动作1小时做10～15分钟，每天锻炼8小时。

站立练习从术后次日开始，老龄患者在初次下床站立时很容易出现直立性低血压，因此需要主管医师或护士在场指导监护。以后当患者体力重新恢复后，就可以独自站立练习了　站立练习动作包括站立位直腿抬高练习，站立位髋关节屈曲练习，站立位髋关节外展练习。以上站立练习每天做3次，每次重复10遍。

行走练习在站立练习成功后即可开始。对于老龄患者，术后1周内以每天3～4次，每次10～15min的行走练习为宜。考虑到老年患者的记忆力减退，因此在行走练习的指导方法上应注意简洁。助行器和拐杖的使用方法都可总结为：助行器（拐杖）先向前移动一小段距离，先迈患肢，再迈健肢。上下楼梯练习时，应记住"好上坏下"，即上楼梯时健肢先上，下楼梯时患肢先下。上下楼对于锻炼肌力及耐久度是一个非常好的练习。

五、髋关节翻修

髋关节翻修是关节外科医师面临的挑战之一。面临的困难主要有假体取出、骨缺损重建、假体与固定方法选择等，每一步都与手术是否成功有密切关系，需要认真考虑。

（一）髋关节翻修率和原因

初次髋关节置换术后的翻修率各国报道不一。美国2002年报道翻修病例占髋关节置换病例的17.5%，瑞典关节登记系统显示翻修率为7%，澳大利亚翻修率达14%。随着患者寿命延长，人工关节假体在体内时间延长，翻修率必然增加；同时由于患者对生活质量的要求提高，全髋关节置换在部分年轻关节疾病患者中的应用，这些患者活动量大，关节假体磨损增加，也会使翻修率增加。因此，随着全髋关节置换的患者增加（数量增加）和寿命增加（假体存留时间延长）及年轻患者增加（磨损速度快），必然会使髋关节翻修病例增多。

国外报道全髋关节置换术后翻修的原因包括：骨溶解假体松动占70%左右，关节不稳占10%～15%，感染占5%～7%。而我国翻修原因与国外有所不同，国内髋关节翻修原因中感染病例比例较高，是值得重视的问题。

（二）髋关节翻修术中假体取出

髋臼和股骨假体的取出要求暴露充分，完全在直视下操作，尽可能保留骨量。取出松动的髋臼和股骨假体，无论是骨水泥还是非骨水泥型，尚可容易。手术难度主要集中在取出没有松动的假体，股骨骨水泥鞘和断裂的远段股骨柄。

1. 稳定固定髋臼的取出　取出没有松动的骨水泥型髋臼假体时，下列方法单独使用或者组合使用，常常能够奏效，包括使用摆锯将聚乙烯内衬切割成4块；聚乙烯内衬上钻洞，拧入皮质骨螺钉，使聚乙烯杯与骨水泥界面分离；髋臼杯中心钻孔，拧入带T形把手的螺丝锥，向外拉出髋臼杯；借助薄型骨刀打入髋臼杯与骨水泥之间，将髋臼杯撬离骨水泥。

取出无松动的非骨水泥型髋臼假体，首先要取出聚乙烯内衬。薄型骨刀打入内衬和金属杯之间，将二者分离；或者在内衬中心钻孔，拧入螺丝钉，螺钉尖顶住金属外杯，使内衬与金属杯自动分离解脱。如果固定金属杯的螺钉头部磨损深陷于金属臼杯，无法用丝锥取出，用金属磨钻将螺头部磨削变小，取出金属髋臼杯后，再用小骨刀剔除螺丝钉周围骨质，暴露螺钉，然后使用专门的断钉取出器取出断钉。

Zimmer公司的Explant髋臼杯取出器利用股骨头替代物作为杠杆的支点，通过弧形的切割刀片在金属髋臼杯假体与宿主骨的界面切割，进一步旋转金属杯使假体与骨床分离，能最大限度保留髋臼骨量。在固定牢固的金属杯内注入骨水泥，固定聚乙烯内衬与金属杯，强度可靠，效果满意。

2. 稳定固定股骨柄的取出　首先清除股骨假体肩上区的所有的软组织和骨赘，这是不损伤股骨大转子而取出股骨假体的关键步骤。股骨假体取出过程中，一定要暴露充分，争取在有良好光源条件下直视操作，动作轻柔，助手与主刀密切配合，尽可能避免术中发生骨折。股骨髓腔近端骨水泥取出较为容易，在骨水泥横断面上，呈放射状多处凿开，再凿入骨与骨水泥界面，轻轻撬拔掉骨水泥碎片，钳夹取出。骨皮质常常变薄而且脆性大，要注意保护，避免骨折。

股骨柄远端骨水泥和断裂的远段股骨柄取出难度大，骨丢失多，发生骨折的风险高。有两种技术可采用：①股骨柄中远段开窗技术；②股骨大转子延长截骨术。股骨大转子延长截骨操作较简单，保证了直视下取出假体及骨水泥，骨损伤小，不影响翻修假体的固定，截骨面容易愈合，用于上述复杂病例翻修，优势明显。股骨截骨的长度需要根据股骨柄和骨水泥固定长度而定，术前应做好模板测定，翻修假体柄远端超过截骨远端长度应大于股骨直径2倍，至少5cm。使用电动摆锯或高速尖头磨钻自大转子的基底部向远端实施转子截骨术，外侧的截骨块的宽度应该达到近端股骨干直径的1/3。取出假体和骨水泥后还纳骨块，钢丝或线缆固定。

对于股骨柄与骨水泥分离而骨水泥与骨结合牢固而又能够排除感染的骨水泥鞘，可以保留。采用Tap－out、Tap－in技术直接在原来骨水泥鞘内安放骨水泥柄（cement within cement），经过11年随访，没有股骨翻修和假体松动，柄下沉与初次髋关节置换相似，效果理想。

（三）髋关节翻修骨缺损的重建

骨缺损是髋关节翻修的主要棘手问题之一。骨缺损的处理结果直接影响到翻修假体的稳定性和远期效果，因此，有效修复骨缺损，重建骨的解剖结构，是髋关节翻修术取得成功的关键因素之一。

髋臼骨缺损 AAOS（American Academy of Orthopedic Surgeons，AAOS）分类简单，容易为广大医师掌握，在临床上应用最为普遍。而股骨骨缺损 Paprosky 分类法考虑了股骨干的支持能力，提出了3个骨缺损的基本类型，对股骨假体的选择具有指导作用，明确定义了需要异体骨的支持，在临床上广泛应用。

骨缺损的重建方法主要有颗粒骨和结构骨移植。颗粒骨移植主要用于重建髋臼包容性骨缺损和股骨髓腔内植骨，颗粒移植骨起到充填和支架作用，新生血管能够较快长入骨小梁之间和颗粒骨之间，新骨形成先于骨吸收，植骨区力学强度持续升高。在植入颗粒骨过程中，常常使用打压植骨技术（impact graft），临床效果普遍达到10年生存率90%以上。

较严重的 AAOS 分类Ⅰ型和Ⅲ型髋臼骨缺损，通常需要结构性骨移植，其优点在于能够对假体提供结构性支撑和恢复缺损处的解剖结构，假体10年生存率达到88.5%。结构性骨移植早期取得了良好的效果，但是随着移植骨再血管化和重塑可导致其被吸收和塌陷，严重者引起髋臼假体的松动和移位。结构性移植骨往往被纤维组织包裹，再血管化程度低，移植骨与假体接触面很少有骨长入，而宿主骨与假体接触面则有大量骨长入。

骨盆连续性中断型骨缺损是髋关节翻修手术中最难处理的问题，并发症高，可以采用钢板将髋臼前后柱固定，或者使用髋臼增强环，并且在骨缺损处植骨。最终结局取决于骨盆中断处是否愈合，如果发生不愈合，一切内固定只能起到临时支撑作用，最终都会松动和失败。

（四）髋关节翻修假体和固定方法的选择

当髋臼骨缺损经植骨修复后，需要采用恰当的髋臼假体重建髋臼，假体分为非骨水泥和骨水泥型两种，非骨水泥型假体要比骨水泥型假体应用得广泛。

1. 非骨水泥髋臼选择与固定　非骨水泥型假体要求髋臼臼缘保留2/3以上，且臼底完整或者臼底至少50%的面积可以与髋臼杯表面接触。如果髋臼骨缺损，臼缘完整，假体可被骨性髋臼缘环抱的包容性骨缺损或缺损较小的节段性骨缺损，经适当的非结构性植骨后，可用非骨水泥型髋臼杯，其远期效果较好。对于较严重的髋臼节段型骨缺损患者，虽然通过大块结构骨移植能够恢复髋臼解剖结构，创造非骨水泥假体植入条件。但是由于假体与活性宿主骨接触面积小，不利于骨长入假体表面，从而影响固定效果。另一方面，由于结构移植骨爬行替代过程中出现骨吸收要影响假体的固定效果。

对形态类似椭圆形的髋臼骨缺损，Oblong 假体的使用取得了较理想的效果。Oblong 假体2个不同直径半球状重叠一体，金属外壳整个表面为多孔涂层，外形为椭圆形。假体置入后可以恢复髋关节旋转中心，获得早期稳定性。主要适用于髋臼顶部骨缺损（AAOS Ⅰ/Ⅲ型），不可能通过无限扩大髋臼前后柱来接纳安放大直径的髋臼假体；如果髋关节旋转中心较对侧上升15mm以上，选择 Oblong 假体的优越性更加明显。对一些严重节段型骨缺损髋臼，例如 AAOS Ⅲ型髋臼，选择骨小梁金属加强杯能够获得早期稳定性和远期骨长入。

2. 骨水泥髋臼的选择　如果髋臼缘缺损1/3以上，骨性髋臼对假体的环抱固定作用减弱，则宜采用骨水泥型髋臼杯。单纯骨水泥型假体应用髋臼翻修的松动率高而逐渐弃用，主要用于骨质情况较差的患者，可以获得假体即刻稳定性。如果骨缺损巨大，应该考虑应用髋臼增强环罩，然后在罩内置入骨水泥型髋臼假体。髋臼增强环罩（Cage）的一侧或两侧带有侧翼，侧翼上有许多螺孔，供不同方向的螺钉固定，可以牢固地将环罩固定到髂骨、耻骨和坐骨上，为重建髋臼提供了一个解剖支架，增强了髋臼的稳定性。对置入的异体骨提供支撑固定，安放比增强环罩小 2~3mm 的骨水泥假体，便于术者调整髋臼的位置。这些髋臼重建装置，可以为异体骨提供机械性保护，有利于骨愈合和改建，从而对聚乙烯髋臼假体提供有效支撑，维持髋关节的旋转中心。

3. 非骨水泥股骨柄的选择　与初次髋关节置换不同，股骨翻修缺乏骨松质小梁对骨水泥的嵌合作用，骨水泥型股骨假体远期效果不如非骨水泥型假体。多数时候，股骨近端存在腔隙性或者节段性骨缺损，近端固定非骨水泥型假体并不适合于股骨翻修。广泛涂层远端固定的股骨假体应用较为广泛。广泛涂层股骨假体还具有既可承受轴向压力，也可承受抗旋转扭力的特点，应用于具有良好骨量的股骨，可提供即刻假体稳定，并为骨长入创造了条件。S - ROM 和 MP 等组配式假体同时追求假体近端和远端的最稳定化，通过干骺端锥形外套与股骨柄组合，能够较好地恢复髋关节的旋转中心，提供良好的股骨近端和远端匹配，恢复髋关节偏中心距和肢体长度。对于股骨骨缺损患者，单纯使用股骨组配式翻修假体而不进行骨移植，随访结果令人鼓舞，10 年只有 4% 出现假体松动。

4. 骨水泥股骨柄的选择　股骨近端仅有少量骨缺损（AAOS Ⅱ 型 1 区 Ⅰ 度），可选择骨水泥型长柄假体，中远期效果与组配式、近端固定生物型假体相当；而股骨髓腔宽阔，股骨皮质菲薄，单纯使用骨水泥固定假体效果不佳者，可行股骨髓腔内嵌压植骨，重建新的股骨髓腔，然后使用骨水泥固定股骨假体；股骨近端严重混合型骨缺损时，先行结构性骨移植重建骨缺损，然后使用骨水泥股骨假体。如果取出初次置换的骨水泥柄后骨水泥鞘没有松动，能够排除感染，可直接在原来骨水泥鞘内安放骨水泥柄。

六、重视全髋关节置换术的有关问题

我国全髋关节置换术正处在普及与提高阶段，在普及中应该规范患者选择、假体和固定方式的选择，以及规范操作技术。尽量选择耐磨损界面和良好固定假体，减少磨损而引起的骨溶解和假体松动。

加强术后定期随访非常重要。通过定期随访，及时了解患者功能状况，从而进行针对性的功能康复指导；随访中也可以早期发现骨溶解，特别是局限性骨溶解，通过及时处理，尽可能避免由于骨溶解引起的假体松动。

重视围术期处理，减少髋关节置换术的感染率。要减少全髋关节置换术后感染发生，根本措施在于重视围术期的处理，术前通过问诊和查体要了解患者有无皮肤、牙齿、耳鼻喉、泌尿系统和呼吸系统等隐匿感染。如果患者存在体内隐形感染，应在术前进行处理，直至感染控制，血沉和 C 反应蛋白正常才能进行髋关节置换手术。术前 1 个月内要避免关节腔穿刺，预防性抗生素一般选择 1 代或者 2 代头孢菌素，手术前 30 分钟给药，术后使用 1~2 天。

建立髋关节登记系统。开展髋关节置换登记，便于比较不同假体、不同患者以及不同手术医师的治疗结果。始于 1979 年的瑞典国家髋关节登记系统（The Swedish National Hip Arthroplasty Register），目前有 80 家医院向该系统提供数据，每年大约有 12 000 例髋关节置换术后患者的资料进入该系统。在假体评价、减少关节翻修以及假体效价比比较等方面收到了非常显著的效果，其数据广泛地被世界各国骨科医师应用。我国在有条件的医院可以率先启动髋关节登记系统，积累临床数据，提高髋关节置换效果。

（李继超）

第二节 膝关节置换术

一、膝关节的功能解剖

(一) 骨性结构

膝关节由股骨远端、胫骨近端和髌骨共同组成,从而形成髌股关节、内外侧胫股关节,即膝关节的三间室。

股骨远端形成内外侧股骨髁 (femoral condylars),中间为髁间窝。外侧髁髌面较大而突起,能阻止髌骨向外脱位。股骨两髁侧面突起部分形成内外上髁,内外上髁连线 (Insall 线) 与股骨滑车的前后线 (Whiteside 线) 垂直,两者均可作为术中股骨截骨的参考线 (图 7 – 1)。

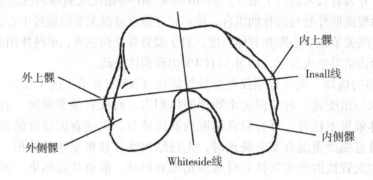

内上髁

Insall线

外上髁

内侧髁

外侧髁

Whiteside线

图 7 – 1 股骨远端结构

胫骨上端关节面形成胫骨平台,后倾3°~7°、内翻约3° (图 7 – 2),胫骨平台的这种结构对于胫骨截骨及假体的安装都有重要意义。胫骨外侧平台前 1/3 为一逐渐上升的凹面,后 2/3 则呈逐渐下降的凹面,内侧平台则呈一种碗形凹陷,胫骨平台这种特殊的凹面结构允许膝关节在水平面上有一定的旋转活动。

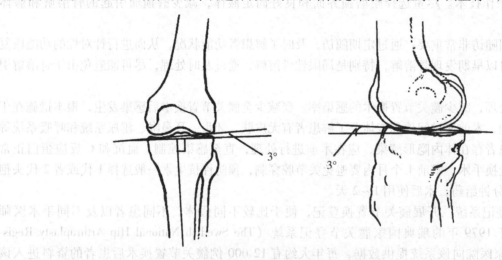

3°

3°

图 7 – 2 胫骨平台内翻和后倾

胫骨平台中央为髁间隆起,可限制膝关节的内外移动并避免股骨在胫骨上过度旋转。胫骨上端前方有一三角形隆起,称为胫骨结节。髁间隆起及胫骨结节均可作为胫骨截骨时的定位标记。

髌骨是人体最大的籽骨,与股骨形成髌股关节,起着增加股四头肌力臂和做功的作用。髌股关节由静力和动力两种结构维持。髌骨两侧有内外侧支持带,它是维持髌骨的静力性平衡机制。股四头肌内侧头附着于髌骨内缘 1/3~1/2,有对抗髌骨外移的动力性稳定作用。股内侧肌与股外侧肌的同步性收缩是维持动力性稳定的关键,因而股内侧肌的起点异常或肌肉收缩失同步可以引起髌骨轨迹异常。股四头肌肌腱、髌骨及髌韧带构成伸膝装置。

（二）肌肉

膝关节周围肌分为伸膝肌和屈膝肌两大群。

1. 伸膝肌　主要为股四头肌，其中股直肌越过髌骨表面后延伸为髌韧带，构成伸膝装置的重要部分；股外侧肌沿髌骨上缘 2～3cm 处延续为腱性组织，组成外侧支持带的一部分；股内侧肌组成内侧支持带的一部分，膝关节伸直最后 10°～15° 时股内侧肌起主要作用，内侧髌旁入路人工膝关节置换术时由于股内侧肌受损因而患者术后早期常出现伸膝无力；股中间肌肌纤维向下止于股直肌深面和髌骨上缘，其下深部有少许肌束止于关节囊，起伸膝和牵拉关节囊的作用。

2. 屈膝肌　包括股二头肌、半腱肌、半膜肌、缝匠肌、腘肌、股薄肌和腓肠肌。半腱肌越过内侧副韧带，同缝匠肌、股薄肌一起互相重叠交织形成鹅足，止于胫骨上端内侧，与内侧副韧带形成一个鹅足囊。半膜肌腱增强关节囊的后内角，部分纤维反折形成腘斜韧带，起屈膝、内旋胫骨及稳定膝关节后方的作用。

（三）韧带组织

1. 前交叉韧带　上端附着在股骨外髁内侧面，下端附着在胫骨髁间前方，并与内外侧半月板前角相连接，其纤维分为前内侧和后外侧两部分。前交叉韧带在膝关节屈曲时松弛，完全伸直时紧张，屈曲约 45° 时，前交叉韧带最松弛。其作用在于防止股骨向后脱位、胫骨向前脱位及膝关节的过度伸直和过度旋转。

2. 后交叉韧带　上端附着在股骨内髁外侧面，下端附着在髁间后缘中部，部分纤维与外侧半月板后角相连。屈膝时，后部纤维松弛，而其他部分紧张。其作用在于防止股骨向前脱位、胫骨向后脱位及膝关节过度屈曲。

3. 内侧副韧带　分为浅深两层（图 7－3），浅层由前方的平行纤维和后方的斜行纤维组成，起于股骨内上髁，前部纤维向前下止于胫骨上端内面，与鹅足止点后方相邻。后部纤维在膝关节内后方与半膜肌交织，止于胫骨内侧髁后缘，参与形成腘斜韧带。充分伸膝时，内侧副韧带浅层的平行纤维及斜行纤维紧张；屈膝时，斜行纤维松弛而平行纤维紧张并在深层纤维表面向后移动从而维持关节的稳定。因此，人工膝关节置换术中纠正内侧挛缩时应首先松解内侧副韧带浅层的后部。膝关节内侧关节囊在内侧副韧带浅层深面时增厚形成内侧副韧带深层。内侧副韧带深层、鹅足各肌腱与内侧副韧带浅层之间均有滑囊形成以利于活动。

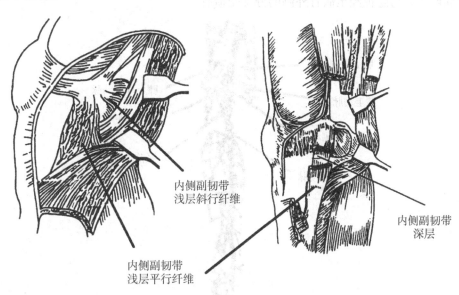

内侧副韧带
浅层斜行纤维

内侧副韧带
浅层平行纤维

内侧副韧带
深层

图 7－3　内侧副韧带浅层和深层

4. 外侧副韧带　位于膝关节外侧后 1/3，起自股骨外上髁，止于腓骨茎突。充分伸膝时，外侧副韧带紧张，屈曲时则松弛。

5. 腘斜韧带和弓状韧带　腘斜韧带为半膜肌的反折部，自胫骨后上方斜向上外，止于股骨外上髁后方，与关节囊后部融合防止膝关节过伸。腘斜韧带表面有腘动脉经过。关节囊后外侧部纤维增厚，形成弓状韧带，越过腘肌腱，向上附着于股骨外上髁的后面，向下附着于腓骨小头和胫骨外侧髁的边缘。

（四）半月板

半月板是关节内唯一没有滑膜覆盖的组织，周缘厚，内侧薄，下面平坦，上面凹陷，切面呈三角形，半月板的前后角借纤维组织连接固定于髁间棘周围。内侧半月板较大，呈"C"形，前窄后宽，与关节囊紧密结合，其后角与半膜肌相连，故有一定活动度。外侧半月板较小，呈 2/3 环形，前后角大小相当，半月板周围与关节囊的紧密结合被腘肌腱所打断，并在后关节囊上形成腘肌裂孔，故外侧半月板较内侧板的活动性更大。在它的后端，有一坚强的斜行纤维束附着于股骨内侧髁，与后交叉韧带相邻，根据其与后交叉韧带的关系，分别称之为半月板股骨前后韧带，又称第 3 交叉韧带。位于前面者又称之为 Humphry 韧带，位于后面者又称为 Wrisberg 韧带。在两板的前方有膝横韧带。半月板只有外缘 10% ~30% 由邻近关节囊及滑膜的血管供血，损伤修复后可愈合，其他部位血供较差。

（五）关节囊、滑膜、脂肪垫及滑囊

膝关节关节囊薄而松弛，本身对关节的稳定无多大作用，周围有韧带加强。

膝关节滑膜是全身最大的滑膜，内衬在关节囊内侧。关节内多数无血管组织依赖关节滑膜分泌的滑液获得营养，部分滑膜隆起形成皱襞。

膝关节内脂肪垫充填在髌骨、股骨髁、胫骨髁和髌韧带之间，将关节囊的纤维层与滑膜分开，具有衬垫和润滑的作用。

膝关节周围有很多肌腱，因此滑囊也较多。

（六）血管及神经

膝关节由股动脉、腘动脉、胫前动脉和股深动脉发出的分支构成动脉网（图 7 -4）。旋股外侧动脉降支、膝最上动脉均发自股动脉，分别行于膝关节外侧和内侧，参加膝血管网；膝上内侧和外侧动脉均由腘动脉发出，与其他动脉吻合；膝中动脉从腘动脉发出，供应腓肠肌和关节囊，不参加膝血管网。膝下内外侧动脉均发自腘动脉，与其他动脉吻合。股深动脉第 3 穿支也发出分支参与膝关节血管网的血供。膝关节前部由股神经的肌皮支、闭孔神经前支及隐神经支配。部分患者全膝关节置换术后可出现髌骨外侧局部皮肤麻木，与隐神经至髌骨外侧的分支受损有关。

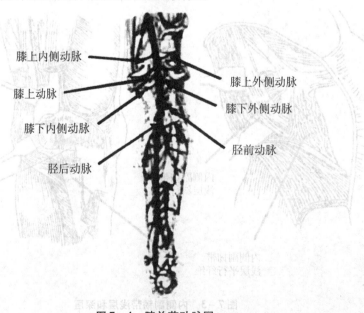

图 7 -4　膝关节动脉网

二、膝关节的生物力学

（一）膝关节的力学稳定

膝关节面表浅、匹配度小，其稳定机制主要包括3个方面：关节面和半月板提供的几何稳定性；关节囊、关节周围韧带提供的外在稳定性；膝关节周围肌肉提供的动态稳定性。其中，膝关节最大的稳定结构是提供动态稳定的肌肉和提供外在稳定的韧带组织。

1. 内侧稳定结构　包括内侧副韧带（mdidal collateral ligament，MCL）、后内侧关节囊、内侧半月板和交叉韧带组成的静力稳定结构以及半膜肌、股内侧肌和鹅足构成的动力稳定结构，其中MCL，是最重要的静力稳定结构。

2. 外侧稳定结构　包括外侧副韧带（lateral collateral ligament，LCL）、外侧和后侧关节囊、交叉韧带组成的静力稳定结构和股二头肌腱、腘肌腱、髂胫束、股外侧肌扩张部组成的动力稳定结构。

3. 对抗胫骨前移的结构　包括股四头肌、前交叉韧带、内侧副韧带和后关节囊以及半膜肌腱和腘肌腱。膝关节后方稳定主要有后交叉韧带和关节囊维持。

膝关节旋转稳定由上述结构共同维持，膝关节伸直位时，股骨在胫骨上内旋，股骨胫骨关节面匹配最好、侧副韧带和交叉韧带紧张，从而使膝关节获得最大的稳定性。在人工膝关节假体设计中，稳定性与关节的活动度是一对矛盾，但两者均是膝关节正常功能所必需的，人工关节置入后的稳定更多地依赖于关节周围的结构，尤其是侧副韧带的平衡。

（二）膝关节的运动

1. 膝关节的屈伸活动　膝关节正常屈伸范围约为145°。在矢状面，膝关节的屈伸活动并非围绕着同一个旋转中心，而是在运动过程中产生多个瞬时旋转中心（图7-5）。在不同的屈伸角度描出的瞬时旋转中心可在股骨髁上形成一个"J"形曲线。

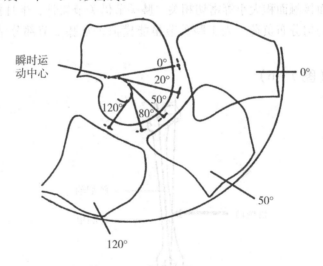

图7-5　膝关节瞬时运动中心

在膝关节屈伸活动中，由于交叉韧带的存在，膝关节屈曲时，胫骨和股骨之间不仅存在滑动还存在滚动。屈膝时股骨和胫骨的接触面相对后移、股骨在胫骨上发生后滚运动（roll back），伸膝时接触面则发生前移、股骨在胫骨上发生前滚运动（roll forward）。一般认为，膝关节从伸直到屈曲20°的运动方式主要是滚动，而从屈膝20°到完全屈曲则主要是滑动。

2. 膝关节的旋转活动　膝关节在完全伸直前具有一定的旋转活动。不同的屈膝角度下膝关节的旋转程度不同。如果以股骨髁为参照，膝关节屈曲90°，胫骨可出现20°的内旋；反之，伸膝时，伴有胫骨外旋20°。

胫骨棘对阻止膝关节旋转有一定的作用。当股骨试图越过胫骨棘时，膝关节的软组织张力将明显增加,从而组织膝关节的进一步旋转。

3. 膝关节的侧方活动　除屈伸、旋转运动外,作用于足部的力量还可以使膝关节产生轻度侧方运动。伸膝位,关节内外翻活动范围约2°,屈膝时增至8°左右。

4. 髌骨的活动　髌骨的活动和其与胫骨结节的位置、Q角、下肢力线及骨性解剖有关。在膝关节整个屈曲活动过程中,髌骨滑动范围约为7～8cm。

在日常生活中,膝关节具有一定的屈伸范围才能完成相应的动作。步行时,约需70°,上下楼梯需100°,从椅子坐起需105°,坐低沙发需要115°,地下拾物117°,上下台阶时所需活动度还与身高和台阶高度有关。行走时,膝关节外展约8°。

综上所述,膝关节的运动不是一个简单的屈伸运动,而是一个包含屈伸、滚动、滑动、侧移和轴位旋转的复杂的多方向的运动模式。所以,模仿膝关节生物学运动的假体设计是极其复杂的。

(三) 膝关节的负荷与磨损

日常生活中,膝关节承受着很大的负荷,膝关节的受力与体重、肌力、活动、膝关节解剖异常(如内外翻畸形等)等有关。

平地行走时,膝关节作用力主要有:地面反作用力、髌韧带拉力和胫股关节压力。膝关节站立位的静态受力为体重的0.43倍,行走时可达体重的3.02倍,平地快速走时可达体重的4.3倍,上楼梯时则可达体重的4.25倍,下楼梯时可达体重的4.9倍。

髌骨受力包括股四头肌肌力、髌韧带拉力和髌股关节压力,它们形成一个平衡系统。髌股关节压力随膝屈伸程度和受力发生变化。站立位屈膝30°时,髌股关节压力与体重相当,屈膝60°时,髌股关节间压力升至体重的4倍,屈膝90°为体重的6倍。上台阶时髌股关节受力可达3.3倍体重,下台阶时重力使股骨有向前移动的倾向,这主要靠髌股关节的反应力和后交叉韧带的张力来对抗。Q角的改变会使髌股关节面受力发生改变。

膝关节磨损与关节面接触面积大小等密切相关。膝关节借关节软骨、半月板、滑液等完善关节面匹配、减少接触应力,并均匀分布负荷。人工膝关节虽能模拟正常膝关节部分结构与功能,但仍有很大差距。

(四) 下肢轴线 (图7-6)

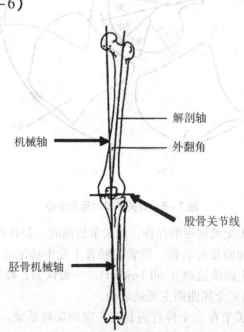

图7-6　下肢轴线

1. 解剖轴 为股骨和胫骨的中心纵轴。

2. 机械轴 为膝关节伸直位髋关节、膝关节、踝关节中点的连线。生理条件下，此轴线为一直线，与站立时的负重线一致。股骨机械轴是股骨头中心与膝关节中心的连线，胫骨机械轴为膝关节中心与踝关节中心的连线，胫骨机械轴与解剖轴基本一致，股骨和胫骨解剖轴形成一向外170°～175°的角，即胫股角。股骨解剖轴与机械轴形成一5°～10°的生理外翻角。外翻角与股骨颈干角、股骨颈长短、股骨内外翻等几何结构有关。

3. 膝关节线 股骨关节线为股骨远端的切线，股骨关节线与股骨解剖轴形成一向外约81°的角。正常情况下，胫骨平台关节线与股骨关节线平行，因此胫骨关节线与胫骨轴线向外形成约93°的角。站立时双脚并拢，关节线与地面平行，机械轴向内倾2°～3°。把脚略向外移，使机械轴与地面垂直，则关节线内端下移，形成2°～3°。行走时关节线与地面平行。

4. 股骨髁上线 即通过股骨内、外上髁的水平线，相当于内外侧副韧带止点的连线（图7-6）。股骨髁上线与股骨解剖轴形成平均约84°的角，与关节线成3°。股骨髁上线与下肢机械轴几乎垂直。

（五）膝关节置换术后的生物力学

人工全膝关节置换（total knee arthroplasty，TKA）的目的主要包括，消除疼痛畸形，恢复关节的正常功能，要求置入的人工关节能长期存活。具体来说，就是要求能替代病变结构、下肢负荷有合适的机械传导、尽可能恢复运动功能等。

从外表看，TKA术后的膝关节和正常的膝关节相似，但实际上二者有很大的区别。一方面，TKA术后的膝关节是发生了病理改变的膝关节；另一方面，虽然膝关节假体的表面与正常的股骨和胫骨关节面相似，但它们的几何学是完全不同的。

生理状况下，膝关节周围韧带上的负荷仅相当于它们所能承受负荷的30%。正常的韧带可被拉伸3%，并能恢复到原始长度，如果进一步拉伸，韧带将发生变形；当被拉伸到9%时，韧带将发生断裂。TKA术中，关节面和半月板几何形状提供的膝关节内在稳定性被破坏。如果切除交叉韧带，那么交叉韧带的机械力学功能及神经功能（本体感觉）也将被破坏。术中，肌肉也不可避免地遭到部分破坏。因此，TKA术后膝关节原有的内在稳定性和部分外在稳定性被破坏，这就需要利用假体本身的内在稳定性和必要的软组织平衡技术来重建膝关节的稳定。TKA术后膝关节的稳定性来源于假体的几何形状和它们的位置，如果通过假体的设计来获得膝关节稳定性，负荷就不可避免地被传导到骨－假体界面上。所以，设计者应该设法使传导到骨－假体界面上的负荷变小。

当膝关节的关节面和交叉韧带被切除后，正常膝关节的滚动－滑动机制就不复存在。目前，后稳定型假体一般是采用各种后稳定装置来重建膝关节的后滚运动，但如果某个运动是由假体产生的，就会有更大的负荷传导到界面上，假体就更容易松动。

总之，关节面提供的内在稳定性和交叉韧带提供的外在稳定性被破坏得越多，对假体的内在稳定性要求越高，这对于假体的长期固定来说是有害的。因此，TKA术后的膝关节稳定性最好由关节外的稳定结构来提供（肌肉、韧带和关节囊等）。

三、适应证及禁忌证

（一）适应证

人工全膝关节置换术的主要适应证为膝关节重度疼痛和功能障碍，相对适应证包括畸形和不稳定，但只有在正规保守治疗（包括理疗、药物治疗以及改变日常生活方式等）无效时，才可考虑手术。其具体适应证包括：

1. 骨关节炎（osteoarthritis，OA） 站立位X线片上膝关节间隙明显狭窄和（或）伴有膝关节内外翻畸形，其症状已明显影响关节活动和生活的病例，经保守治疗不能缓解者。

2. 类风湿关节炎（rheumatoid arthritis，RA）、强直性脊柱炎（ankylosing spondylitis，AS）及其他炎性关节病的膝关节晚期病变 RA及AS患者的平均年龄较OA小，但关节周围结构挛缩。因此对RA及

AS 患者的疗效不应期望过高。

3. 血友病性关节炎（hemophilic arthritis）　血友病性关节炎晚期患者，膝关节功能障碍和（或）畸形明显，对工作生活影响很大，X 线片上骨质破坏严重者。

4. 创伤性关节炎　如胫骨平台骨折后关节面未能修复而严重影响功能的病例。

5. 其他　如膝关节或股骨、胫骨干骺端的感染、膝关节骨软骨坏死不能通过常规手术方法修复、膝关节周围肿瘤切除后无法获得良好重建的病例。

（二）禁忌证

1. 膝关节周围或全身存在活动性感染　为手术的绝对禁忌证。

2. 膝关节肌肉瘫痪或神经性关节病变　如帕金森综合征等。

3. 膝关节周围软组织缺损　行 TKA 术后假体可能外露，必要时在整形手术之后或同时进行膝关节置换术。

4. 其他　无症状的膝关节强直、过高的生理或职业要求、一般情况差、严重骨质疏松、依从性差不能完成功能锻炼等。

四、膝关节置换术的术前准备

（一）术前教育

术前对患者进行系统的指导是术前准备的重要环节。首先要向患者做好自我介绍，向患者告知术前生理和心理准备、术后处理措施和术后恢复过程，这样有利于患者对医师产生信赖、促进患者功能恢复、提高患者满意度。根据患者病因学情况、病变程度、合并的疾病，向患者告知手术风险及可能的预期效果。如果不对患者进行这些教育，患者的期望值过高或患者对医师失去信任，那么无论多么成功的手术也不能使患者满意。另外，术前还需指导患者行股四头肌功能锻炼以促进术后康复。

（二）体检

全面检查脊柱、髋关节、踝关节等以排除这些部位同时患病的可能。

体检时还应注意有无牙龈炎、皮肤破溃等可能引起感染的病灶。应注意检查膝关节有无陈旧性伤口、慢性蜂窝织炎、下肢足背动脉搏动情况。记录患者膝关节活动度、稳定性、伸膝装置张力和股四头肌肌力。

（三）放射学检查

TKA 术患者的放射学检查应包括：站立位双下肢负重全长相、患膝正侧位、髌骨轴位相。下肢全长相有助于正确判断下肢的机械轴和解剖轴，并有利于判断下肢有无畸形，包括关节外畸形。膝关节正位片上应评估内侧和外侧间隙的关节面、有无骨赘及软骨下骨的情况。侧位片上，观察髌股关节情况及关节内有无游离体。髌骨轴位相能更好地评估髌股关节的对线、关节间隙和关节面的情况，有利于观察髌股关节是否存在髌骨脱位等。

五、人工膝关节假体的选择

随着技术进步及运动等研究的发展，现已设计出多种类型的膝关节假体。人工膝关节假体可有多种分型方法。

（一）固定方式

按固定方式分型，膝关节假体可分为骨水泥型、非骨水泥型和混合型。

骨水泥固定始于 20 世纪 60 年代末，至 20 世纪 70—80 年代取得了飞速发展。骨水泥的聚合过程需数分钟，可分为液体期、面团期和固体期。骨水泥的液体期和固体期不易受外界因素的影响，而面团期则对外界因素比较敏感。降低温度可延长液体期到面团期的时间，湿度也有同样的作用，但作用有限。真空技术和离心技术可将骨水泥的疲劳寿命提高到136%。对于 TKA 骨水泥鞘，多数文献认为骨水泥鞘的理想厚度是 2mm，但并没有明确的规定，而且股骨和胫骨侧的骨水泥厚度也是不一样的。胫骨侧由于存在很大的应力，因此需要骨水泥提供坚强的支撑。

非骨水泥型和骨水泥型一样可以取得良好的长期效果，而且没有骨水泥并发症，对骨骼的损伤较小，但主要适用于年轻、活动量较大的骨关节炎患者，而且对手术的要求较高。非骨水泥型 TKA 中，仅股骨侧的固定是成功的，因而目前很少采用。

混合型 TKA 目前尚缺乏长期随访资料。在混合型 TKA 中，一般推荐采用骨水泥型胫骨和髌骨假体、非骨水泥型股骨假体。

（二）限制程度

按限制程度可将膝关节假体分为全限制型、高限制型和部分限制型。全限制型假体术后膝关节只限于单一平面活动，容易引起假体 - 骨水泥 - 骨界面应力集中，中远期假体松动、感染等并发症的发生率很高，常用的为人工铰链式膝关节假体，仅适用于膝关节翻修术、骨肿瘤重建术或有严重骨缺损及关节稳定性差的病例。高限制型假体以 CCK、TC3 等为代表，主要用于侧副韧带严重受损的初次置换或关节不稳定的翻修术。部分限制型假体以后稳定型（PS）或称后交叉韧带替代型（CS）及后交叉韧带（CR）保留型假体为代表。后交叉韧带替代型假体通过胫骨垫片中央的凸起和相应的股骨髁间凹槽替代后交叉韧带的功能，其优点是适应证广，对于后交叉韧带功能不全或因膝关节屈曲挛缩无法保留后交叉韧带的病例无疑是最好的选择。后交叉韧带（CR）保留型假体保留的后交叉韧带维持了关节稳定性，因而允许胫骨关节面采用低限制设计从而获得更大的关节活动度。

（三）后交叉韧带保留型和替代型假体

1. 后交叉韧带保留型假体　其优点在于，后交叉韧带能增强膝关节的稳定性、分散应力、控制股骨在胫骨上的后滚运动并保留其本体感觉。但后交叉韧带保留型 TKA 中，胫骨平台后倾角度偏小或屈曲间隙过紧会产生杠杆作用，导致胫股关节之间应力过大，增加聚乙烯的磨损。如果胫骨平台后倾过大或 PCL 功能丧失，伸膝时胫骨将会向前发生半脱位，屈膝时则会发生胫骨后侧半脱位。后交叉韧带保留型 TKA 中，关节线升高或降低都会对 TKA 的手术效果产生明显影响。另外，老年患者的后交叉韧带往往发生了退变或强度降低，对于这些患者不应该选择保留后交叉韧带。

2. 后交叉韧带替代型假体　后交叉韧带替代型 TKA 软组织平衡更简单，可以很好地矫正膝关节严重畸形，不强调恢复关节线的高度，且膝关节的运动力学更接近正常、垫片磨损较小。

（四）固定垫片和活动垫片假体

固定垫片假体已有 30 年的历史、效果确切。人体膝关节除了屈伸运动以外，还有旋转、滑移、内外翻等多种形式的运动，从而使应力传导至胫骨假体的金属底座与聚乙烯垫片之间，引起聚乙烯垫片的下表面磨损。磨损产生的微小聚乙烯颗粒会引起明显的骨溶解，从而损害 TKA 的长期疗效。因此，假体设计必须解决胫股关节的高匹配度与旋转自由度之间的矛盾。

活动垫片型假体体现了人体膝关节的运动力学特点。聚乙烯垫片与胫骨和股骨假体形成双面关节，垫片上关节面与股骨假体部分或完全匹配下关节面平坦可在胫骨假体上旋转及前后左右移动。因而同时具有活动性与限制性，解决了假体胫股关节间轴向旋转和内外翻运动的问题，减少了传递至假体 - 假体或假体 - 骨水泥界面的应力，延缓了假体松动。体外模拟实验表明，与固定垫片假体相比，活动垫片假体接触面积较大，磨损较小；静态及动态分析提示活动垫片假体聚乙烯表面压力较小；模拟扭转压力或假体旋转不良时，活动垫片假体压力分布较固定垫片假体均匀，压力峰值较小。但需要说明的是，活动垫片假体可再分为很多类型，并不是所有的活动垫片假体都是一样的。根据不同的分类方法，活动垫片假体可进一步分为旋转平台和活动半月板假体、旋转平台膝和高屈曲旋转平台假体等。年轻患者术后功能要求高，我们建议采用高屈曲旋转平台膝。

六、膝关节置换术的手术入路

（一）皮肤切口

人工膝关节置换术的皮肤切口包括：膝正中切口、偏内侧弧形切口和偏外侧弧形切口。其中以膝关节正中切口最为常用，它可以方便手术显露，术后切口愈合也很好（图7-7）。如果患者膝关节局部有陈旧性切口，则尽可能利用原切口。自髌骨上极近端约5cm，止于髌骨下极远端约3cm，切开皮肤后，沿切口进一步向下切开皮下脂肪层和浅筋膜层，直达伸膝装置，然后在浅深筋膜之间向两侧适度游离内外侧皮瓣。不要过多剥离，也不要在皮下脂肪层进行剥离，因为皮肤的血供是由深部组织到深筋膜再到皮肤的，所以皮瓣一定要有一定厚度，否则，可能会引起皮肤坏死、感染，影响伤口愈合和术后功能锻炼。

（二）关节囊切口

1. 内侧髌旁入路（图7-8）　该入路优点是难度小，切口延长方便，显露充分，神经血管创伤小，大多数膝关节手术都可经此切口完成。不足之处在于不利于显露膝关节后方结构、也不宜于膝关节外侧手术。但并发症较少，最常见的是切口愈合不良，其次是隐神经髌下分支损伤，患者术后出现膝关节前外侧皮肤麻木。内侧髌旁入路切断了股四头肌肌腱的内1/3，术后早期患者伸膝功能受一定程度的影响，尤其是伸直最后20°。较严重的并发症是髌韧带断裂，常在勉强翻转髌骨时发生。

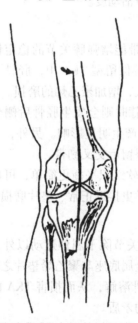
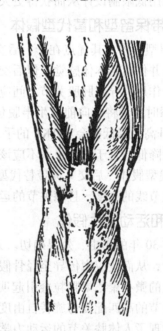

图7-7　前正中切口　　　　图7-8　内侧髌旁入路

沿股中间肌肌腱和股内侧肌之间切开，向下距离髌骨内缘约5mm切开关节囊及髌支持带至髌韧带内侧，延伸至胫骨结节内侧约1cm处。髌骨内缘保留0.5～1.0cm的腱组织，使两侧有足够坚强的软组织便于缝合伤口。必要时，为进一步显露可作股四头肌腱近端斜行劈开以便于翻转髌骨。切开内侧支持带、关节囊和滑膜，进入关节腔。

内侧关节囊切开后，清理髌上囊、髌下脂肪垫和内外侧间隙内的纤维性粘连组织，暴露胫骨近端。一般首先做胫骨近端内侧结构的骨膜下剥离。适度屈膝，将内侧支持带从胫骨表面剥离，向后直达后内侧半膜肌肌腱附着处。当内侧胫骨解剖到半膜肌止点附近时，屈曲外旋胫骨有利于减轻伸膝装置张力，方便膝关节的显露并避免髌韧带撕裂。可通过剥离内侧副韧带浅部、扩大胫骨内侧骨膜下解剖范围进行膝关节的内侧松解。

处理外侧胫骨时，应由里向外，从股外侧肌延伸到胫骨近端做外侧松解，这样可以游离和延长影响髌骨翻转的髌骨外侧索，减小翻转髌骨时髌韧带的张力。

伸膝位翻转髌骨，然后缓慢屈膝，注意观察髌韧带止点的张力情况，如果太紧，将切口向股四头肌近端延伸。如果暴露已经很充分，也可以不翻转髌骨。也有作者认为，翻转髌骨时过度牵拉股四头肌，可能造成患者术后股四头肌肌力下降、影响术后功能恢复，因此建议将髌骨向外侧脱位而不翻转髌骨。

切除内外侧半月板和前（后）交叉韧带，向前将胫骨平台脱位。咬除股骨、胫骨和髌骨骨赘，如果滑膜增生严重，尽量予以切除，从而减少周围软组织张力并避免术后假体撞击和软组织嵌入。

如股四头肌挛缩或膝关节强直，传统切口显露膝关节困难，可采用股直肌离断、股四头肌 V - Y 成形术或胫骨结节截骨术。

（1）股直肌离断（图 7 - 9）：这种方法是在传统的内侧髌旁入路的基础上，将近端切口 45°斜向股直肌外上方，在靠近股直肌腱腹联合处，离断股直肌。这种方法简单易行，不会伤及外侧膝上动脉，不影响术后康复和股四头肌功能。但该入路改善膝关节的显露效果有限，对于严重膝关节僵硬病人，可能需要采用显露效果更为良好的股四头肌 V - Y 成形术等其他方法。

（2）股四头肌 V - Y 成形术（Coonse - Adams 入路，图 7 - 10）：主要适用于股四头肌长期挛缩、膝关节强直、其他手术入路无法满足要求的膝关节。此入路要求股四头肌功能基本正常，肌肉收缩能力良好，否则改行胫骨结节截骨入路。自股四头肌肌腱切口顶端接近股四头肌腱腹联合处另做一个与肌腱切口方向成 45°夹角的向外下方的延伸切口，切断股四头肌，此时股四头肌腱连同髌骨、髌韧带，向远端翻转，完全显露膝关节前方结构。

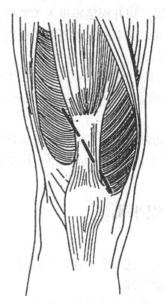
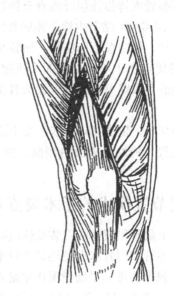

图 7 - 9　股直肌离断　　　　　　　　　图 7 - 10　股四头肌 V - Y 成形术

关闭切口时，在允许膝关节有 90°屈膝的前提下，尽可能将软组织在解剖位缝合，防止伸膝装置的过度延长，对髌骨外侧支持带的斜形切口，可根据髌股关节对合情况，只做部分缝合，这对髌骨外脱位或半脱位可起到外侧松解作用。

（3）胫骨结节截骨术（Whitesides）：胫骨结节截骨入路可用于伸膝装置重新对线、髌股活动轨迹异常、需要充分显露僵直膝关节、纠正胫骨结节位置异常、松解挛缩伸膝装置。膝前内侧髌旁内侧入路切口，向远端延伸，止于胫骨结节下 8 ~ 10cm。骨膜下显露胫骨内侧近端胫前嵴，用电锯自内向外截取一块包括胫骨结节和胫骨前嵴近端在内的长约 7cm、近端厚度约 2cm，远端宽度 1.2 ~ 1.5cm，厚度约 1cm 的骨块。骨块外侧缘仍与小腿软组织、筋膜、股四头肌扩张部相连，以保留血供。截骨完成后将整个骨块向外翻转，手术完成后骨块复位，可用 2 ~ 3 枚皮质骨螺钉固定或用钢丝结扎固定。但螺钉可能造成植骨块局部应力异常，容易出现骨折，所以通常采用钢丝捆绑固定截骨块。从胫骨内后穿入 3 根钢丝，其中 1 根经截骨块近端穿出，防止截骨块移位，另外 2 根从胫骨外侧穿出，出孔位置要高于内侧入孔。

2. 股内侧肌下方入路（Southern 入路）　该入路最大的优点是保护了伸膝装置。其次，该入路有利于保护髌骨血供。走行在股内侧肌中的膝上内侧动脉，是构成膝关节血管网的重要组成，内侧髌旁入路常损伤该动脉。

该入路适应证与内侧髌旁入路一样，但不适用于翻修术、胫骨近端截骨史和肥胖患者。另外，该入路对外侧间室的暴露不如内侧间室，所以严重畸形或关节僵硬的患者也不适用。

屈膝90°，自距髌骨上极约8cm处，沿膝前向下至胫骨结节内侧旁开1cm处，切口皮肤、皮下脂肪、浅筋膜层。钝性分离股内侧肌与其下方肌间隔，然后向前牵开股内侧肌肌腹。在髌骨中部水平，横断股内侧肌肌腱关节囊移行部2~3cm。接着，向前外侧提拉髌骨，从髌上囊、经髌下脂肪垫、向下至胫骨结节，切开关节囊。伸膝位向外翻转髌骨，然后逐渐屈曲膝关节。如果髌骨翻转困难，可进一步松解髌上囊或向近端分离股内侧肌肌腹与股内侧肌间隔的连接。

3. 前外侧入路（外侧髌旁入路）　前外侧入路主要适用于严重外翻畸形患者。因为严重外翻畸形时，常规内侧髌旁入路对膝外侧结构暴露不充分，对膝外侧挛缩组织松解不彻底使外翻畸形矫正不足。另外，内侧髌旁入路切断了髌骨的内侧血供，而且膝外侧支持带松解会进一步破坏髌骨血供，造成髌骨血供障碍或坏死。该入路不利之处在于手术技术要求高，膝关节内侧结构保留不充分，髌骨翻转较困难，膝关节外侧需用髂胫束或筋膜修复外侧组织缺口。

膝前稍外侧做皮肤弧形切口，胫骨结节处旁开1.5cm，远端止于胫骨结节以远5cm处。切口皮肤、皮下组织和浅筋膜层，向内侧剥离髌骨支持带浅层纤维直至伸膝装置边缘，切开深筋膜进入关节腔。切开深筋膜时距离髌骨外缘1~2cm，经 Gerdy 结节内缘，距胫骨结节外2cm，向下进入小腿前肌筋膜。截除胫骨结节并连同髌骨一起向内翻转，保留髌下脂肪垫，屈膝90°，显露关节。

4. 经股内侧肌入路　该入路的优点在于不损伤股四头肌腱和股内侧肌的附着，保护伸膝装置的完整。主要缺点在于术中显露较内侧髌旁入路差。肥胖、肥大性关节炎、胫骨高位截骨史和屈膝<80°的患者，不宜采用该入路。

屈膝位，采用标准的膝前正中切口，依次切口皮肤、皮下组织和浅筋膜，向内侧分离，显露髌骨和股内侧肌与股四头肌肌腱交界的位置，钝性分离股内侧肌，然后距离髌骨内缘0.5cm向下，远端止于胫骨结节内侧1cm，切开关节囊。

七、膝关节置换术的手术要点及软组织平衡

显露后，膝关节手术的要点在于截骨和假体的安装及软组织平衡。

TKA 手术包括5个截骨步骤。不管采用骨水泥型还是非骨水泥型固定，这5个步骤是相同的。对于常规 TKA，在截骨并去除骨赘后，根据韧带的平衡情况决定是否还做其他处理。

TKA 的5个基本截骨步骤包括（图7-11，7-12）：胫骨近端截骨；股骨远端截骨；股骨前后髁截骨；股骨前后斜面截骨；髌骨截骨。对于后交叉韧带替代型假体，需进行髁间截骨并去除后交叉韧带。

股骨与胫骨截骨的先后顺序无明确要求。如果膝关节相对较松弛、胫骨平台显露容易，则可先行胫骨截骨，此时可参考胫骨的截骨面确定股骨假体的外旋。如果膝关节紧张或后倾较大，胫骨平台难以充分暴露，则先行股骨截骨。

（一）胫骨截骨

一般认为，术中只要能做到准确运用，髓内、髓外定位的临床效果应该是完全一致的。髓内定位的关键是准确选择髓腔入点，通常在前交叉韧带止点的外侧缘与外侧半月板前角附着部之间或胫骨结节中内1/3对应的位置。确认方向正确后即可钻孔开髓。开髓口应比髓内定位杆的尺寸略大，以利于髓腔引流。髓腔定位杆插至合适位置后，固定截骨模块。此时，取出定位杆，保留截骨模块。髓外定位时，定位杆沿胫前肌向下，与胫骨前缘平行，指向距骨中心。需要注意的是，胫骨平台中心与距骨中心的连线为力线方向，而距骨中心位于内外踝中点偏内侧3~5mm。因此，在采用胫骨髓外定位时，不要将定位杆远端直接对准内外踝连线中点，而应稍偏内侧，并处于第二趾上。

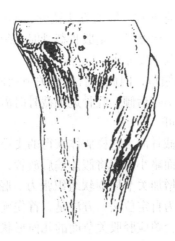

图 7 - 11　胫骨平台截骨

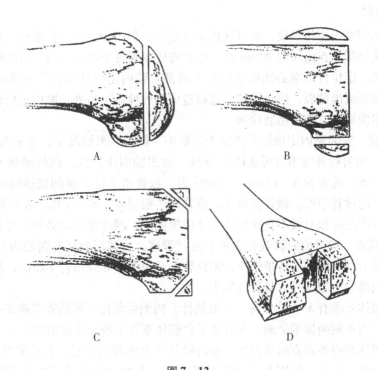

图 7 - 12
A. 股骨远端截骨；B. 股骨前后髁截骨；C. 股骨前后斜面截骨；D. 股骨髁间截骨

　　胫骨截骨的厚度应与胫骨假体的厚度相等。大多数情况下，胫骨垫片的厚度可选择 10mm，因此，截骨的位置应在正常胫骨平台下 10mm。存在骨缺损时，一般不应为了消除骨缺损而任意加大截骨的厚度，残留的缺损根据情况做相应处理。如果残留的缺损仅有 1～2mm 时，可增加截骨厚度以消除缺损；但对较大的缺损，应先按 10mm 厚度截骨，然后根据残留缺损情况决定进一步处理方法。对内外侧胫骨平台都有骨缺损的患者，不能一味强调截骨量和替换假体厚度对等的原则，因为随着截骨厚度的增加，胫骨骨质的强度减弱，还会损伤侧副韧带的附着结构，影响关节线的位置。此时，应根据具体情况，采用自体、异体植骨或垫片加强等方法来进一步处理。

　　在冠状面上，胫骨截骨有两种方法。最常用的一种是胫骨截骨面与下肢力线垂直。由于正常胫骨平台存在 3°左右的内翻角度，因此这种方法切除的平台外侧骨量要多于内侧。另一种方法是，使截骨面与胫骨关节面相平行、与下肢力线呈 3°内翻，此时胫骨平台内外侧截骨量相等。但临床研究发现，内翻造成的不良后果要远远超过外翻者，而且，胫骨近端 3°的内翻截骨并不能明显改善临床效果。因此，大多数学者倾向于垂直于下肢力线行胫骨近端截骨。需要注意的是，无论胫骨采取哪种截骨方式，股骨截骨必须与其相对应。如胫骨采取垂直下肢力线的方法截骨，那么股骨截骨时应有 3°外旋或股骨假体具有相应外旋角度。如果垂直于胫骨平台截骨，则股骨截骨时无须外旋。临床上最常见的是胫骨截骨时过度内翻，胫骨定位系统安装不当是其主要原因。

正常胫骨关节面有一 3°~7°的后倾角，因此术后假体关节面同样应有一向后 3°~7°的倾斜角，以便膝关节屈曲活动的完成。如果假体不带后倾，胫骨近端截骨时需有一定的后倾角度；如果假体本身具有后倾角度，则垂直下肢力线截骨即可。

胫骨假体应尽可能多的覆盖胫骨截骨面，这样假体获得的支撑就越大。但临床上，假体很难完全与截骨面匹配。如果假体前后径较截骨面略小，应将假体偏后放置，因为胫骨后方骨质强度大。但如过度偏后，可能加重对后交叉韧带磨损及增加关节周围软组织张力。胫骨假体内外旋及内外侧位置的安装，可依据股骨假体的位置为参考，也称为自定位法。方法是，首先确定股骨假体试模的位置，然后安装胫骨假体试模，屈伸膝关节，胫骨假体会顺应胫股关节面的几何形状自动对合股骨髁。然后根据胫骨假体试模的位置在胫骨皮质上做好标记，供制作胫骨骨槽参考。

（二）股骨截骨

股骨截骨一般选用髓内定位系统，也可选用髓外定位，但不如髓内定位准确。髓腔入点位于股骨髁间切迹中点、后交叉韧带止点前缘约 10mm 处。将手指放在股骨干前方有助于估计钻孔的方向。为保证髓内定位杆的准确性，定位杆近端必须抵达股骨干峡部。髓内定位杆表面带有纵向减压槽，或者呈中空，使脂肪组织能顺利流出髓腔，防止髓内压过高造成脂肪栓塞。另外，髓内定位杆入点较定位杆直径大，也有利于脂肪组织流出、防止脂肪栓塞。

1. 股骨远端截骨　安装髓内定位杆并固定于外翻 4°~6°。一般情况下，对于内翻或中立位膝关节，可选择 5°外翻截骨，而对膝外翻患者可选择 7°外翻。取出髓内定位杆，以外侧髁为基准，要求截骨的厚度与假体的厚度相等，通常为 8~12mm。一般认为，截骨水平位于髁间切迹最低点，与髓内入孔处平齐时即可获得合适的截骨厚度，截骨合适时，截骨块一般呈横"8"字形。在骨质硬化时，摆锯锯片偏离骨面的趋势，并因此导致对线不良和安装假体试模困难，因此截骨时必须注意这一点。

2. 股骨前后髁截骨　股骨前后髁截骨决定了旋转程度，直接影响屈膝时的内外翻稳定性和髌骨轨迹。前髁截骨面过高会增加髌骨支持带张力，阻碍膝关节屈曲或导致髌骨半脱位；截骨面过低会引起股骨前侧切迹，造成局部应力增加导致骨折的发生。

绝大多数股骨假体要求有 3°~5°外旋。一般估计，内侧后髁比外侧后髁多截 2~3mm 就能保证术后屈膝间隙内外对称、内外侧副韧带平衡。在胫骨平台假体垂直下肢力线的前提下，术前胫骨平台的内外翻程度决定了股骨假体的内外旋方向及程度。术前胫骨平台内翻的患者，要求股骨内侧后髁多截一些，使股骨假体处于外旋位。不过，原则上外旋应不超过 5°，否则会引起关节内外旋失衡。相反，当胫骨平台外翻时，则要求股骨假体处于内旋位。但在实际中，由于膝外翻患者存在髌骨外侧支持带紧张，此时如将股骨假体内旋将会加重髌骨脱位倾向。因此，对于膝外翻患者，股骨假体也应置于轻度外旋位。

目前有 4 种评价股骨假体外旋的方法。

（1）3°外旋测定法（图 7 - 13）：参考股骨后髁连线，以此线为参考，再作一条 3°外旋线，后者即为假体的外旋角度。如后髁有明显骨缺损，该参考线的正确性就值得商榷。

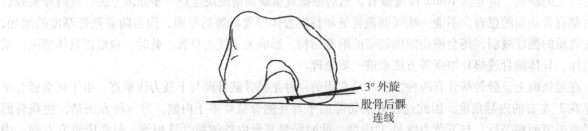

图 7 - 13　外旋测定法

（2）张力下四方形屈曲间隙法：在股骨髁截骨前，先完成胫骨平台的截骨，然后在屈膝位，在关节间隙内置入撑开器，使关节内外侧软组织保持一定张力，然后根据屈膝间隙"四边形"成形原则，调整股骨内外后髁的截骨量，这样也因此确定了股骨假体的外旋程度。该方法要求充分平衡好膝关节内外侧支持带，松解挛缩的关节囊，但临床上有时不容易做到这一点。

（3）经股骨内外上髁连线（Insall线）：在实际操作中，准确确定股骨内外上髁的最高点有一定困难，但在股骨前后髁均有破坏的情况下，该连线成为唯一的可参照依据。

（4）股骨髁前后轴线（Whiteside线）：即髌骨滑槽最低点与股骨髁间窝中点连线，该线的垂线即为股骨假体的外旋角度。该参考线术中容易确定，其准确性有赖于髌骨滑槽结构的完整，严重髌股关节炎的患者局部结构常有破坏。各种方法各有利弊，为保证假体准确的旋转，通常综合运用多种方法。

确定股骨假体外翻和外旋角度后，就要测量其型号。常用的方法有前参考和后参考两种方法。

前参考法就是以股骨前方皮质为参考，先切割前髁，然后以此截骨面为参考确定假体大小及内外后髁的截骨量，前髁截骨量为一确定的厚度。这种方法的优点是可避免前髁截骨过多出现股骨髁上骨折的可能。当股骨髁测量大小介于两种型号之间时，如果选择小一号的假体，则后髁多截骨，屈曲间隙相对增加；如果使用大一号的假体，则后髁截骨减少，屈曲间隙减小。不过，目前大部分膝关节假体相邻型号的差距只有2~3mm，因此对屈膝间隙的影响不是非常明显。

后参考法时首先确定后髁截骨厚度，通过调整前髁截骨厚度调节与股骨假体的匹配关系。这种方法屈膝间隙稳定，但存在股骨前方皮质切割的问题。

3. 股骨前后斜面及髁间截骨　在截骨模块的引导下，这些截骨相对较容易。

安装股骨假体时，在允许的情况下，应尽可能将股骨假体适当外移，从而减少髌骨外侧脱位的倾向。

（三）髌骨截骨

翻转髌骨，去除其边缘的滑膜和脂肪组织及增生的骨赘，显露髌骨边缘。要注意正确掌握髌骨截骨厚度。大多数髌骨的厚度为25m，一般常用的假体厚度为10mm。因此，截骨后的髌骨应保留15mm。髌骨过厚会使支持带紧张，增加外侧半脱位的风险；髌骨过薄会增加骨折的风险。髌骨截骨分两步进行，第1步截除中央嵴，然后调整髌骨厚度，第2步截骨面应与髌骨前面及股四头肌肌腱止点处平行，同时应检查股四头肌肌腱与髌骨上极的关系，截骨面应在股四头肌肌腱止点上1mm并与之平行。修整髌骨边缘、钻孔。

髌骨假体应尽可能多的覆盖髌骨截骨面，但在某些情况下，当截骨面大于髌骨假体时，宜将圆弧形假体偏内放置。如果允许假体在髌骨截骨面上下移动一定范围，应向上安置髌骨假体，这样假体就可以获得更多的骨组织的支撑。

（四）内翻畸形的软组织平衡

膝关节内翻畸形主要表现为内侧或内后方稳定结构的挛缩，外侧稳定结构多无明显松弛。因此，软组织平衡以松解挛缩的结构为主。其中，内侧副韧带的松解通过骨膜下剥离胫骨内上止点。

根据内翻畸形的严重程度，可以逐步松解内侧副韧带的浅层、深层、鹅足，必要时可以松解比目鱼肌深层、半膜肌胫骨干骺端附着点。松解过程中，反复作外翻应力实验检查松解是否满意。

（五）外翻畸形的软组织平衡

膝关节外翻畸形的软组织平衡是人工膝关节置换的难点，一方面外侧稳定结构的解剖构成复杂；另一方面，膝关节外翻时常伴内侧稳定结构的松弛。不过，膝关节外翻的软组织平衡同样以松解挛缩的软组织结构为主。膝关节外翻时，可能需要松解的软组织结构包括：髂胫束、弓形韧带、外侧副韧带、腘肌、股二头肌、腓肠肌外侧头、外侧髌旁支持带、后交叉韧带等。与内翻畸形的软组织平衡一样，术中应该边松解边评估软组织平衡情况，以逐步进行松解。

（六）屈曲畸形的软组织平衡

膝关节屈曲挛缩时应该分步进行软组织松解，边松解边检查伸膝间隙的情况。第1步，首先平衡膝关节内侧或外侧软组织，使膝关节在冠状面上线达到平衡。在合并内翻畸形的患者，膝关节侧方平衡后屈曲畸形也可获得明显矫正。第 2 步，松解后方挛缩结构。切除半月板和交叉韧带后，极度屈曲膝关节，沿股骨后髁及髁间窝后上缘向上骨膜下剥离后方关节囊。第 3 步，松解腓肠肌在股骨上的起点。第 4 步，如果经以上处理后，伸膝间隙仍然很紧，应考虑增加截骨。但要注意，增加截骨会影响关节线的位置，从而改变关节的机械力学，因而应慎重。

八、术后并发症及防治

（一）术后疼痛

TKA 的手术目的是获得一个无痛、稳定、功能良好的关节，因此，疼痛的缓解程度是评价手术成功与否的一个重要指标。术后早期疼痛多由于手术创伤、软组织组织炎性反应等引起。针对术后早期疼痛，可有多种处理方法，如硬膜外置管给药、静脉止痛泵、术中关节腔药物注射、神经阻滞、哌替啶、非甾体类药物等。目前，有人提出超前镇痛的概念，即术前即开始给予止痛药物以降低痛阈。

（二）深静脉血栓栓塞（deep venous thrombosis，DVT）

DVT 是人工关节置换术后的主要并发症之一。邱贵兴等报道，关节置换术后 DVT 的发生率增高，未预防组为 30.8%，预防组为 11.8%。但绝大多数是无症状性 DVT，体检时发现小腿、踝部软组织肿胀、腓肠肌压痛。DVT 严重者可发生肺栓塞，甚至可造成死亡。临床中怀疑 DVT 时常进行下肢静脉彩超以明确诊断。目前常规给予低分子肝素预防性抗凝，常用药物有速碧林、克赛等。此外，可使用足底静脉泵或下肢脉冲加压装置以促进静脉回流，以减少 DVT 的发生。术后早期下地活动也有助于预防 DVT。但已经发生 DVT 的患者不能采用以上加压装置，并应限制活动、将患肢抬高、增加抗凝药物剂量。

（三）切口愈合不良

切口愈合问题与手术技术直接相关。因此，注意手术细节及仔细关闭伤口非常重要。一般而言，避免伤口缝合过紧，切口边缘要整齐以便于对合并恢复组织的解剖层次。

（四）对线不良

由于对下肢力线重要性的认识的提高及手术器械的改进，目前，对线不良的发生率较以前明显减少，但严重的对线不良会导致假体磨损和松动。

（五）假体松动

假体的松动与磨损是一个长期的并发症。临床主要表现为活动后疼痛；X 线检查出现透明带或透明带增宽，有时与低毒感染所致松动很难鉴别。常与手术技术相关，如对线不良、软组织平衡缺陷、骨水泥技术不到位，此外，亦与肥胖、活动量及负荷量过大等有关。

（六）假体周围骨折

TKA 术后可发生胫骨干、股骨干骨折，也可发生胫骨平台、股骨髁的骨折，其发生率为 0.3% ~ 2.5%。大部分骨折发生在术后 3 年左右。摔倒等外伤是骨折的常见原因。保守治疗适用于骨折无移位或轻度移位但通过手法复位能维持稳定的病例。骨折断端 <5mm、成角畸形 <10° 或骨折粉碎程度较轻者，也可考虑非手术治疗。对保守治疗无效或无保守治疗指证者，应行切开复位内固定。

（七）感染

文献报道 TKA 术后感染发生率为 2% ~4%，常引起关节的疼痛和病废，一旦发生，将给患者带来灾难性的后果。发生感染的高危因素中，宿主的免疫系统最为关键，服用免疫抑制药的患者容易发生感染。其危险因素还包括，肥胖、糖尿病、类风湿关节炎、口服激素、免疫抑制药、抗凝药等也是术后感染的危险因素。另外，手术时间延长、术后血肿形成等都容易促使感染发生。

感染分为浅部和深部感染。浅部感染指的是皮肤、皮下组织的感染，及时外科干预，包括伤口换药、引流、清创等可防止深部感染的发生。深部感染指的是感染进入关节腔。革兰阳性菌是最常见的致病菌，包括葡萄球菌、链球菌和肠球菌等。

急性感染的临床表现与一般化脓性感染一样，患膝局部红肿热痛明显，诊断不难。但临床上，很多患者其临床表现不是很明显，疼痛是最常见的关节感染症状。常用的诊断感染的检查项目有：血白细胞、血沉（ESR）、C反应蛋白（CRP）、关节穿刺培养、放射学检查、核素扫描等。白细胞、ESR、CRP敏感性强，但特异性差。关节穿刺培养是诊断感染的最直接依据，而且有助于选择敏感抗生素。X线片上出现假体松动、局灶性骨溶解、骨透亮线范围进行性扩大等应怀疑感染的可能。核素扫描对诊断感染有较高的特异性和准确性。目前用手临床的放射物质主要有：亚甲基二磷酸^{99m}锝、枸橼酸^{67}镓、^{111}铟白细胞。

TKA术后感染的治疗方法包括，保留假体的长时间抗生素抑菌治疗、切开或关节镜下引流清创；更换假体的一期/二期再置换；挽救性的关节切除成形术、融合术、甚至截肢术。在所有术式中，以二期假体再置换效果最肯定。抗生素长期抑菌治疗不确切，治愈率只有6%～10%，仅适用于病情严重、无法耐受手术治疗者。关节镜下冲洗清创术成功率只有16%～38%。切开冲洗清创治疗适用于感染持续时间在2～4周以内，没有皮肤窦道、致病菌对抗生素敏感、假体固定良好且放射学没有骨组织感染征象（骨髓炎或骨溶解）的患者。如果严格筛选患者，该方法的成功率可达60%～83%。与保留假体的方法相比，再置换术临床效果相对可靠，因此应用最为广泛。二期再置换术成功率可达97%，感染复发率低。目前多数主张在首次清创后使用抗生素6周，两次手术的间隔常为3个月。关节切除成形术适用于下肢多关节受累，术后功能要求低或身体条件差无法耐受再次手术的患者。膝关节融合术是术后感染的传统治疗方法，适用于伸膝装置严重破坏、持续性感染、骨缺损严重关节周围软组织条件差等患者。截肢术是治疗感染的最后措施。

九、术后功能康复

TKA术后的康复技术存在一些争议，一般可采用自由的方式，即鼓励患者在可耐受的情况下，逐渐增加活动量，但要避免术后早期进行过度锻炼，否则会出现关节肿胀和僵硬等问题。

术后第1～3天：患者关节出血、肿胀、炎性反应较重，此时主要指导患者在床上进行功能锻炼。术后第1天进行股四头肌等长收缩及膝关节和踝关节屈伸活动。术后第2～3天，指导患者增加练习直腿抬高。另外，在主动活动的基础上，给予CPM机辅助功能锻炼并有助于预防DVT。

术后3～7天：床旁站立行走。患者在助行器或助行车的辅助下，从床旁站立开始，逐渐过渡到床旁、病室、病房行走。

术后7～14天：巩固膝关节屈伸功能并练习步态。此时可尝试脱离辅助工具进行独立行走，但注意活动量要小，并根据患者的耐受程度进行调整。

术后14天至3个月：此时可出院，出院时一般要求膝关节屈曲达到100°以上。这个阶段主要是进一步巩固已获得的功能，根据患者恢复情况安排好随访，了解患者功能恢复情况并作好下一阶段的康复计划。

术后3个月以后：患者病情基本平稳，关节功能稳定，可正常生活。

十、人工膝关节翻修术

初次全膝关节置换术由于骨质条件好，韧带完整，而全膝关节翻修术完全不同于初次TKA。

（一）适应证和禁忌证

1. 适应证　翻修术适用于各种术后并发症，包括感染、假体松动、关节半脱位（脱位）和关节对线不良、关节不稳等。

2. 禁忌证　伸膝装置或关节外周软组织严重缺损、无法修复的严重骨缺损等。

（二）术前评估

翻修术前评估关键是正确判断失败的原因。如果对失败原因不能作出很好的解释，那么翻修术后可能得不到什么益处。体检时要重点检查关节活动度、关节稳定性和皮肤情况。实验室检查包括血常规、血沉、C－反应蛋白、凝血功能等，必要时行关节穿刺。影像学检查包括双下肢负重位全长相、膝关节正侧位及髌骨轴位相。^{99m}Tc、^{111}In 核素扫描可作为一种辅助措施用于疼痛的鉴别诊断。

（三）操作步骤

1. 切口　翻修术时尽量采用原手术切口以减少皮肤坏死的可能，然后于髌骨前内侧切开关节囊。对于关节强直、活动范围小者，外翻髌骨时非常困难，此时通常采用股四头肌 V－Y 成形术以显露关节内结构。另外还可采用胫骨结节截骨术或股直肌切断术。理想的切口是正中直线切口。

2. 假体取出　翻修术时假体取出一般不会太困难，特别是假体松动时。首先充分显露假体、清除假体周围所有软组织，然后用骨刀在假体－骨或假体－骨水泥之间轻轻敲击。一般先取出聚乙烯垫片，膝关节强直者更应在屈曲膝关节前将它取出，然后再取出胫骨平台和股骨假体，其顺序根据关节显露情况而定，关键是要注意保护好骨质和方便取去假体。

（1）股骨假体取出：对骨水泥固定的假体通常是在假体－骨水泥界面用窄而薄的骨刀轻轻敲击至假体完全松动后，沿轴线方向打出假体，然后再用小骨刀或磨钻等去除骨水泥。非骨水泥固定股骨假体的取出基本上与骨水泥固定的股骨假体相同。

（2）胫骨假体取出：若假体已松动，则取出比较方便。若骨水泥固定良好，则应用各种不同的工具在假体－骨水泥界面之间逐渐凿开或磨削，直至胫骨假体松动取出。但需注意，不要挤压胫骨平台松质骨。

（3）髌骨假体取出：取髌骨假体既困难又有危险，因为髌骨相对较小，容易导致髌骨骨折。对全聚乙烯髌骨假体，应首先用摆锯在骨水泥－骨界面处锯开，然后用高速小磨钻清除骨水泥及嵌入髌骨的固定柱。若为骨水泥或非骨水泥固定的金属托髌骨假体，其取出方法同股骨或胫骨假体。

3. 骨缺损的处理　骨缺损的处理取决于缺损的部位、大小、患者年龄、术后活动度等因素。通常术中所见的骨缺损都比 X 线片上所显示的严重。

（1）囊腔性骨缺损：翻修术中，最常见到的骨缺损是囊腔性骨缺损。初次 TKA 时，骨水泥注入软骨下面，取出假体及骨水泥后即留有囊腔性骨缺损，硬化骨的去除也会产生囊腔性骨缺损。另外，骨溶解也可产生此类缺损。对于囊腔性缺损，处理相对容易，通常可用截骨获得的自体骨松质充填骨缺损，然后打压；若骨缺损较大，则可用自体骨结合异体骨植骨。有时也可用骨水泥填充这类缺损，但植骨对于获得牢固固定及骨储备更有益。

（2）中央腔隙性骨缺损：缺损主要位于髓腔部分，边缘骨质硬化。处理这种骨缺损的目的是获得结构性稳定，同时恢复髓腔部分丢失的骨质。此时可采用大块异体骨结合颗粒骨移植，但颗粒骨打压植骨更常用。另外，将异体股骨头修整后充填这种缺损也是常用的方法。

（3）骨皮质穿破或骨折：多数发生在取出假体或骨水泥的过程中。在这种骨缺损中，必须采用长柄假体，而且假体柄必须超过穿孔或骨折部位至少 3cm 以上。如果发生股骨远端或胫骨上端严重骨折，则应先作内固定，然后选用长柄假体，并在骨折周围采用异体骨或自体骨移植以加强骨折部位。在这种情况下，使用骨水泥固定时应尽量避免骨水泥渗漏至骨折块之间而影响骨折愈合。

（4）节段性骨缺损：指股骨一侧髁或胫骨平台缺损，常见于多次翻修的病例。

对于大的节段性骨缺损的修复，有两种常用的方法，即大块异体骨移植或定制组配式假体，通常是铰链式假体，特别是骨缺损范围大、缺乏韧带支持结构时。采用组配式铰链膝关节替代节段性缺损可获得相对良好的稳定性，术后患者可尽早活动并可负重，特别适用于老年患者。若为年轻患者，则选用异体骨重建股骨远端和胫骨近端更合适。选用异体骨移植时，先在股骨或胫骨上作阶梯状截骨，然后在异体骨上作与之相扣锁的阶梯状截骨，将两者相对合为一体，假体可用骨水泥直接固定在异体骨上，而假体柄则需用骨水泥或压配式固定于宿主骨上，通常还需在异体骨与宿主骨界面周围用异体骨加固。对于这些患者，康复训练和负重应大大延迟。

4. 关节稳定性的调整　调整关节稳定性的关键是要让假体有正确的对线关系、膝关节屈伸间隙平衡，并使关节线尽可能恢复正常解剖位置。

（1）屈伸间隙的平衡：取出假体后，评估屈伸间隙内外侧平衡及对称情况。

1）屈膝位不稳定：屈膝间隙大于伸膝间隙，临床上最常见。解决的方法包括减小屈膝间隙（股骨后髁填充垫片）或扩大伸膝间隙（股骨远端多截骨）。多数学者采用前一种方法，采用比股骨远端实际型号偏大的假体，然后在股骨内外髁后方放入厚的垫片。极少数患者需要采用股骨远端多截骨的方法来扩大伸膝间隙，多为严重屈曲挛缩畸形的患者。

2）伸膝位不稳定：屈膝间隙小于伸膝间隙解决的方法为在股骨远端增加金属块或使用小号假体。采用股骨远端增加金属块的方法可使股骨假体下降到正常关节线位置、改善关节伸膝稳定性并补偿了股骨远端骨缺损。

3）平衡膝关节内外侧不平衡：将新的股骨假体放在正常位置，使其前缘与股骨内外上髁连线平行，在缺损部位填充垫片，调节垫片厚度使关节间隙呈矩形、关节间隙内外侧对称。

（2）恢复关节线的解剖位置：研究表明，关节线应位于股骨内上髁下方约 3cm 和外上髁下方约 2.5cm 处。当髌韧带保持正常长度，没有牵拉延长，也没有挛缩变短时，关节线位于髌骨下极一横指的位置。

需要说明的是，最应该重视的问题是平衡膝关节屈伸间隙、重建膝关节力线，这远比恢复关节线高度要重要得多。否则，容易造成假体不稳定使导致手术失败。

5. 缝合伤口 缝合伤口时，切勿使伤口张力过大，以防康复锻炼时将伤口撕裂。逐层缝合伤口，处理同初次 TKA。

6. 术后处理 术后免负重至少 3～4 个月，除非 X 线检查提示自体、异体骨已愈合。

康复锻炼 TKA 翻修术后的康复锻炼原则上同初次 TKA，但由于翻修时常进行骨缺损的修复、韧带结构的修补、特殊假体的使用以及切口显露时采用各种特殊操作。因此翻修术后的康复锻炼必须根据患者的具体情况而定，既要达到康复锻炼的目的，又不至于因不适当的锻炼而损坏关节结构。

如切口皮缘无坏死迹象，术后可尽早开始 CPM 锻炼，并开始膝关节主被动屈伸练习。对术中进行股四头肌 V－Y 成形或胫骨结节截骨术的患者，术后 8 周内应避免主动伸膝或被动屈膝活动。对有大块骨移植的患者，X 线片未见明确的植骨块愈合迹象时应避免完全负重。肌腱、韧带重建的患者，术后膝关节应至少制动 6 周。

（李继超）

第三节　踝关节置换术

（一）概述

踝关节又称胫距关节，位于下肢的远端，是足后半部关节中最重要的关节，它使足在空间内可处于任何位置，可以适应任何不规则的地面情况。人体在站立、行走、下蹲等动作中，踝关节的稳定性和灵活性有着非常重要的作用。而踝关节的稳定性和灵活性的特点是由它的骨性结构、关节囊与韧带以及踝关节周围的肌肉的动力作用而共同完成的。

1. 骨性结构 踝穴由胫腓骨下端组成，外踝较内踝低 1cm 左右，并偏后方 1cm，在矢状面胫骨下端后缘较前缘更向下延伸，下胫腓横韧带加深了这个延伸，从而可以防止距骨在踝穴内的后移，加强了踝关节的稳定性。距骨体前宽后窄，平均相差 2～4mm，形成向前开放的 25°。距骨体滑车内侧与外侧的曲率半径不同，此解剖上的特点决定了踝关节在屈伸活动中同时还有水平位的旋转活动。胫骨下端关节面承重面积为 11～13cm^2，而髋、膝关节关节面的承重面积比踝关节小，故单位面积上的负荷踝关节比髋、膝关节小。若用单足负重时，踝关节关节面受到的应力相当于体重的 2.1 倍，在负重期的推进期时，关节面受到的应力相当于体重的 5 倍左右。若距骨在踝穴内有轻度倾斜，关节面所受到的应力由于承重面积的变小而明显增加。

外踝不仅构成了踝穴的外侧壁，而且当踝关节背伸活动时，外踝向外后方旋转并轻微上移。此时下胫腓联合增宽，以适应相对较宽的距骨体前部进入踝穴。腓骨可以传导体重的 1/6。

2. 韧带与关节囊 ①内踝（三角）韧带。自前向后分为胫距前韧带、胫跟韧带和胫距后韧带，其中胫距前韧带向远侧延为胫舟韧带。三角韧带呈扇形与关节囊紧密相连，非常坚固，故当外伤时常发生内踝骨折而不发生三角韧带断裂。②外踝韧带。自前向后分为腓距前韧带、腓跟韧带和腓距后韧带。腓距前韧带较薄弱，在踝跖屈位有限制足内翻活动的作用，腓跟韧带较坚强，在踝关节 90° 位时限制内翻活动，腓距后韧带最强。腓距前、后韧带加强关节囊，而腓跟韧带位于关节囊外。③下胫腓韧带。胫骨下端的腓骨切迹与腓骨下端构成下胫腓联合，胫腓骨之间，由下胫腓韧带与骨间膜相连，骨间膜由胫骨斜向外下方止于腓骨，踝关节背伸活动时，腓骨轻微上移并向外后方旋转，骨间膜由斜形变为水平，踝穴增宽，正常下胫腓联合增宽为 0.13~1.8mm。下胫腓韧带又分为下胫腓前韧带、骨间韧带、下胫腓后韧带和下胫腓横韧带，骨间韧带是骨间膜的延续，最坚固。④关节囊。前侧关节囊由胫骨下端前缘至距骨颈、后侧关节囊由胫骨下端后缘至距骨后结节，前后关节囊松弛、薄弱，两侧关节囊由侧副韧带加强。

3. 肌肉 踝关节的运动主要是屈伸运动，使踝关节跖屈的肌肉主要是小腿三头肌（腓肠肌和比目鱼肌），其次为胫后肌、屈趾长肌、屈拇长肌和腓骨长肌。在跖屈踝关节的运动中小腿三头肌所做的功约为其他肌肉总和的 13 倍。踝关节背伸肌为胫前肌、伸趾长肌、伸拇长肌和第三腓骨肌，它们所做的功只相当于跖屈肌的 1/5~1/4。

当以全足放平站立时，在矢状面身体的重力线经过踝关节前方，足有外翻趋势，所以踝关节跖屈肌的肌力与足内翻肌的肌力强于踝背伸肌与足外翻肌，即对抗踝背伸肌与足外翻活动以达到踝关节与足的稳定和平衡。

4. 踝关节的运动 距骨体滑车关节面的角度值为 90°~105°，胫骨下端关节面的角度为 50°~55°，因此踝关节在矢状面的屈伸运动范围为 45°~55° 其中背伸活动约为 1/3（10°~20°），而跖屈活动约为 2/3（25°~30°）。踝关节在矢状面的屈伸运动轴，自内踝顶端至外踝顶端，即由内上向外下倾斜，其与胫骨纵轴之夹角为 68°~85°（平均 79°），由于踝关节屈伸运动轴是倾斜的，当踝背伸时足尖朝向外，当踝跖屈时，足尖朝向内，即在水平方向上发生足外旋及内旋的旋转活动，为 13°~25°（平均 19°）。踝关节运动的方式是由距骨体滑车关节面的形状来决定的。距骨体滑车是圆锥体，其基底在腓侧，腓侧的曲率半径大于胫侧，故屈伸活动时腓侧运动范围比胫侧长，而发生水平方向上的旋转活动。

此外踝关节的运动与距下关节及足的运动是联合的。当踝关节跖屈时，足内翻、内旋，足内侧缘抬高、外侧缘降低、足尖朝内，称为旋后；当踝关节背伸时，足外翻、外旋，足外侧缘抬高、内侧缘降低，足尖朝外，称为旋前。

在下台阶时，踝关节屈伸活动最大，走上坡跑（约 10°）时展收活动最大，其次是走 15° 下坡路时，而旋转活动不因地面情况不同而有差异。

5. 步态周期中踝关节的运动 负重期（从足跟触地到足尖离地）占步态周期的 60%，其中第 1 期为抑制期（足跟触地），踝关节轻度跖屈；第 2 期为中期（全足放平），踝关节在此期开始时为跖屈，当重心超过负重足后立即转为背伸；第 3 期为推进期（从足跟离地到球部着地，进而到足趾离地），踝关节跖屈。

摆动期占步态周期的 40%，第 1 期即加速期（足趾离地），踝关节跖屈；第 2 期为中期，踝关节背伸；第 3 期为减速期（足跟触地之前），踝关节轻微跖屈。

（二）假体设计原理及假体类型

严重的踝关节疾患，使患者难以支持体重和步行，采用踝关节融合术似乎是天经地义的治疗金标准，几十年来无人提出异议。但在 20 世纪 70 年代初，髋、膝关节的疾患而引起关节畸形、疼痛、功能障碍的患者，得到了人工全髋关节和人工全膝关节置换术的治疗，取得成功，效果满意，从而解决了患者关节畸形、疼痛及功能障碍。在这项成功经验的鼓舞下，为了解决踝关节疾患而进行了踝关节人工假体的设计和研究。踝关节假体与人工髋、膝关节假体的设计有很多共同之处，因此高分子聚乙烯－金属的组合同样是人工踝关节假体的重要首选材料，人们期待着人工全踝关节置换术既可以缓解踝关节疼痛、矫正畸形，同时又可以保留踝关节的活动功能。

第 1 个采用现代材料制成的踝关节假体，是由 Lord 和 Marotte 在 1970 年开始使用的，其设计逐渐与踝关节生物力学相结合，以得到临床更好的效果。

RichardSmith 提出以人工踝关节置换来重建踝关节功能，是最早介绍踝关节置换的人。他试图通过球 - 窝假体保留踝关节的位置和后足的活动，替代踝关节融合术。然而临床发现这种假体本身很不稳定，影响行走时的稳定性。Kirkup 继续这项研究，采用 Bath 和 Wessex 假体，通过高分子聚乙烯和金属关节组合，依靠距骨体圆顶的平均厚度（2~6mm），使踝部韧带紧张，为假体的稳定性提供保证。

目前采用的踝关节假体多种多样，既有两个部分组成的限制性关节、半限制性关节，以及非限制性踝关节假体，又有由 3 个部分假体，带有一个可自由滑动的垫组成的踝关节。前者限制性关节，如 Mayo 踝，半限制性踝，如 Mayo 踝和伦敦皇家医学院医院踝及非限制性踝，如 Bath 和 Wessex 踝。后者是北欧型全踝关节假体（STAR），由 3 部分组成，解决了踝关节滚动的问题并已取得优良结果，它克服了假体对踝关节旋转运动的限制，防止骨与假体界面或骨与骨水泥界面的应力增加和集中。看来踝关节置换只适合采用带有滑动衬垫的全踝关节假体，目前两部分设计的假体已不再应用。

踝关节假体的设计要求如下：

1. 活动度　屈伸活动范围至少达到 70°，轴向旋转活动超过 12°，否则踝关节假体会由于本身限制程度较高而出现术后假体松动。

2. 稳定性　要求踝关节假体必须有良好的内在侧方稳定性。

3. 关节面的顺应性　正常踝关节除屈伸活动外还可轴向旋转，因此要求关节面顺应性不宜太高，即少限制性，这样减少关节扭力传到假体固定界面，减少假体松动需关节周围有较完整的韧带和骨组织结构保护以防止关节半脱位，关节面顺应性小的假体，载荷易集中，假体磨损增加。反之，关节面磨损明显减少，但是假体固定界面承受应力增大，使术后假体容易松动。因此设计出带活动负重面高分子聚乙烯衬垫的三部件组成的假体以减少术后松动。

在过去的 10 年里，非骨水泥型踝关节置换已被采用，从 1990 年起人们已开始使用非骨水泥型假体。通过骨水泥型假体（TPR）和非骨水泥假体的随诊比较，骨水泥型的翻修率和关节融合率明显高于非骨水泥型假体，结果表明非骨水泥型踝关节置换优于骨水泥型假体。其原因有三：其一，对踝关节采用骨水泥固定方法比其他负重关节更难，由于解剖特点向胫骨内压入骨水泥几乎是不可能的；其二，骨水泥可能进入关节后侧从而影响关节活动，若游离可引起关节表面的磨损；其三，只有胫骨最远端的 1~1.5cm 能用于施放骨水泥，在其上均为脂肪性骨髓。

由于踝关节置换术不断改进，临床疗效不断提高，缓解了疼痛，矫正了畸形，保留了踝关节的功能活动，因此大部分踝关节疼痛、有退行性变的踝关节不再行踝关节融合术了。

目前 Kofoed 和 Stirrup 的报道证实踝关节置换的疗效已超过了关节融合术。踝关节置换术在缓解疼痛、改善功能、较低的感染率及未继发距下关节骨性关节炎等方面有更出色的临床表现。通过几十年的不断实践不断改进，踝关节置换术已经从实验室和偶然的成功阶段发展到有使用价值并能耐久使用的阶段。但我们也必须清醒地看到我们仍然正处在踝关节置换的起步阶段，需要我们再接再厉地继续工作、实践。

（三）适应证与禁忌证

1. 适应证　如下所述。

（1）类风湿关节炎踝关节疼痛残留功能极差者。

（2）踝关节疼痛和退变者，活动严重受限。

（3）距骨骨质尚好，踝关节周围韧带稳定性完好者。

（4）内、外翻畸形 <10° 者。

（5）后足畸形可以矫正者。

2. 相对禁忌证　如下所述。

（1）踝关节区域的深部感染或胫骨感染。

（2）有严重功能障碍的类风湿关节炎患者中发现有严重后足外翻畸形，踝穴严重破坏，踝穴有严重的内外翻畸形，严重的骨质疏松和关节骨性破坏。

（3）难以控制的活动期关节炎，如牛皮癣性关节炎等。

（4）对术后运动程度要求较高者，如参加慢跑、网球等运动。

3. 绝对禁忌证 如下所述。

（1）距骨缺血性坏死（尤为坏死范围超过距骨体一半以上者），无法重建的踝关节复合体力线异常。

（2）Charcot 关节炎。

（3）神经源性疾病导致足部感觉丧失。

（4）小腿肌肉功能丧失。

（5）退行性骨关节炎造成骨质严重丢失或踝关节侧副韧带缺损。

（6）胫距关节畸形超过 35°。

（7）患者对术后康复没有信心。

（8）不能配合术后康复训练者。

（9）对术后运动程度要求极高者，如进行跑跳等剧烈运动。

（四）手术操作及注意事项

1. 术前准备 如下所述。

（1）最新的踝关节 X 线片（正侧位）。

（2）确认跟距关节的退变范围。

（3）通过 X 线观察了解胫骨和距骨的骨质情况。

（4）观察并记录步态及疼痛情况、功能和活动情况。

2. 手术操作 如下所述。

（1）患者仰卧位，使用气囊止血带，患侧臀部垫高，有利于踝关节持续处于轻度内旋位。

（2）取踝关节前内纵行弧形切口。

（3）自踝上 10cm 经踝关节中点延向第一跖骨，自胫前肌腱与拇长伸肌腱间显露踝关节，使用固定导向器，使力线对位杆在前后和侧位上与胫骨长轴平行。

（4）胫骨远端安置选定的胫骨截骨板并用钢钉固定。

（5）之前将截骨板与 5mm 的 sizer 连接。

（6）sizer 的表面应与胫骨远端的关节面对齐。

（7）定位杆固定于胫骨中线上。

（8）必要时可调整钢钉的位置。

（9）首先在截骨板内侧用往复锯自关节面向近端截骨。

（10）注意截骨深度为 5mm。

（11）取下 5mm 的 sizer。

（12）用摆锯贴紧截骨板。

（13）垂直于胫骨截骨。

（14）取下胫骨截骨块。

（15）将 4mm sizer 安装到胫骨截骨板上。

（16）使踝关节背伸 90°。

（17）尽量使距骨贴紧胫骨远端。

（18）贴紧 4mm 的 sizer 垂直向下在距骨上截骨。

（19）取下距骨上的截骨块。

（20）根据距骨的大小和左右选择匹配的距骨截骨板。

（21）于距骨的中央位置贴截骨面放入截骨板。

（22）用固定钉将距骨截骨板固定。

（23）沿距骨截骨板用往复锯截骨。

（24）外侧截骨切入距骨 1～5cm，内侧仅 1cm。

（25）用持物钳夹住另一截骨板。

（26）将其放置在距骨截骨面的中央。

（27）分别截除距骨后方、前方骨质。

（28）放置并固定相应的距骨 milling 板。

（29）用直径 3mm 钻头打出一个沟槽。

（30）距骨的截骨面已准备完毕。

（31）用测深尺测出胫骨远端的前后径。

（32）用直径 6mm 的定位钻头通过胫骨截骨板上的孔钻入胫骨远端。

（33）用一特制的半圆凿将胫骨远端的孔打开。

（34）注意避免劈裂性骨折。

（35）距骨和胫骨准备完毕。

（36）安装距骨假体（距骨帽）。

（37）用专用打入器打入并打紧。

（38）打入胫骨假体。

（39）注意打入方向应与胫骨长轴垂直。

（40）胫骨假体的前缘不要低于胫骨截骨面的前缘。

（41）放入滑动核试模。

（42）检查踝关节活动度和紧张度。

（43）选择合适厚度的滑动核假体。

（44）整个假体安装完毕。

（45）胫骨端假体：①有 3 个型号：小、中、大号，材质为钴铬钼合金；②超高分子聚乙烯有 5 个型号（6～10mm）。

3. 术后护理　如下所述。

（1）术后用行走石膏固定。

（2）抬高患肢两天后间断负重行走 10min。

（3）3～4 周后（非骨水泥型）去除石膏。

（4）注意锻炼足部肌肉和小腿后肌肉。

（5）术后 3～6 个月踝关节可能肿胀，可用弹力绷带间断固定或间断抬高患肢。

（6）术后 12 个月疗效基本稳定。

（五）并发症与预防

1. 感染　手术切口皮肤坏死而致浅层或深层的感染。

（1）浅层感染：可通过伤口换药处理。

（2）深层感染：处理较为困难，往往需采用伤口换药及皮瓣移位术。若出现踝关节假体周围的感染，需行假体取出，踝关节融合术。

2. 伤口皮肤愈合不良或延迟愈合　如下所述。

（1）踝关节周围的解剖特点是皮下组织较少，切开皮肤，深层便是腱鞘、肌腱和韧带，血运较差，术中需剥离软组织，术后患肢可发生肿胀，因而引起血液循环障碍。

（2）手术采用前方正中纵形切口，从伸拇长肌外侧剥离进入，很容易导致皮肤切口出现坏死和潜在皮肤坏死，若稍向内移在伸拇长肌和胫骨前肌之间进入，可使皮肤切口愈合不良或坏死率明显降低。

（3）对伤口皮肤愈合不良或延迟愈合及潜在皮肤坏死处理起来颇为棘手，有时需几周换药，或必要时行植皮或皮瓣转移术。若处理不当，易引起踝关节假体部位的继发感染。此外，出现伤口皮肤愈合不良或坏死时，由于需要减少和控制功能锻炼而影响到术后的功能康复。

（4）如何避免发生伤口皮肤愈合不良和坏死：①手术切口的选择要合理，切口长度要合适，避免术中过度牵拉软组织而损伤血管；②术中要轻柔，无创操作，尽量少行皮下剥离，少用电刀电切或电凝，避免损伤血管及皮缘，尽量多地保留足背静脉，以减轻术后下肢肿胀；③在缝合时要一丝不苟，层层缝合，缝皮时一定要皮缘对皮缘。

3. 腓骨撞击　人工踝关节置换术可缓解疼痛、改善功能，但术后可并发腓骨撞击，可引起踝关节剧烈的疼痛。其原因可能是由于后足进行性外翻，而后足外翻即可能存在距下关节畸形，也可能存在踝穴的楔形成角和距骨外翻而引起的与腓骨（外踝）的撞击。通过远侧胫腓联合融合术，或切除外踝的远端可使症状得到缓解或暂时性缓解。若要彻底解决疼痛，需从根本上找出原因：行三关节融合术，矫正后足的外翻畸形。若选择胫骨基板过大顶撞腓骨引起外踝部肿胀、疼痛，甚至可造成骨折。

4. 胫骨基板松动倾斜　当胫骨基板置入时偏于一侧，或基板未能落在胫骨皮质骨壁上，在负重或行走剪力的反复作用下，使其倾斜度增加，造成逐渐倾斜或内陷。

手术完成时或术后未负重时，假体位置良好，当负重行走练习后，逐渐出现移位。踝关节扭伤、跌倒是造成基板后期松动的主要原因。发现问题，应早期修复，摆正位置，延迟患者落地负重时间，患者落地负重时足跖部均衡着地，不宜提踵行走。

5. 距骨假体松动或移位　对距骨截骨欠严谨，距骨血运欠佳或过早负重于前足跖屈位时，距骨假体有可能松动。到后期，踝关节的扭伤、跌倒、撞击是最多见的踝关节假体松动、移位的主要原因。

X 线片示踝关节距骨侧假体倾斜、移位，与基板间缺乏平整或顺应感，或顶压外踝，应高度怀疑距骨假体松动。早期松动影像学征象不易发现。

6. 踝部骨折（外踝或内踝）　由于类风湿关节炎骨质疏松和放入滑动衬垫时强力牵拉而引起内、外踝骨折，此外也可在截骨中损伤内、外踝而骨折。发生踝部骨折后可采取内固定术或更改手术方案，行踝关节融合术。

（李继超）

第四节　肩关节置换术

（一）概述

虽然肩关节不是负重关节，但肩关节的结构复杂，它是由盂肱、胸锁、肩锁和肩胛骨胸廓四个不同的关节组成，相互间有很好的功能补偿能力。肩关节是人体活动度最大的关节。肩部大部分活动由盂肱关节和肩胛骨胸廓关节担当。其他关节则只是参与肩关节的极限活动。它的基本功能是将上肢连接于躯干，成为上肢的活动底座，并且为上肢活动和受力起到支点作用。肩部为上肢提供了广泛的活动范围、多平面的回旋活动，从而充分发挥手的抓握功能。肩部的稳定性可保证上肢完成托举、提携重物或下压动作，还可以在水平位快速将物体推向前或外方。

盂肱关节是 1 个由较大的肱骨头与 1 个较小的肩胛盂组成，缺乏内在的稳定性，而其关节囊松弛，允许它有充分的自由活动度。因此，肩部节的稳定和运动主要取决于关节囊及其周围的肌肉和肌腱韧带组织，尤其是完整的肩袖结构。

（二）肩关节假体设计演变和发展

人工肩关节置换术从数量上及普及程度上均不如人工髋关节、膝关节置换术。但随着医学科学技术的飞速发展，人工肩关节置换术逐渐成为一种成熟的治疗技术，更多地应用于治疗严重肩关节疾患的患者。肩关节假体设计应遵循以下原则：在解剖上重建关节解剖结构，恢复正常力学关系，提供良好的关节稳定性；生物力学上避免假体撞击征，假体耐磨且可以承受正常生理活动的应力；手术上，软骨下骨一定尽可能得到保护，有利于肩袖的保护和修复；手术安装简便，假体固定牢靠，生物相容性好，不妨碍术后的早期训练康复；需翻修时假体取出方便，不会进一步破坏骨组织和肩袖强度，翻修时可替换部分假体。

1. 非限制型假体　假体没有内在的机械连接装置，尽可能贴近正常肩关节的几何形状：肱骨头与盂臼相互匹配，接近正常解剖尺寸，关节活动不受假体限制。关节稳定性来自肩周软组织，这类假体中，Neer Ⅱ全肩关节假体是目前最为成功的假体之一。这类假体之所以能沿用至今，原因在于合理的设计。

（1）假体接近正常解剖形态，肱骨头和肩胛盂关节面的弧度相对一致，假体的盂肱关节面之间无机械性连接和限制，最大限度避免了盂肱关节之间的应力集中而减少了肱骨头假体及盂肱假体的松动，而获得最大活动度。

（2）术中要求切除少量肱骨头及盂肱关节面，有助于恢复正常肩关节的解剖结构，也为今后可能的翻修术或肩关节融合术创造条件。

（3）尽可能保证了周围软组织的完整性。

Neer型假体基本上满足了肩关节假体设计的原则要求，该假体已成为评判其他肩关节假体的金标准。

2. 限制型假体 限制型假体的优点是假体本身具有很好的稳定性，适用于肩袖等间关节周围软组织严重缺损破坏，术中无法修补的患者，但术中需切除较多的骨组织以置入此类假体。其缺点在于关节活动受限，大部分限制性假体外展时很少超过90°。限制型假体不符合正常肩关节的生物力学解剖，术后关节活动无应力，失去在肩关节周围软组织中的传导作用，而只是由假体、假体－骨水泥界面或在骨水泥－骨界面传导。故容易发生假体断裂、松动等并发症，目前临床适应证有限。

Stanmore假体是经典的最早期的限制型肩关节假体之一。Michael Reese假体诞生于1973年，与前者主要区别在于关节材料的改进，即从金属对金属组合改为金属对聚乙烯。这些假体不同程度上带到了肩关节假体的设计要求，但因假体断裂、肩胛骨骨折，假体松动等并发症，假体翻修率高达50%，临床实际应用效果并不理想。

3. 半限制型假体 与非限制型假体最大的区别是这类假体的肩胛盂部件，其上缘附有唇状挡板，用于终止肱骨头假体上移，其他类同于非限制型假体。可避免完全限制型假体术后的高失败率。半限制型假体中短期临床效果尚令人满意，长期效果有待继续观察。

（三）术前评估与放射学检查

对患者作出及时、完全、充分和准确的术前评估是手术成功的关键之一。术前准备越充分，手术成功率越高。

1. 病史采集 关键在于详细了解疾病的基本发展过程，作出正确的诊断。

首先我们的思路循着先天性或后天性，根据主要病因分为血液性、感染性、代谢性、创伤性、内分泌性。应注意全身各系统的病史资料，而肩部症状有可能只是全身其他疾病的局部表现之一。在治疗肩关节前，还需要先行解决其他关节的病症，手术循序上多采用下肢优先于上肢的原则。其他合并有肩部病变的全身系统疾患还包括系统性红斑狼疮，长期激素治疗导致的肱骨头缺血坏死，糖尿病引起的多发性神经病导致的肩关节疼痛、Charcot神经性肩部按揭病等。

对患者年龄、职业、特殊工作要求、教育程度、心理素质也是关节置换术必须重视的病史资料。对于疼痛需注意描述疼痛发生部位、频率、持续时间、强度，加重或减轻时的原因，有无放射性疼痛等。需了解既往手术史、过敏史、精神健康情况等以行鉴别诊断。

2. 体格检查 在骨科检查的基础上，重点检查双侧肩关节的肌力，关节活动度和稳定性。关节部位肌肉有无萎缩、肌力等级、肌肉有无压痛、痉挛及有无臂丛神经麻醉。详细检查关节活动范围，检查肩袖周围软组织，有无关节挛缩；是否需行软组织松解、有无增生；检查关节稳定性，肱骨头有无后方半脱位；有无其他疾病引起关节不稳。对有手术史的患者要检查是否有关节囊挛缩。

3. 影像学检查 术前通过病史的采集，体格检查的情况，应准确地评估与肩关节疼痛、活动受限等相关部位如：颈椎、肩锁关节、神经及其所支配的关节周围的肌肉功能，并拍摄分析肩关节不同位置的放射线影像学改变，如肩关节前后位，斜位、侧位、腋位和肩关节内外旋位等。

（1）前后位片：不能反映盂肱关节间隙的变化，但可观察肱骨头骨赘生成情况。肱骨头上移程度；肩锁关节病变情况；肩峰下骨刺；肱骨髓腔大小；皮质骨厚度及肱骨干有无畸形等。

（2）侧位片：用于观察肱骨头前后相的半脱位程度，肱骨结节位置。

（3）斜位片：便于观察肩关节间隙和附近骨结构是否正常。

（4）肱骨头内旋位片：便于显现肱骨头圆弧外形。

（5）肱骨头外旋位片：便于观察肱骨大小结节、肩峰下方磨损，常提示伴有严重的肩袖病变，肱骨头上移多数情况下提示患者有严重的肩袖病变。

（6）腋位片：有助于判断肩盂磨损的部位、范围、内移程度以及肱骨头位置，看肩盂前后侧有不对称性磨损，术中需要考虑植骨。

（7）关节造影：是判断肩袖撕裂的金标准，诊断价值优于磁共振检查。

（8）CT检查：CT提供的图像较X线片更为精确清晰。由于术中肩盂不易显露，故术前必须对肩盂后侧的磨损情况有确切的了解，避免假体发放位置不满意。

（9）轴位片或CT扫描片：测量肱骨头后倾角，肱骨头关节前后缘，连线正中垂线为肱骨头轴线，该轴线与肱骨髁横轴的夹角即为肱骨头的后倾角。

（四）适应证

关节疼痛，经休息、药物、保守治疗未见缓解的盂肱关节炎患者。主要适应证是关节疼痛。人工关节置换术可以减轻关节疼痛，但无助于改善长期病变造成的肩袖功能减退。

术前准确分析判断疼痛来源是手术成功的重要因素。

若有肩关节疼痛，但放射影像学检查没有严重关节破坏的，可选用简单的肩锁关节切除成形术或滑囊切除术即可缓解，取得较好治疗效果。

若肩袖组织完整，无明显关节面塌陷的，可选择简单的肩峰成形术或肩峰修补术。

若肩胛盂软骨下骨完整，骨松质结构良好，无明显骨缺损，则只行人工肱骨头置换。而肩胛盂侧有较大的囊性病灶，磨损时才考虑人工全肩关节置换。

非限制形全肩关节置换术的适应证：

（1）骨性关节炎、类风湿关节炎、创伤性关节炎、肱骨头和对策肩盂关节面均有严重破坏。

（2）关节反复脱位，肱骨头压缩骨折范围超过40%。

（3）肱骨头缺血坏死、肱骨头塌陷变形，未累及肩盂者。

（4）肩盂侧严重破坏骨缺损，残留骨量无法安置假体。

（5）肱骨外科颈骨折不愈合的老年患者。

（6）肿瘤重建。

（7）某些伴有肩袖撕裂退变者。

（五）禁忌证

（1）活动性感染或近期有过感染史。

（2）三角肌和肩袖肌肉麻痹。

（3）神经性关节炎。

（六）相对禁忌证

无法进行术后长时间康复训练或训练意愿不高者。

（七）手术技术

1. 麻醉体位　临床常用全身麻醉或斜角肌间阻滞麻醉，患者取半卧位，双髋屈曲30°。

2. 手术入路和技术要点　如下所述。

（1）手术入路：取肩关节前内侧入路，切口起自喙突顶端沿三角肌胸大肌间沟，向远端延伸至三角肌肱骨止点外侧，长约17cm，切口略偏外防止术后瘢痕，处理头静脉（结扎或保留），向外牵开，显露打开三角肌胸大肌间沟，向下至胸大肌在肱骨之附着处，向内向外牵开三角肌和胸大肌。沿着联合肌腱（喙肱肌和肱二头肌）的外侧缘切开胸锁筋膜，向内牵开联合肌腱，显露肩胛下肌的上缘和喙突韧带，保护联合肌腱的喙突附着，紧贴喙突切断喙肩韧带，扩大视野，扩大肩关节显露，外展、外旋肩关节，通过喙肱韧带和旋前肱动脉来确定肩胛下肌的上下缘。在分离松解肩胛下肌时，应使肩关节处于外旋、内收和轻度屈曲位，以保护腋神经，肩胛下肌切断处做挂线标记，便于术后缝合。同时切开肩胛下肌和关节囊，可维持软组织瓣强度，利于伤口缝合和术后早期关节康复锻炼。向远端轻轻牵拉上臂，外展、外旋肩关节，做肩关节前脱位，脱位时切忌暴力，防止肱骨干骨折。

（2）切除肱骨头：是此手术关键性步骤。清理关节下方骨赘十分关键。由于对这部分骨赘的误判，常发生肱骨颈切除过多，时而伤及腋神经。因此在切除肱骨头之前，需伸直上臂，外旋内收肩关节，充分显露肱骨头，以辨认正常的骨皮质和骨赘，切除骨赘。在切肱骨头前要正确掌握与切割面相关的两个角度，即额状面上的颈干角，通常在 45°～50°，水平截面上的前倾角，通常正常肱骨头前倾角为 30°～40°。切割肱骨头方法是：首先屈肘 90°，上臂外旋 30°～40°，由前向后切割肱骨头关节面。这样切除的肱骨头截面，当上肢处于旋转中立位时，肱骨头关节面刚好正对关节盂。

当肩关节后方不稳定的患者，应减少前倾角，如：陈旧性肱骨头脱位。当有肩关节前方不稳定的患者，则需要适当增加前倾角。

用摆锯切除肱骨头时，注意避免伤及大结节和肩袖，尤其在大结节前方的冈上肌腱和肱二头肌腱长头，使术后肱骨头假体关节面略高于大结节水平，避免上臂外展时发生肩峰与肱骨大结节碰撞。

（3）扩髓后假体的置入：用由小到大的髓腔钻逐级扩大髓腔，深度等长于假体柄长，髓腔钻插入点多在肱骨头截骨面中心点之外侧，二头肌结节间沟后方，入点选择不当，可引起肱骨假体柄的内翻。

（4）肩胛盂侧准备和假体安置：在肩胛盂前、后、下方放置牵开板，保护腋神经，外展手臂松弛三角肌，并适当旋转手臂，以便充分显露关节盂，清除关节游离、滑膜和后方盂唇，显露肩胛盂，及喙突根部。沿喙突基地部正下方与肩盂下结节连线，在关节盂上凿一长槽，槽长度与选定假体固定柄一致。加深骨槽时注意方向。原则上，整个骨槽应正好生于肩胛盂颈部骨松质中央部位。

假体安置前大量生理盐水冲洗肱骨髓腔，肩胛盂。清理血凝块，骨碎屑，根据术中情况选用非骨水泥或骨水泥假体。如果肱骨假体于髓腔紧密搭配，结节完整，能防止假体旋转，可考虑使用非骨水泥固定，尤为青少年患者。而老年患者，类风湿关节炎，骨质疏松，肩关节不稳定者，可考虑使用骨水泥固定。

（5）缝合伤口：关节囊一般不缝合，大量抗生素盐水彻底冲洗后，再次检查肩关节前举和内外旋功能，三角肌和肩袖间隙留置引流管，逐层缝合伤口。包扎于上臂中立位，上肢悬吊巾固定，根据不同病种，类风湿关节炎或肩袖修复后患者，可用外展支具固定。若后关节囊松弛，伴后脱位，则选用肩关节外旋支架，待软组织自行修复和紧缩。术后要拍 X 线片以检查假体位置是否满意。

（6）肩关节置换术的并发症：自从 1893 年法国医师 Pacan 实行第 1 例人工全肩关节置换术以来，不断深入认识肩关节的生物力学及解剖学。随着假体材料的进一步提高，目前人工全肩关节置换术的 15 年生存率已达 87%。即便如此，人工肩关节置换术后的并发症发生率达 14%。而这些并发症困扰着临床骨科医师。需要我们不断提高手术技术，积累经验去防治这些并发症的发生。最常见的并发症主要有：假体松动，关节不稳定；假体周围骨折，感染；肩袖损伤；血管神经损伤；异位骨化；撞击征等。

1）假体无菌性松动：假体松动时最常见的并发症，也是翻修的主要原因。

松动发生率较低，主要是肩胛盂侧松动，假体周围 X 透亮带十分常见，但无临床症状，可定期随访观察。对于假体或骨水泥周围有宽度 >2mm，X 线透亮带或透亮带进行性增宽，假体变形、断裂或位置变动且临床有疼痛症状，应考虑假体松动。当然要与感染所致的假体松动进行鉴别。

2）关节不稳定：很常见，原因多为软组织失衡，假体位置不当，骨骼畸形，或以上因素的综合作用所致。分为前、后、上、下方向不稳定。

前方不稳定：最为常见的原因是肩胛下肌断裂，也可因肱骨、肩盂假体过度前旋，肩盂假体前方磨损，后方关节囊牵缩所致。前方关节囊和肩胛下肌的重建是成功治疗的关键，充分松解因断裂而回缩的肩胛下肌，使其断端能重新回到肱骨小结节。

后方不稳定：主要原因是肱骨头过度后倾。其他还包括肩关节囊前方过紧或后方过松等。均可出现术后肩关节后方不稳定。处理方法：松解关节前方软组织，紧缩后方软组织，调整假体位置，或使用大尺寸肱骨头。从临床而言，后方不稳定较前方不稳定更为困难。因此在初次手术时有针对性地预防。包括初次置换术中，对于过紧的肩胛下肌，前方关节囊做必要的延长、松解；清除肱骨头、盂肱周围骨赘；后方不稳定，适度减少肱骨头后倾角；肩胛盂假体安置准确；适度增大肱骨头，改善关节稳定性。

上方不稳定：较常见，处理非常困难。原因除最常见的肩袖撕裂、变薄、功能不足外，肩胛盂假体角度异常、喙肩韧带损伤及假体位置偏上。这些均使得处理上方的不稳定更为困难。对不可修复的肩袖病变而造成的上方不稳定，有时不得不改用限制性假体，而没有其他有效的治疗方法。对假体位置不理想或术后肩袖断裂造成的上方不稳定只做对症处理。

下方不稳定：很少见，可见于肱骨头颈粉碎性骨折术后有上肢短缩的患者。表现为关节下方半脱位、脱位，疼痛及三角肌功能下降。治疗可用特制假体或植骨恢复肢体长度。

3）骨折：发生率1%左右，好发于肱骨。常见于术中活动上臂，扩大髓腔、钻孔及插入假体时，术后外伤等。肩盂侧骨折少见。术中脱位时切勿暴力，应较好松解后用脱位机械辅助脱位。修整肱骨干时，髓腔钻方向掌握好，勿伤及骨皮质，置入假体时，避免过力敲打。对于骨折的治疗，可采用环扎术，钢板内固定，加长柄假体，一般假体柄超越骨折远端直径的2～3倍。

肩胛盂侧骨折时，不累及盂窝拱顶时，无须处理，累及盂颈部时刻改为肱骨头置换，也可用切下的肱骨头进行植骨修复，与肱骨头匹配。

4）感染：术后感染率约为1%，多见伴有感染危险因素的患者，如糖尿病、类风湿关节炎、局部既往感染史。常见致病菌是金黄色葡萄球菌、凝固酶阴性葡萄球菌。临床表现为疼痛、渗出、肿胀。X线片上有不规则骨破坏区，骨膜反应透亮带增宽，假体周围有一层骨质硬化带。一期取出假体：抗感染后，二期再置换效果最好。具体方法可参考人工全髋、全膝置换术后感染处理有关章节。

5）血管神经损伤：术中、术后常见神经损伤，发生率可高达4%，大部分患者经过适当治疗，一般得到康复，只有不到1%患者残留部分神经功能障碍。

6）撞击征：发生率为3%，初次置换术中，检查肩峰下间隙，必要时行肩峰成形术。临床表现为：活动性肩关节疼痛，Neer和Hawkins征试验阳性。肩峰下局部封闭可缓解症状。须与其他疾病鉴别，如假体松动、肩袖撕裂、感染、关节不稳等。多保守治疗，使用非甾类抗炎药物，局部封闭，康复训练，无效时可行肩峰成形术。

7）术后康复训练：术后肩关节稳定性和活动功能大部分决定于关节周围软组织健康情况。康复主要针对软组织，尤其是肩袖功能重建。术后早期康复目标是促进伤口愈合，维持关节通过重建获得的活动度，防止肩峰下河盂肱关节粘连。晚期目标是恢复肌力。

肩关节置换术后康复的基本原则：及早开始康复训练；早期主动功能锻炼（主动活动）训练；不用或限制使用制动器；在开始肌肉主动活动训练前，先使关节被动活动范围达到最大（屈曲，内旋，外旋）。

常规康复步骤：术后4～5天，去掉悬臂巾，开始肩关节锻炼。重点是前屈、内旋、外旋3个方向上的辅助主动和等长运动。每天活动5次，每次15～20分钟。强度、次数逐渐加大，视患者情况等不断调整，共6周。具体方向是：

仰卧位辅助内、外旋和上举练习，仰卧位时肩关节肌肉松弛，有利于外旋运动，患者有安全感，易合作。术后第1周，开始增加弯腰旋臂练习；术后第2～3周，拆线，开始加强肩部内外旋练习；术后第2～3周，开始增加肌肉等长抗阻收缩锻炼。有的患者肌肉强度锻炼可适当提前至术后10～14天，屈肘90°时做内外旋肌群等长抗阻力收缩运动；术后第6周，随着肌腱愈合，软组织恢复、运动改善，增加肌肉等长和主动抗阻力锻炼，康复功能锻炼要维持1年左右，医患配合，持之以恒；术后3个月，有选择性针对某些肌肉、关节活动度加强锻炼，另外肩关节周围相关肌肉的锻炼，如菱状肌、斜方肌、肩胛提肌、前锯肌、胸肌等。

（李继超）

第五节 肘关节置换术

(一) 肘关节成形术的发展史

自20世纪40年代人工肘关节置换术首次应用于临床以来，先后研制出多种不同类型的肘关节假体用于临床。早期设计的铰链式肘关节假体，短期内随访效果尚满意，可达到缓解疼痛，改善功能。但远期随诊结果令人不甚满意，假体松动率很高。1973年发明了限制型肘关节假体，使用到临床后，近期效果尚可，但最终结果却不满意。根据临床的结果分析，现代肘关节的假体设计向着非限制型和半限制型发展。不同程度的减少限制性，可以减少骨与骨水泥界面的应力传导，达到提高成功率，减少松动率。

近20年来，由于对肘关节的解剖和生物力学的认识不断深入，肘关节成形术已有了很大的进展，从简单的单轴铰链型到复杂的非限制型解剖型假体。假体制约越小，越接近关节的生理运动，则假体的长期稳定性越持久。对于半限制型假体和非限制型假体，被认为是当今肘关节假体的发展方向，作何选择，需根据病情而定。若年轻患者骨质量状况良好，关节稳定，肘关节活动明显受限，此时选用非限制型假体比较理想。若患者年龄较大，明显的骨质破坏或严重的骨质缺损，关节明显不稳定时可选用半限制型肘关节假体。

与人工髋关节和膝关节相比，人工肘关节相对滞后，仍有待继续发展提高，最终向得到一个无痛、稳定、活动范围满意和耐久的人工肘关节而努力。这是我们矫形骨科医师和生物医学工程师的责任。

(二) 肘关节假体的类型

1. 完全限制型全肘关节假体 即是铰链式，为金属对金属单中心铰链假体，其功能仅为屈伸活动，无侧方活动。因骨-假体界面应力过于集中，故假体松动失败率高。此款假体运用于必须依靠假体自身保持关节稳定的患者。

2. 非限制型肘关节假体 骨部分和尺骨部分无轴向连接，为表面置换，最接近肘关节的生理状态，能降低应力（骨-骨水泥界面），所以降低了无菌性松动的发生率。然而临床上发现不稳定的发生率较高。此型假体的稳定性完全由完整的软组织提供。有骨缺损，关节明显不稳定，关节僵直及需要广泛松解软组织的患者不适合使用非限制型表面置换假体。

(三) 肘关节的应用解剖和生物力学

1. 应用解剖 如下所述。

(1) 肘关节组成：肘关节由肱骨下端与尺、桡骨上端组成。包括肱尺关节及桡尺近侧关节被包在1个关节囊内，周围有韧带、滑膜囊和肌肉等，对关节有支持保护和运动作用。

(2) 神经支配：前侧为屈肌（肱二头肌、肱肌）——肌皮神经支配；后侧为伸肌（肱三头肌）——桡神经支配；内侧为旋前屈肌群，（桡侧屈腕肌、掌长肌、尺侧屈腕肌、指浅屈肌、旋前原肌）——正中神经、尺神经支配；外侧为旋后伸肌群（肱桡肌、桡侧伸腕长短肌、指伸肌、小指伸肌、尺侧伸腕肌、肘肌、旋后肌）——桡神经、骨间后神经支配。

2. 生物力学特点 如下所述。

(1) 正常肘关节的活动包括：以尺肱滑车关节为主的屈伸活动和尺桡关节的旋前和旋后运动。最大屈伸范围150°~160°，伸直0°~5°，过伸15°，旋后80°，旋前85°。完成日常生活中大部分活动，仅需要屈肘30°~130°和105°旋转活动，（旋后55°，旋前50°）。肘关节屈伸旋转轴线从矢状位看，旋转轴心大致位于肱骨小头的中心，坐在肱骨前方皮质连线上。从横断面上看，此旋转轴线通过肱骨滑车中心，与肱骨内上髁的连线相比，有5°~8°内旋，即旋转轴线向外上髁尖前移了约1cm，从冠状位看，旋转轴线与肱骨髓腔中心线成5°外翻夹角，桡骨小头关节面与桡骨长轴夹角为15°外翻。

按照Kudo的研究，肘关节有60°的屈伸活动度，屈曲挛缩<45°时，对日常生活的影响不大，基本上能够完成日常生活需要。

（2）手提、拉、推重物时，由于前臂的杠杆作用，肘关节所受的力远远大于物体的重力，这主要是由于肱桡肌的参与，使受力增加。一般情况下，57%由肱桡关节传递，43%由肱尺关节传递。肘关节这一生物力学特点对假体的固定是不利的。

（3）此外，肘关节的受力还与其屈伸活动有关，不同的屈曲角度、力臂不同，使肘关节的受力发生相应的改变。而且力的传递方向也发生变化。当提重物时，肱尺关节的受力可达体重的1~3倍。当肘关节伸直时，力的方向由后向前，屈曲时由前向后传递。肱桡关节也有相同的变化。当屈曲0°~30°时，肱桡关节能传递最多的力，当进一步屈曲时，力传递能力下降。但受力情况与前臂位置有关，当中立位或旋前位时，桡骨头受力大于旋后位。

（4）如何评判肘关节成形术，Coonrad提出以下标准评制，即术后肘关节必须无痛、关节稳定，可活动，耐用，若失败可补救，并具有可重复性。

3. 肘关节的稳定性　如下所述。

（1）骨性稳定：肘关节的稳定主要依靠骨性结构，可抵抗不良应力，防止脱位起决定性作用。因此只要关节面对应良好，骨结构完整，临床上很少有不稳定的发生。但内侧及后外侧旋转不稳定除外，因涉及外侧副韧带。对于肘关节内骨折，解剖复位不仅对关节活动而且对关节稳定起着重要的作用。

其中，肱尺关节是肘关节中最大、最稳定的关节，是一个简单的铰链式关节，肱骨下端在前后位上近似三角形（底边是肱骨滑车、鹰嘴窝和喙突窝的两侧骨质构成三角的两条斜边），三条边中的任何一条边遭到破坏，均会影响整个肱骨远端结构的稳定性。若内侧或外侧柱断裂，肱骨远端对抗内外翻的能力将遭到破坏。肘关节本身的结构，有力地防止肘关节的内外翻和侧向运动。

桡骨头防止肘外翻的作用仅次于尺侧副韧带，若桡骨头切除后，将引起肘外翻不稳，并破坏了正常力的传递。因此有些学者认为桡骨头切除后应行假体置换术。

（2）软组织对关节稳定的作用：软组织结构对肘关节的稳定作用是不可忽视的。这些软组织结构包括内、外侧副韧带、关节囊和肌腱等组织。

1）肘关节内侧稳定主要靠内侧副韧带，其前束控制内外翻应力的作用大于另外两束。屈曲时几乎全由前束来维持，而关节伸直时，前束作用逐步减弱，而前关节囊和肌腱组织的作用逐渐增大。伸直位抗内外翻作用，前方关节囊和肌腱占全部软组织作用的40%。

2）外侧副韧带：在关节活动时，始终保持紧张，保证关节的稳定，同时，伸肌和旋后肌共同防止肱桡关节脱位。

3）环状韧带：主要是稳定近侧尺桡关节，而外侧副韧带止于环状韧带的部分对稳定桡骨头起着一定作用。

4）肌肉：通过肌肉的收缩，加强关节面的咬合，对抗快速活动时的应力。此外，肱三头肌和肱肌的止点加深了尺骨滑车切迹，有利于关节的稳定。

（四）人工全肘关节置换术的适应证和禁忌证

1. 适应证　解除疼痛和恢复肘关节的稳定性是人工关节置换的目的。

（1）肘关节严重疼痛，功能活动受限，是人工全肘关节置换最重要的指征。

（2）双肘关节强直于非功能位，不能发挥手的功能，严重影响生活、工作者，迫切要求改善功能者。

（3）因创伤性肘关节炎、原发性肘关节炎，经保守治疗无效，病变很严重者。

（4）强直于非功能位的晚期类风湿关节炎患者。

（5）肘关节成形术失败后，可选用人工全肘关节置换。

（6）由于其他疾患而致部分不缺损的患者。

2. 相对适应证　如下所述。

（1）患者曾行桡骨小头切除术或滑膜切除术后。

（2）严重的肘关节韧带松弛，而致肘关节不稳定。

（3）肱骨远端骨缺损超过2cm者，需用特制假体。

3. **禁忌证** 如下所述。

（1）近期有关节内化脓性感染的患者（至少要稳定 1 年以上方可考虑手术）。

（2）神经性关节病变。

（3）各种原因所致肘关节严重缺损，或严重骨质疏松，很难维持关节假体稳定者。

（4）肘部肌肉力量差而致肘关节主动屈伸活动功能丧失者或肌肉力量低于 4 级患者。

4. **相对禁忌证** 如下所述。

（1）营养不良。

（2）肘关节局部皮肤广泛瘢痕。

（3）肘部异位骨化。

（五）假体的选择

不同类型假体的选择取决于肘关节的骨质条件、关节囊、韧带的稳定性，关节周围的肌肉的肌力等条件。一般认为，关节间隙消失、骨质、关节囊、韧带结构良好，关节稳定，则非限制性假体是比较理想的选择。若有明显骨质缺损破坏、韧带松弛、关节稳定性差、肌萎缩，则可选用半限制型或限制型关节假体。

若肘关节侧副韧带基本稳定，类风湿肘关节炎或滑膜切除术、桡骨小头切除术失败的病例，选用非限制性假体，而创伤后肘关节炎的病例常选用半限制型假体。

肘关节置换术要达到恢复关节活动功能，得到一个不痛的关节为重要目标。因此假体的选择很重要，要根据假体的特点，患者的具体情况进行选择。若患者需要关节稳定，又活动良好的肘关节，则可考虑选用半限制型假体；对于年轻患者，解决疼痛为主要目的，关节尚稳定者可选用非限制型假体。

（六）手术技术操作原则

1. **术前准备** 如下所述。

（1）详细的体格检查，肘关节屈伸的活动度，前臂的旋转角度，肌力，神经有无损伤，尤其是尺神经的检查，肩关节及手的功能活动等。

（2）有无感染病灶。

（3）肘关节拍 X 线片（正侧位，了解骨质情况，有无严重的骨缺损，并供各种型号假体模板的术前测量）。

2. **麻醉和体位** 如下所述。

（1）全麻或锁骨上阻滞麻醉。

（2）向健侧卧 45°，患侧置于胸前。

（3）使用气囊止血带，约 250mmHg。

3. **假体安放要求** 假体安放的基本要求是恢复肘关节的旋转中心。从侧位看，旋转中心大致位于肱骨小头的中心，与肱骨前方皮质连线在同一水平。从横断面上看，此旋转轴线通过肱骨滑车中心，与肱骨内上髁的连线相比，有 5°～8° 内旋，即旋转轴线向外上髁尖前移了约 1cm。所以，安放假体时，肱骨假体应沿肱骨长轴内旋，从正位看，旋转轴线与肱骨髓腔中心线成 95°，以上只是粗略的标准，但对于防止术后脱位十分重要。

假体安放的稳定性十分重要。在术中安放试模后应屈肘 90°，前臂完全旋前，施以纵向牵引力，正常关节间隙不应超过 2mm，整体稳定性可通过术中屈伸肘关节检查有无脱位或翘起的倾向来判断。

4. **手术切口** 采用改良 Kocher 入路，从后方偏外侧进入肘关节，优点是不损伤尺侧副韧带和三头肌止点，最大程度的保护肘关节的血液供养。

（1）切口：起自肱骨后方，纵行向下，经尺骨鹰嘴尖外侧，沿尺骨边缘向下，松解尺神经的目的在于防止肘关节向外侧脱位时损伤神经，尺神经无须常规前移，置于原地，有利于保留其血运。

沿切口方向切开浅筋膜，向远端显露肘肌，向近端显露肱三头肌，自外上髁后方切断肱肌腱起点，将其从外侧关节囊剥离，显露关节囊，沿肱骨小头外侧经桡骨头至桡骨颈和冠状韧带做一纵形关节囊切口，以显露外侧关节和桡骨头，切除桡骨头，经外侧关节间隙切除滑膜，松解关节内粘连，利于关节向外侧脱位。

沿肱骨后外侧向近端剥离肱三头肌，显露肱桡肌起点，将外侧组织从肱骨外上髁剥离以显露关节前外侧。自外向内选择性部分松解肱三头肌在鹰嘴上止点，关节向外脱位。只需将其切开部分即可（25%~50%）。此时，屈曲旋后前臂即可完全显露关节。

显露尺侧副韧带，清除韧带上的瘢痕和滑膜组织，可见到其扇形止点，注意尺神经在尺侧副韧带的内侧。最大限度屈肘时，且前臂旋后，使滑车关节脱位，清除关节骨赘，为置入假体做好准备，术中注意对尺神经的牵拉。

（2）假体置入：在肱骨后侧将肱骨假体试模置于肱骨内外上髁中间，定位作标记，用摆锯或咬骨钳咬除骨块，此骨块到达内外上髁的距离相等。底部达鹰嘴窝顶部，用骨凿及髓腔锉打开肱骨远端体腔，咬除肱骨小头和滑车，使其形状适应假体的肱骨头和滑车部。再将假体试模合适安放于肱骨头远端，取出试模，在尺骨近端修整髓腔，修整方向与尺骨长轴向外呈18°，注意勿穿透尺骨内侧皮肤。髓腔锉扩大髓腔，清理尺骨滑车切迹，注意其内外侧面与锉的深度应相等，以防止尺骨假体旋转。放入尺骨假体试模，其外侧边缘应与滑车切迹的外侧边缘平齐，假体顶部与鹰嘴尖对齐，有助于恢复肘关节旋转中心的远近位置。然后再置入尼龙垫和肱骨试模，复位后检查肘关节的活动度，屈肘应>135°，假体关节面在屈伸过程中接触良好，关节稳定，被动完全伸直时，肘外翻角为15°。屈肘90°时，前臂完全旋前时，关节稳定，牵拉关节间隙>1~2mm时，应当选用厚一点的聚乙烯垫。检查关节内外侧软组织张力是否平衡，应予以相应调整以防脱位。

取出假体试模，于肱骨、尺骨髓腔远端置入骨栓，加压脉冲冲洗清理髓腔，准备工作就绪，将骨水泥置入髓腔内，顺利置入假体，清理残余骨水泥，复位关节，于伸肘位等待骨水泥凝固。尤其注意清除尺侧副韧带和尺骨假体之间的骨水泥，防止骨水泥热效应损伤尺神经。骨水泥凝固后检查关节活动度及关节稳定性。伸肘时鹰嘴窝处有无撞击，若有，则去除多余骨质，改善伸肘功能，当前臂旋转时，参与桡骨头不应与假体或骨质发生碰撞。

松止血带，彻底止血，大量抗生素盐水冲洗，留置负压引流管，仔细缝合外侧软组织结构，对恢复肘关节外侧稳定性十分重要。

5. 术后处理 如下所述。

（1）术后肘关节用后石膏托固定于屈肘60°~90°位，4周后开始功能锻炼。

（2）引流管大约放置24小时，抬高患肢4~5天。

（3）术后48小时肘关节做屈伸被动活动，2次/天，运动中保持完全旋前位6周。

（4）术后3~4周肘伸直不超过30°，4周后去石膏托。

（5）术后6周内患肢免提任何物品。

（6）不要举超过5kg重物，不参加任何引起上肢冲击应力运动。

（七）并发症及其处理

人工全肘关节置换术的并发症主要有假体松动、感染、脱位、半脱位、骨折、神经损伤、伤口延迟愈合等。随着对肘关节解剖功能进一步了解、手术技术的提高、假体设计不断更新合理化。目前假体松动率下降至5%以下，非限制型肘关节假体置换术最常见的并发症是关节脱位、半脱位，发生率是9%~10%。

1. 松动 是人工肘关节置换术最常见的翻修原因，要安全取出松动假体及髓腔内的骨水泥，尽量避免发生骨折，取出困难可皮质部开窗，协助取出假体。在取出假体时发生骨折时则需采用长柄假体，假体长度因超过骨折处骨干直径的2~3倍或定制假体。

2. 感染 行肘关节置换术的患者多为类风湿病的患者，因长期服用激素，集团免疫力较差，感染率较高，为3%~6%。对这样的患者应彻底清创，清除所有异物（如假体、水泥、磨损碎屑、假膜等，并细菌培养）。抗感染治疗6周血沉、C反应蛋白正常，骨质无明显破坏，二期翻修。

3. 脱位 多因软组织张力减弱或假体位置异常所致。若骨量充足、前关节囊和侧副韧带完整，术中安放假体位置满意,可用非铰链型假体。若既往有手术史,特别是滑膜切除或桡骨小头切除,软组织张力受影响,可影响假体稳定性,应用非铰链假体不能稳定时,可考虑使用半限制性假体以达到稳定关节的目的。此外,还可行尺侧副韧带紧缩或重建肱三头肌的能力,有利于稳定关节。一般术后制动肘关节3~4周。

4. 假体周围骨折 假体松动增加了发生假体周围各种骨折的危险性,根据骨折的不同部位,分为三型,若假体稳定,固定牢固,可用钢丝环扎固定骨折。若假体松动,则更换长柄翻修假体,通过骨折端以远4cm左右,还应用异体骨皮质板固定。

5. 神经麻痹,尺神经受压 多发生于术中过分牵拉神经,止血不彻底,血肿压迫,包扎过紧,手术创伤术后肿胀,骨水泥热刺激等。因此术中操作应准确、轻柔、止血彻底、松解神经。

6. 异位骨化 发生率较低,对功能影响不明显者。一般不需特殊治疗,妨碍功能锻炼时则需取出,为防止发生异位骨化,要求医师手术操作要轻柔细致,减少不必要的损伤,大量抗生素盐水冲洗伤口,洗尽伤口内残留骨碎屑,放置引流,减少血肿发生。

(李继超)

第六节 跖趾关节置换术

对足部疼痛的治疗,首先是保守治疗,如休息、支具、穿矫形鞋、止痛药、非甾类抗炎药物、局部封闭等。当上述治疗无效时,则可考虑行软组织重建,切除重建术、融合术及人工假体置换术。

(一)足部手术的适应证

负重行走时疼痛,使行动不便,局部有畸形。因此,医师的目的是缓解疼痛,矫正畸形,改善和保护功能。

足部人工关节置换术最常用于前足跖趾关节,尤其是第一跖趾关节置换。原则上通过切除病变关节面,重建一个功能良好的假关节,既不短缩足趾,又保留关节的活动,理论上比关节融合成形术更为满意。

各种材料的半关节、全关节假体不断涌现,但临床上应用最多的仍然是硅胶型人工跖趾关节。

(二)适应证和禁忌证

1. 适应证 如下所述。

(1)类风湿关节炎所致的跖趾关节破坏。

(2)严重的老年性踇外翻。

(3)继发于退行性变或创伤后关节炎。

2. 禁忌证 如下所述。

(1)感染。

(2)肢体血运不良者。

(3)年轻人。

(4)对功能要求较高,活动较长者。

(三)术前准备

(1)体检见患者畸形严重,甚至有半脱位,跖趾关节屈伸疼痛,活动受限。

(2)X线片示:跖踇关节间隙狭窄或消失,局部硬化有囊性变、半脱位,有游离体、骨赘等。

(3)了解熟悉人工假体的设计及使用要求。

(4)若第一跖骨间夹角 >15°,需行第一跖骨基底截骨以调整第一跖骨间夹角,纠正畸形,减少人工关节的失败率。

(四)手术操作

(1)第一跖趾关节背内侧做直切口,勿损伤踇趾皮神经,显露切除骨赘,截除跖骨头及近节趾骨关节面，跖骨头少截，截骨间隙与假体厚度相同，以维持其稳定性，不要过松或过紧。

（2）用锉头修整跖骨端及跖骨端髓腔，使假体两端均可插入，且要松紧度适中。假体要与髓腔大小相匹配，选用适合的垫圈，大小要合适，内侧关节囊紧缩缝合。

（3）术后拍 X 线片。

（五）术后处理

（1）抬高患肢减轻肿胀 3~5 天。

（2）术后 3 天开始活动，足趾屈伸。

（3）术后 3 周可部分负重行走。

（4）6 周穿宽松鞋行走。

（六）并发症

（1）感染。

（2）假体断裂。

（3）假体松动、脱出。

（4）异位骨化。

（5）滑膜炎和骨溶解。

（6）转移性跖骨痛。

（七）手术效果

此手术方法对于减轻第一跖趾关节疼痛，改善功能，纠正畸形等方面有较理想效果。

（李继超）

参考文献

［1］ 王坤正，王岩．关节外科教程［M］．北京：人民卫生出版社，2014．

［2］ 刘玉杰．实用关节镜手术学［M］．北京：化学工业出版社，2017．

［3］ 王兴义，王伟，王公奇．感染性骨不连［M］．北京：人民军医出版社，2016．

［4］ 加德纳·西格尔．创伤骨科微创手术技术［M］．周方，译．山东：山东科学技术出版社，2016．

［5］ 马信龙．骨科临床 X 线检查手册［M］．北京：人民卫生出版社，2016．

［6］ 马信龙．骨科微创手术学［M］．天津：天津科技翻译出版有限公司，2014．

［7］ 雒永生．现代实用临床骨科疾病学［M］．陕西：西安交通大学出版社，2014．

［8］ 汤亭亭，卢旭华，王成才，林研．现代骨科学［M］．北京：科学出版社，2014．

［9］ 唐佩福，王岩，张伯勋，卢世璧．创伤骨科手术学［M］．北京：人民军医出版社，2014．

［10］ 黄振元．骨科手术［M］．北京：人民卫生出版社，2014．

［11］ Andreas，B. Lmhoff，Matthias，J. Feucht. 骨科运动医学与运动创作学手术图谱［M］．北京：北京大学医学出版社，2016．

［12］ 霍存举，吴国华，江海波．骨科疾病临床诊疗技术［M］．北京：中国医药科技出版社，2016．

［13］ 胥少汀，葛宝丰，徐印坎．实用骨科学［M］．北京：人民军医出版社，2015．

［14］ 邱贵兴，戴尅戎．骨科手术学［M］．北京：人民卫生出版社，2016．

［15］ 胡永成，马信龙，马英．骨科疾病的分类与分型标准［M］．北京：人民卫生出版社，2014．

［16］ 裴福兴，陈安民．骨科学［M］．北京：人民卫生出版社，2016．

［17］ 郝定均．简明临床骨科学［M］．北京：人民卫生出版社，2014．

［18］ 邱贵兴．骨科学高级教程［M］．北京：人民军医出版社，2014．

［19］ 裴国献．显微骨科学［M］．北京：人民卫生出版社，2016．

［20］ 任高宏．临床骨科诊断与治疗［M］．北京：化学工业出版社，2016．

［21］ 赵定麟，陈德玉，赵杰．现代骨科学［M］．北京：科学出版社，2014．